研修医・指導医のための
地域医療・地域保健

<small>大阪医科大学 教授　　聖路加国際病院 院長　　高知医療再生機構 理事長　　大阪医科大学 教授</small>
河野公一・福井次矢・倉本　秋・米田　博 編集

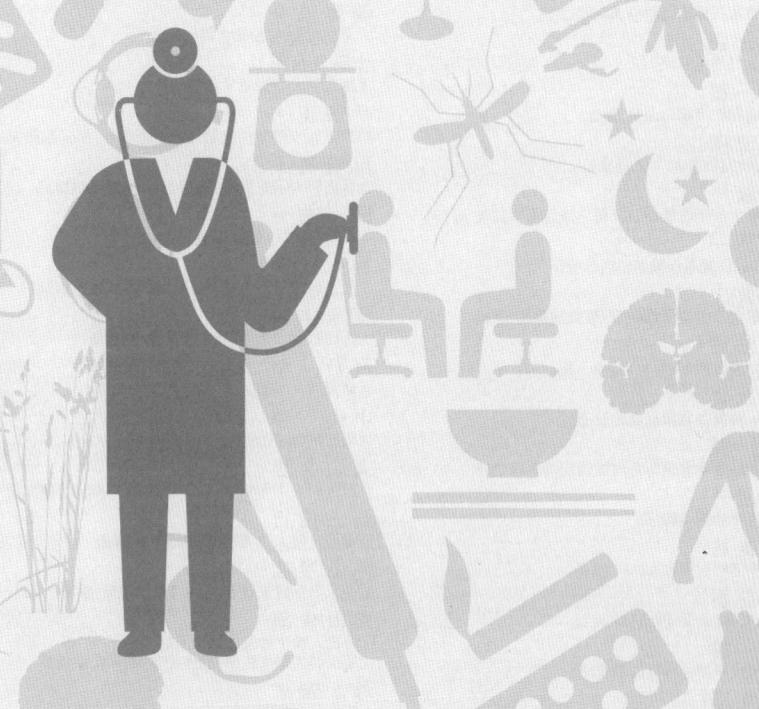

金芳堂

編集

河野 公一　大阪医科大学 教授
福井 次矢　聖路加国際病院 院長
倉本　秋　高知医療再生機構 理事長
米田　博　大阪医科大学 教授

執筆者一覧 (執筆順)

福井 次矢
聖路加国際病院 院長

河野 公一
大阪医科大学衛生学・公衆衛生学 教授

臼田　寛
大阪医科大学衛生学・公衆衛生学 准教授

倉本　秋
一般社団法人高知医療再生機構 理事長

内田　望
梼原町立国民健康保険梼原病院 院長

雨森 正記
医療法人社団弓削メディカルクリニック 院長

植田 一穂
医療法人穂仁会植田医院 院長

辻　宏明
医療法人つじ・クリニック 理事長

川本 龍一
愛媛大学大学院医学系研究科地域医療学講座 教授

中村 伸一
おおい町国民健康保険名田庄診療所 所長

川内 敦文
高知県健康政策部医療政策・医師確保課 課長

後藤 忠雄
郡上市地域医療センター センター長

木野 昌也
医療法人仙養会北摂総合病院 院長

佐野村 誠
医療法人仙養会北摂総合病院消化器内科 部長

後藤 研三
高槻赤十字病院 副院長

木元 道雄
高槻赤十字病院緩和ケア科 部長

大原 昌樹
綾川町国民健康保険陶病院 院長

米田　博
大阪医科大学精神神経医学 教授

岡村 武彦
大阪精神医学研究所 新阿武山病院 院長

森本 一成
大阪精神医学研究所新阿武山病院診療部 副部長

中村 好一
自治医科大学公衆衛生学 教授

藤井　充
山梨県峡東保健所 所長

深尾 篤嗣
財団法人茨木市保健医療センター 所長

津田 侑子
高槻市保健センター 管理医

渡辺 美鈴
大阪医科大学衛生学・公衆衛生学 講師

島本 淳子
京阪病院 理事

谷本 芳美
大阪医科大学衛生学・公衆衛生学 講師

野田 哲朗
地方独立行政法人大阪府立病院機構
大阪府立精神医療センター 医務局長

朝尾 直介
大阪検疫所 検疫衛生課

土手 友太郎
大阪医科大学看護学部 教授

伊藤 正人
パナソニック健康保険組合健康管理センター 副所長

川﨑 隆士
大阪医科大学衛生学・公衆衛生学 非常勤講師

辰　吉光
オムロン草津診療所 所長

林　江美
大阪医科大学衛生学・公衆衛生学 非常勤講師

藤本 圭一
大阪医科大学衛生学・公衆衛生学 講師

河野　令
大阪医科大学衛生学・公衆衛生学 助教

中山　紳
大阪医科大学衛生学・公衆衛生学 リサーチ・アシスタント

丸山 会里
大阪医科大学衛生学・公衆衛生学 特別協力研究員

弘田 俊行
医療法人健人会 那須クリニック 理事長

井上 澄江
関西大学保健管理センター 第1診療所 所長

丸山 俊郎
医療法人視生会丸山眼科医院 院長/
大阪医科大学衛生学・公衆衛生学 非常勤講師

清水 宏泰
大阪医科大学衛生学・公衆衛生学 准教授

須賀 英道
龍谷大学保健管理センター長

岡田 仁克
大阪医科大学医学部総合医学講座病理学 教授

辻　洋志
大阪医科大学卒後臨床研修センター

髙橋 由香
大阪医科大学卒後臨床研修センター

はじめに

　新医師臨床研修制度が導入されて10年が経過しました．導入時，この制度の特徴は，従来の医師養成のシステムを主として大学教室や講座・医局が提供していたものから，広く地域の医療機関が医師キャリア形成に参画することによって，研修医個人自ら選択できることに変わったことにありました．

　新制度では当初「地域保健・医療」および特定の医療現場として「予防医療」などそれぞれの現場を経験することとされた必須項目が，「特定医療現場の経験」として「地域医療」が到達必須項目となりました．すなわち地域医療を必要とする患者とその家族への全人的な対応をするために，患者が営む日常生活や居住する地域の特性に即した医療（在宅医療を含む）について理解し，実践する．病診連携を含めた地域診療所への理解と実践，へき地，離島医療についての理解と実践．また「予防医療」の理念を理解し，地域や臨床の実践の場に参画する．すなわち食事，運動，休養，飲酒，禁煙とストレスマネジメントができる．地域，産業，学校保健事業に参加できる．予防接種を実施できる．さらに「精神保健・医療」として精神科病院や精神保健センター等で精神保健・医療を必要とする患者とその家族に対して全人的に対応するために，初期対応や治療の実際を学ぶのみならず，デイケアなどの社会復帰や地域支援体制を理解するなど多岐にわたる特定の医療現場を経験することが必要です．

　本書は地域医療・地域保健におけるこれらMinimum Requirementをベースとして，それぞれの医療機関や施設における特色ある内容について可能な限りわかりやすく解説するものであり，研修医や指導医・上級医のみならず，これらの領域に携わるすべての医療関係者が実施の場で活用できるものになっています．

　具体的には第1章では地域医療の現場として，第1節 へき地・離島を含む診療所，第2節 地域医療支援病院，第3節 精神科医療を，第2章では予防医療・地域保健の現場として第1節 地域保健，第2節 産業保健，第3節

学校保健についてその概要を簡潔に解説するとともに，それぞれの研修目的と研修にあたっての留意事項を箇条書きにまとめています．

なお各項目に関する医療関連法律については「医療従事者のための―これだけは知っておきたい61の法律―」に詳しく書かれています．参考にしていただければ幸いです．

この研修を通して，「地域医療・地域保健」に対する理解を深めた優秀な医師や医療従事者が誕生することを願っています．

本書の執筆にあたられた先生方，並びに企画段階からご協力いただいた㈱金芳堂 前崎節也，寺島晴美氏に深謝します．

平成25年1月

編集者一同

目次

序章　地域医療・地域保健の一般研修目標

1. 研修の概要 …………………… 福井次矢，河野公一，臼田　寛　2
2. 研修目標 ……………………… 福井次矢，河野公一，臼田　寛　2
3. 研修にあたっての基本的な留意事項
　　　………………………………… 福井次矢，河野公一，臼田　寛　3
4. 臨床研修で学ぶ基本的事項(地域医療・地域保健の研修のキーワード)
　　　………………………………… 福井次矢，河野公一，臼田　寛　4

第1章　地域医療の現場

§1　診療所(へき地・離島診療所を含む) ………… 倉本　秋　8
Ⅰ．診療所　9
　1. 診療所の特徴と役割 ……………………………… 内田　望　9
Ⅱ．診療所における外来診療　17
　1. 外来診療のポイント ……………………………… 雨森正記　17
　2. 診断・検査・治療 ………………………………… 雨森正記　28
　3. 慢性疾患管理と薬剤管理 ………………………… 植田一穂　31
Ⅲ．在宅医療　41
　1. 往診と訪問診療 …………………………………… 辻　宏明　41
　2. 在宅ターミナルケア ……………………………… 川本龍一　47
　3. 往診・訪問診療でよく診る疾患 ………………… 中村伸一　54
Ⅳ．へき地・離島　64
　1. へき地・離島における医療の特徴 ……… 倉本　秋，川内敦文　65
Ⅴ．他機関・職種との連携，情報共有　72
　1. 診療所の関連機関 ………………………………… 後藤忠雄　72
　2. 診療所に関わる職種 ……………………………… 後藤忠雄　77
　3. 書類の記載 ………………………………………… 後藤忠雄　80

目　次

§2　地域医療支援病院 …………………………… 木野昌也　94
Ⅰ．地域医療支援病院　94
　1．地域医療支援病院の特徴と役割 ………………… 木野昌也　94
Ⅱ．地域医療支援病院における外来診療　103
　1．外来診療のポイント …………………………… 佐野村　誠　103
　2．診断・検査・治療 ……………………………… 佐野村　誠　111
　3．疾病管理と療養指導 …………………………… 木野昌也　119
Ⅲ．入院医療　127
　1．地域医療支援病院における入院医療の特性 …… 後藤研三　127
　2．入院診療計画 …………………………………… 後藤研三　131
　3．退院療養計画書など …………………………… 後藤研三　135
　4．緩和ケア，終末期医療 ………………………… 木元道雄　137
Ⅳ．他機関・職種との連携，情報共有　142
　1．地域医療支援病院に関わる施設 ……………… 大原昌樹　142
　2．地域医療支援病院に関わる職種 ……………… 大原昌樹　149
　3．書類の記載 ……………………………………… 大原昌樹　152

§3　精神科医療 ………………………………… 米田　博　158
Ⅰ．精神科病院　158
　1．精神科病院の特徴と役割 ……………………… 米田　博　158
　2．精神科病院における入院医療の特性 ………… 岡村武彦　165
　3．精神科病院に関わる施設・職種 ……………… 森本一成　172

第2章　予防医療・地域保健の現場

§1　地域保健 …………………………………… 中村好一　180
Ⅰ．保健所　180
　1．保健所の特徴と役割 …………………………… 中村好一　180
　2．精神保健 ………………………………………… 中村好一　184
　3．難病 ……………………………………………… 中村好一　185
　4．感染症（エイズ，結核，性感染症など） ……… 中村好一　188
　5．医療監視業務，食品衛生，環境衛生 ………… 藤井　充　192
Ⅱ．市町村保健センター　197

1. 市町村保健センターの特徴と役割	深尾篤嗣	197
2. 精神保健福祉事業	深尾篤嗣	200
3. 母子保健事業	深尾篤嗣	201
4. 健康増進事業	津田侑子	205
5. 予防接種事業	津田侑子	207

Ⅲ. 介護老人保健施設，社会福祉施設 ……… 213
  1. 介護保険サービスの概要 ……… 渡辺美鈴 213
  2. 居宅サービス，介護予防サービス ……… 島本淳子 216
  3. 施設サービス ……… 島本淳子 223
  4. 地域密着型サービス ……… 谷本芳美 226
  5. 地域包括支援センター ……… 谷本芳美 230

Ⅳ. 精神保健福祉センター ……… 236
  1. 精神保健福祉センターの特徴と役割 ……… 野田哲朗 236

Ⅴ. 検疫所予防接種センター ……… 240
  1. 検疫所予防接種センターの特徴と役割 ……… 朝尾直介 240

Ⅵ. 各種検診・健診の実施施設 ……… 244
  1. 各種検診・健診の実施施設 ……… 土手友太郎 244

§2 産業保健 ……… 伊藤正人 249

Ⅰ. 事業場の労働衛生管理体制 ……… 250
  1. 産業保健の概要 ……… 伊藤正人 250
  2. 産業医（専属産業医と嘱託産業医）の業務 ……… 伊藤正人 253
  3. 安全衛生委員会 ……… 川﨑隆士 257

Ⅱ. 労働衛生管理業務 ……… 262
  1. 労働衛生の3管理（作業環境管理，作業管理，健康管理） ……… 辰 吉光 262
  2. 一般健康診断 ……… 林 江美 268
  3. 特殊健康診断 ……… 藤本圭一 273
  4. 歯科健康診断 ……… 河野 令 287
  5. VDT健診の目的，対象者，実施項目，現状など ……… 中山 紳 290
  6. 事後措置，復職判定 ……… 臼田 寛 296
  7. 職場巡視 ……… 丸山会里 300
  8. 心の健康づくり計画（メンタルヘルスケア） ……… 丸山会里 304

目 次

  9. 小規模事業所の労働衛生管理 ……………………… 弘田俊行 310

§3 学校保健 ……………………………………………… 井上澄江 316
Ⅰ. 学校保健，学校安全，学校環境衛生 ………………………………… 316
  1. 学校保健の概要 …………………………………… 井上澄江 316
  2. 学校医の職務 ……………………………………… 丸山俊郎 320
  3. 健康診断（就学時，定期，臨時）………………… 清水宏泰 324
  4. 学校感染症 ………………………………………… 清水宏泰 326
  5. 学校精神保健 ……………………………………… 須賀英道 330
  6. 学校安全・学校環境衛生 ………………………… 岡田仁克 334

第3章　地域医療研修の評価方式
………………………………………………… 辻　洋志, 髙橋由香 339

索引 …………………………………………………………………………… 345

序

地域医療・地域保健の一般研修目標

序章　地域医療・地域保健の一般研修目標

① 研修の概要

　平成16年からの臨床研修制度の導入後，大学病院から地域の医療機関への医師派遣が困難となり，地域における医師不足問題が顕在化した．その状況を改善するため，研修医がローテーションしなくてはならない診療科の数を減らせば大学病院での研修医が増えるであろうとの論理のもと，平成22年度より，"見直しされた"臨床研修制度が開始され，その中で研修2年目の地域医療研修（1ヵ月）が必須となった．

　地域医療・地域保健の研修は，研修病院外の各種の医療・保健・福祉の施設において，自ら参加型の研修を通じて地域医療，施設の活動，産業保健ならびに各種の予防医学の実践を研修することを目標としている．したがって，研修医は地域の医療施設をはじめ老人保健・福祉施設や保健所ならびに産業保健施設などにおいて次のような事項を実践研修する．

② 研修目標

地域医療
1) 地域医療を必要とする患者とその家族に対して，全人的に対応できる．
2) 患者が営む日常生活や居住する地域の特性に即した医療について理解し，実践する．
3) 診療所の役割について理解し，実践する．
4) へき地・離島について理解し，実践する．

緩和ケア・終末期医療
5) 緩和ケアや終末期医療を必要とする患者とその家族に対して，全人的に対応できる．
6) 心理社会的側面への配慮ができる．
7) 治療の初期段階から基本的な緩和ケア（WHO方式がん疼痛治療法を含む）ができる．
8) 告知をめぐる諸問題への配慮ができる．

9) 死生観・宗教観などへの配慮ができる．

　精神保健・医療

10) 精神保健・医療を必要とする患者とその家族に対して，全人的に対応できる．
11) 精神症状の捉え方の基本を身につける．
12) 精神疾患に対する初期的対応と治療の実際を学ぶ．
13) デイケアなどの社会復帰や地域支援体制を理解する．

　予防医療

14) 予防医療の理念を理解し，地域や臨床の場での実践に参画できる．
15) 食事・運動・休養・飲酒・禁煙指導とストレスマネジメントができる．
16) 性感染症予防，家族計画を指導できる．
17) 地域・産業・学校保健事業に参画できる．
18) 予防接種を実施できる．

　地域保健

19) 地域保健を必要とする患者とその家族に対して，全人的に対応できる．
20) 保健所の役割について理解し，実践する．
21) 社会福祉施設等の役割について理解し，実践する．

③ 研修にあたっての基本的な留意事項

1) 最近は診療現場においても"患者中心"が強く求められている．地域医療・地域保健においても同様に，住民や労働者中心の保健サービスでなければならないことはいうまでもない．そのためには目の前にいる住民や労働者がどんな価値観を持ち，何を求めているのかに充分耳を傾けることが重要である．自分の考えを押しつけたり，相手の考えを無視することは，たとえそれが医学的に正しく，純粋な誠意から発したものであっても，逆に反発をかってしまう場合も少なくない．あくまで「住民や労働者から学ぶ」という基本的な姿勢が大切である．
2) 地域医療・地域保健の研修は，大学病院や研修病院における臨床研修と異なり，必ずしも患者さんを対象とするものではない．したがって，

研修医は医師－患者という関係性だけでなく、医師－一般住民（労働者）という関係性の中で、健康増進や健康教育・相談ならびに健康診断など各種の健康管理活動を行わなければならない．たとえば、臨床医が心臓病の患者に対して「たばこを止めなさい」というのと、健康な人に対して「たばこを止めなさい」というのでは大きく異なる．すなわち前者は治療の問題であり、後者は予防の問題であるため、健康な人の中には「なぜ、私がたばこを吸ってはいけないのですか」という反論をする人が少なくない．医師が患者にいうような姿勢で、一般住民や健康な労働者に禁煙を指導してもなかなか受け入れてもらえないという現実があり、逆に反発をかってしまう場合さえある．

3) 地域医療・地域保健の研修においても、臨床研修の場合と同様に、医療過誤や事故、あるいは住民や労働者とのトラブルが生じることもある．その場合、大切なことは相手が何をいいたいのか謙虚に聞き、直ちに指導医や研修病院の臨床研修センターに連絡しなければならない．決して隠蔽したり、相手の住民や労働者に強圧的な対応をしてはならない．

4) 地域医療・地域保健の研修は診療所の医師、地域の保健所や事業所などで働く多くの人々の理解と協力の元に成り立っている．これらの研修をさせていただく施設や関係者に深い感謝の気持ちを持ち、横柄な態度や、相手に不快な感じを与える服装や言動は厳に慎まなければならない．万が一その施設の協力が得られなくなってしまったなら、今後に続く後輩のためにも大きな損失になることを留意しなければならない．問題が生じたときは直ちに指導医や病院の臨床研修センターに相談することが大切である．

④ 臨床研修で学ぶ基本的事項（地域医療・地域保健の研修のキーワード）

1) 地域保健医療計画とは

厚生省（現厚生労働省）は昭和60年に第一次医療法の改正を行い、都道府県知事に地域医療計画の策定を義務づけた．しかし、この改正は医療圏の設定と必要病床数の確定という医療機関の適正配置を主としたものであ

4. 臨床研修で学ぶ基本的事項（地域医療・地域保健の研修のキーワード）

った．この改正はわが国が計画医療の時代に入ったという意味で重要な改正であり，以後四次にわたり医療法は改正され，地域医療計画は地域保健医療計画として地域の保健から医療までの総合的な計画として二次医療圏ごとに策定されることとなった．医療計画の策定項目は次のように定められている．①医療圏の設定，②必要（基準）病床数の確定，③医療提供施設の整備設定，④医療提供施設の連携，⑤救急医療の確保，⑥へき地医療の確保，⑦医師など医療従事者の確保，⑧その他医療体制の確保である．

2）プライマリ・ケアとは

プライマリ・ケアはWHOが提唱したHealth for All 2000（西暦2000年までに全ての人に健康を）の戦略として1978年アル・マアタにおける会議で提唱されたものである．プライマリ・ケアの特徴として以下のような点があげられる．①ヘルスケアシステムへの患者の導入点として，最初に患者との接触をもつケアである．②病気，健康にかかわらず，継続的に患者に対してケアを提供する．③伝統的な主要専門科の全てに関わる包括的なケアを行う．④患者の必要とするケアに応じた機能を果たす．⑤個々の患者のフォローアップと地域の健康問題に対して絶えず責任を負う．⑥高度に専門的なケアである．

3）ヘルスプロモーションとは

昭和61年（1986年）オタワで開催された第1回健康増進国際会議で「オタワ宣言」が提唱された．ヘルスプロモーションとは第一次予防から第三次予防までの予防活動を地域ベースで展開することである．残念ながら，わが国においては第一次予防の分野のみがヘルスプロモーションであると誤解されがちである．地域住民の健康の保持増進のためのヘルスプロモーションにはプライマリ・ケアや環境アメニティまで含めた広い活動が必要で，このための地域保健．医療計画の企画・立案－実施－評価を行っていくことが大切である．

4）家庭医の機能とは

昭和62年の厚生労働省「家庭医に関する懇談会」報告書では，家庭医の機能を次のように捉えている．①初診患者に充分対応できること，②健康相談および指導を充分にすること，③医療の継続性を重視すること，④総合的，包括的医療を重視すること，⑤これらの機能を果たすうえで適切な技術を有すること，⑥患者と医師との間の信頼関係を築くこと，⑦患者の

家庭など生活背景を把握して全人的に対応すること，⑧診療について納得のいく説明をすること，⑨必要な時いつでも連絡が取れること，⑩地域医療を重視すること．

5）予防医療とは

地域医療・地域保健の中で予防医療は最も大切な部分である．一般に予防には，①一次予防，②二次予防，ならびに③三次予防とがある．一次予防とは，主として健康者を対象として病気や要介護状態にならないよう，筋肉トレーニングやウォーキング，禁煙などの予防活動をいい，二次予防とは疾病の早期発見・早期治療のための健康診断であり，三次予防とは，社会復帰のためのリハビリテーションをいう．わが国においては，これまで生活習慣病を早期発見・早期治療するために健康診断を中心とした予防活動が展開されてきたが，今後は一次予防にも力を入れるということが平成15年の健康増進法に明示された．

6）産業保健における3管理とは

労働者が安全で安心して働ける職場を確保するためには，①作業管理，②作業環境管理，ならびに③健康管理の3管理を有機的につなげて行わなければならない．作業管理とは職場の作業内容，作業形態，姿勢，作業時間などについて適正に管理することで，作業環境管理とは職場の明るさ，騒音，温度，ほこりなどの作業環境測定を行い，適正な対処を行うことである．健康管理は職場の定期健康診断や有害業務従事者を対象とした特殊健康診断などを通じて個々の労働者の健康を管理するとともに，生物学的モニタリング（Biological Monitoring）を行うことである．

〔文責：福井次矢，河野公一，臼田　寛〕

derance
第1章
地域医療の現場

1 診療所
（へき地・離島診療所を含む）

「大学病院や高度先進医療機関は，地域医療とは関係ないでしょう」という意見には賛同できない．大学病院や高度先進医療機関も，地域医療の重要な担い手である．これらの医療機関で治療を受けた患者さんたちが帰る場所は，地域であり，職場であり，家庭であるし，窓口こそ地域医療連携室であっても，地域の医師の同格対応相手（カウンターパート）は高度医療機関の医師に他ならないからである．

大学や高度医療機関の医師は，地域医療の理念や情景を念頭におきながら，非日常的な場所での治療を選択せざるを得なくなった人の心情や，退院後の生活に思いを致すことが必要である．その日のために地域医療の理念や情景を実体験として学び，医療，福祉，保健，そして介護の連携が果たす役割を体得するには診療所研修は最適の環境である．地域で住民の健康を担う旗手となる医師も，大学や高度医療機関における診療・研究・教育を主務とする予定の医師も，ぜひ診療所研修からパワーを受けとって欲しい．森の恵みがなければおいしい牡蠣ができないように，離島，中山間の恵みが都市に潤いを与え，少子高齢化社会という問題を抱えた日本の医療の解決策を研究するための滋養になるものと期待される．

基幹型臨床研修病院は表1-1のような内容について協力型施設と契約を結び，患者さん，研修医個人，そして協力型施設の不利益がないように努めなければならない．厚生労働省管轄の病院には「医師臨床研修費補助金」，文部科学省管轄の大学病院には「医員（研修医）」の人件費等が手当てされており，派遣期間中の給与については基幹型研修病院が支払うことが妥当である．その代わり，派遣期間中に生じる移動経費等について，協力型施設の細やかな配慮があれば円滑な運用が可能になる．

（文責：倉本　秋）

1. 診療所の特徴と役割

表1-1 基幹型研修病院と協力型施設との出向契約

	甲(出向元)	乙(出向先)
職員たる身分	◎	◎
指揮命令		◯
給与	◎	
就業規則		◎
①労働条件等		◯
②休暇等	◯	
健康保険	◎	
厚生年金保険	◎	
雇用保険(事業主負担分)	◎	
労災保険		◎
医療事故対応		◎(と本人)

高知県の基幹型研修病院（甲：平成20年度までは管理型研修病院）と協力型施設（乙：国保直診ならびに市町村立の病院）とは，出向期間中の指揮命令や安全配慮等について，平成16年度の卒後臨床研修必修化のスタート時からこのような契約を取り交わしている．

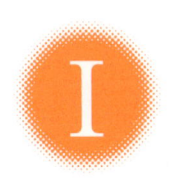

I 診療所

① 診療所の特徴と役割

概　要

　診療所とは，医療法によって，医療機関のうち「医師または歯科医師が，公衆または特定多数人のため医業，または歯科医業を行う場所であって，患者を入院させるための施設を有しないもの，または19人以下の患者を入院させるための施設を有するものをいう」と規定されている．2010年10月1日現在，診療所数は9万9,824施設であり，その内訳は無床診療所が8万9,204施設で診療所全体の89.4％を占め，前年に比べ641施設増加している．一方で，有床診療所は1万620施設で，前年に比べると452施設減少してい

る.

　病院には 3 人以上の医師が必要で，薬剤師も 1 名，入院患者 3 人に対して看護師 1 名以上（一般病床）などと，医療スタッフ数の最低条件が定められているのに対し，診療所では医師だけが 1 名必要と定められている以外に条件はない.

診療所の役割

　無床診療所は，地域密着型でかかりつけ医としてのいわゆる『総合診療医』的な役割を果たしているものと，眼科や皮膚科等の専門に特化したビル開業的なものに大別される．前者は都市部でも中山間地域でもみられるが，後者は都市部に多くみられる．いずれも医師が一人で開業しているケースが多い．

表1-2　プライマリ・ケアの特徴を表す5つの理念

Ⅰ．accessibility（近接性）
1. 地理的 　2. 経済的 　3. 時間的 　4. 精神的
Ⅱ．comprehensiveness（包括性）
1. 予防から治療、リハビリテーションまで 　2. 全人的医療 　3. common diseaseを中心とした全科的医療 　4. 小児から老人まで
Ⅲ．coordination（協調性）
1. 専門医との密接な関係 　2. チーム・メンバーとの協調 　3. patient request approach（住民との協調） 　4. 社会的医療資源の活用
Ⅳ．continuity（継続性）
1.「ゆりかごから墓場まで」 　2. 病気の時も健康な時も 　3. 病気の時は外来－病棟－外来へと継続的に
Ⅴ．accountability（責任性）
1. 医療内容の監査システム 　2. 生涯教育 　3. 患者への充分な説明

（日本プライマリ・ケア連合学会ホームページより）

一方で，有床診療所は外来診療に加えて入院機能を有するものであって，病院からの早期に退院する患者の在宅や介護施設への橋渡し的な働きをしたり，緊急時に対応できる入院施設，終末期を含めた在宅医療の拠点などとして機能している．さらに専門医療を提供するための小規模入院施設の役割もある．例えば，産科有床診療所がわが国の全分娩数の約半数を担っているなど，その役割は大きい．このように有床診療所は，わが国において中核的な医療機関・医療施設として機能してきた．診療報酬については，入院基本料をはじめとする医療費は，病院より安く設定されている．

　2006年4月からは，在宅医療の推進を背景に，「在宅療養支援診療所」の指定制度が作られた．24時間体制での往診や急変時の入院先の確保などの基準を満たせば，診療報酬点数上の優遇がなされるものである．診療所が，在宅医療の担い手として期待が高まる反面，一人で診療所を運営する医師にとっては，肉体的・精神的に負担となっている．さらに，患者負担金も増加する．

　有床・無床を問わず，診療所の役割を一言で言えばプライマリ・ケアであろう．米国国立科学アカデミーでは，『primary careとは，患者の抱える問題の大部分に対処でき，かつ継続的なパートナーシップを築き，家族及び地域という枠組みの中で，責任を持って診療する臨床医によって提供される，総合性と受診のしやすさを特徴とするヘルスケアサービスである』と定義している．また，プライマリ・ケアの特徴を表す5つの理念としてaccessibility（近接性），comprehensiveness（包括性），coordination（協調性），continuity（継続性），accountability（責任性）をあげている（表1-2）．

　ここでは，地域密着型でかかりつけ医としてのいわゆる『総合診療医』的な役割を果たしている診療所での業務について述べる．

1. 外来業務

　主に慢性疾患の管理と，日常多くみられる病気や外傷などの治療となる．大病院の専門科とは異なり，まさに子供から高齢者まで年齢を問わず診察する．一家でかかりつけ医として請け負っている場合は，三世代もしくは四世代まで関わって診療することもある．また，施設によっては消化器内視鏡検査や各種超音波検査，血液生化学検査，レントゲン設備等を備えている診療所もある．医師が常勤として駐在する診療所においては，比較的

医療機器がそろっており，幅広い範囲の診断と治療が可能である．決して聴診器一本と血圧計だけで診療しているわけではない．

2. 在宅医療

医療保険上，往診と訪問診療に区別されている．慢性疾患などで通院困難な患者に対して，計画的な医学管理の下，定期的に患者宅に赴いて診察を行う医療行為が訪問診療で，病状が急に変化したことなどによって患者から依頼があった時に患者宅に赴いて診療を行う場合は往診である．

在宅医療においては患者宅を直接訪れることになる．ここでは，患者本人のみならず，家族，家庭内の環境，暮らし全体を見ての診療となる．よそゆきの姿で医療機関を訪れる，いわゆる仮の姿ではない本当の患者の生活の姿を見ることによって，医療者としてはその背景まで考慮した治療やアドバイスが行いやすくなる．

3. 病診連携，診診連携

緊急性の高い急性疾患を患った患者が受診した場合や，普段かかりつけ医として診療所を受診している患者の病状が悪化した場合，あるいは精密検査が必要と判断されたときなど，必要に応じて患者を診療所から専門医や医療設備の充実した病院に紹介する．病状が落ち着いたり治療の方向性が決まった場合などは，患者は元の診療所で治療を継続する．このように，病院と連携することを病診連携という．診療所がかかりつけ医として機能し，病診連携をうまく活用することができれば，患者を中心とした効率的な医療が提供される．フリーアクセスが可能な日本においては，大病院を受診する前のゲートキーパーとしての機能も果たすことができる．さらには医療費の削減にもつながっている．現在では多くの病院で地域連携室が整備され，連携が取りやすくなっている．

内科のみならず，外科・整形外科・眼科・耳鼻咽喉科・皮膚科などといった専門性に特化した診療所の医師が，各々の専門分野を中心に，他の診療所と連携しながら診療にあたる場合は診診連携という言葉も用いられる．

病診連携，診診連携，いずれにおいても，今後は，書面上のやり取りのレベルから，顔の見える，直接話し合いのできる連携をさらに深めていくことが重要である．

4. 予防接種

　予防接種には定期予防接種と任意予防接種がある．定期予防接種は予防接種法に基づいている．ワクチンによって，接種する年齢や回数・間隔が異なっている．特に0歳のワクチンは種類・接種回数が多いので，それぞれの児にあったスケジュールを立てることが重要である．投与量については初回と追加接種で異なるものがある．DPT（ジフテリア・百日咳・破傷風）の第1期は0.5ml/回であるが，11歳～13歳未満での第2期のDT（ジフテリア・破傷風）は0.1ml/回であり，注意が必要である．近年において予防接種は種類も増え，またその接種方法（経路）や回数，種類も時代によって変化している．2012年9月1日からは，ポリオの予防接種が生ワクチンから不活化ワクチンに変更となり，経口ワクチンから注射による接種となった．常に情報には敏感でありたい．

　多くの予防接種を受けることは児にとっても保護者にとっても大変である．確実に予防接種を受けるようにするために，最近では小児科の学会や研究会において同時接種が強く推奨されるようになってきた．

　予防接種に対する保護者への啓発も必要である．保護者の意識が低ければ接種漏れにもつながり，ひいては感染症の集団発生の原因となり，社会的な問題にも発展しかねない．最近では入学前に麻疹や風疹の予防接種実施証明書，もしくは抗体検査結果証明書等の提出を義務づける大学も多く存在する．詳しくは予防接種の項（☞p.207）を参照されたい．

5. 学校医

　学校保健安全法によると，学校医は，学校における保健管理に関する専門的事項に関し，技術及び指導に従事するとある．実際の代表的な業務としては健診である．学校においては毎年1回の定期健康診断と就学前健診がある．定期健康診断は毎年6月30日までに行わなければならず，春から初夏にかけては比較的忙しい．また，インフルエンザ等の流行性疾患が集団発生した場合，その対応にもアドバイスを求められることになる．学校保健安全法で規定されている出席停止期間についても，その知識を持ちあわせる必要がある．2012年4月1日からは，いくつかの疾患で出席停止の期間の基準が変更となった．例えばインフルエンザにおいては，従来の「解熱した後2日を経過するまで」から「発症した後5日を経過し，かつ，解熱

1章　地域医療の現場

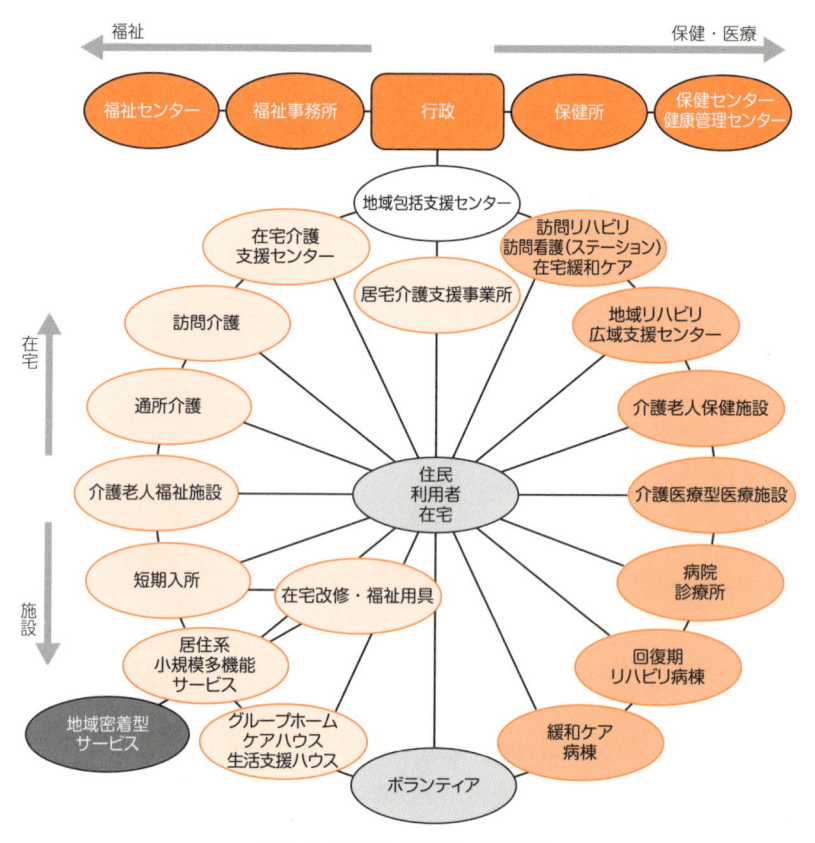

図1-1　地域包括医療の概念図
（全国国民健康保険診療施設協議会ホームページより）

した後2日（幼児にあっては3日）を経過するまでとある．つまり発症後すぐに解熱したとしても，発症から5日間は登校できない．学校医の職務に関しての詳細は学校保健の項（☞p.316）を参照されたい．

6. 地域包括医療・ケアの実践

　日常診療の中で，医療の介入だけでは解決しない問題は数多く存在する．そのようなときに，保健・医療・介護・福祉の関係者が連携して，サービスを提供することが重要となってくる．公立みつぎ総合病院の特別顧問である山口昇氏は，全国の国民健康保険診療施設（国保直進）運営の基本理念として，地域包括医療・ケアとは「地域に包括医療を，社会的要因を配

慮しつつ継続して実践し，住民が住みなれた場所で安心して生活できるようにそのQOLの向上を目指すもの」とし，包括医療・ケアについては「治療（キュア）のみならず保健サービス（健康づくり），住宅ケア，リハビリテーション，福祉・介護サービスのすべてを包括するもので，施設ケアと住宅ケアとの連携及び住民参加のもとに，地域ぐるみの生活・ノーマライゼーションを視野に入れた全人的医療・ケア」と定義している．

地域包括医療の概念図（図1-1）を見るとわかるように，本人を中心として多くの職種が関わっている．問題が起きた時のみならず，普段から定期的に他職種が集まってのケア会議が開かれることが，まさに地域包括医療・ケアの実践となる．診療所を取り巻く環境においては，この図にあるサービスや施設が全て整っているところはむしろ少ないかもしれないが，あるものを活用しながら目に見える形での連携をとっていくことが重要である．

7. 産業医活動

常時50名以上の労働者が働く事業場では，産業医を選任することが義務づけられている．嘱託産業医となれば，その職場の健康管理，作業管理，作業環境管理といった産業医活動を行うことになる．また，労働者数50人未満の小規模事業場の事業主や小規模事業場で働く労働者に対しても，地域産業保健センターから「相談医」を委嘱されることもある．健康診断の結果の健康管理の対応やアドバイス，健康・保健指導，メンタルヘルスの相談などに関わることもある．

8. 各種講演，健康教室の開催

健康についての講演会の講師を務めたり，各地域で行われる健康教室の開催の支援をすることも重要な活動である．

研修目標

①慢性疾患，高血圧や生活習慣病などcommon diseasesに対応できる．
②筋・骨格系の疾患，脳血管疾患，認知症などといった高齢者に多い疾患に対応できる．
③小児科疾患，眼科・耳鼻科的疾患，皮膚疾患，外傷・熱傷の処置，虫

ささされや動物等の咬傷など幅広く対応し，必要であれば適切に専門医に紹介できる．
④患者が営む日常生活や居住する地域の特性に即した医療を実践できる．
⑤患者を紹介する側として，病診連携，診診連携を実践できる．
⑥全人的医療を実践できる．
⑦予防接種を実施できる．
⑧地域・産業・学校保健事業に参画できる．
⑨院内（診療所内）の他職種と連携を取りながらチーム医療を実践できる．
⑩介護保険制度に則って必要な社会資源を活用できる．
⑪保健師やケアマネジャー，介護士，民生委員などといった院外（診療所外）の職種と連携を取りながら地域包括医療・ケアを実践できる．

研修にあたっての留意事項

①社会人としてのマナーは基本である．挨拶や身だしなみはいうまでもない．心身ともに不安を抱いて受診する患者や家族に対して，第一印象で嫌な思いをさせてはならない．
②言葉使いにも留意すること．高齢者に対して，親近感を抱いてもらおうと思ってか，初対面からいわゆる「ため口」で話しかける研修医がいるが，もってのほかである．また，「おじいちゃん」「おばあちゃん」などと呼びかけてはならない．必ず名前で話しかけること．
③できるだけ専門用語を使わずに丁寧に説明すること．本人が理解困難と判断すれば，必ず家族にも説明すること．
④他職種の役割を理解すること．時には医師の仕事ではなくても手伝うなど，常日頃から協働する気持ちを持つことで診療所の運営が円滑になる．
⑤目の前の患者，他職種の業務，地域における行事など一つ一つのことに興味を持つこと．さらに積極的に関わる意識を持つこと．診療所研修に限らず，どの場においても受身で望んでは身につかない．
⑥地域の医療を経験するだけではなく，地域の生活を経験すること．それにより地域特性や患者背景などが見えてくる．

おわりに

　診療所は，病気にならない，あるいは病気になっても早期発見，早期治療につなげる医療（予防医療），地域全体を診る医療（地域保健・医療）のパワースポットといっても過言ではない．また，診療所では「住み慣れた町（家）で最期まで暮らしたい」の思いを支え，その人が最期に「よかった」といえる人生に寄り添う医療が展開できる．上智大学名誉教授のアルフォンス・デーケン氏は，死への準備教育（death education）として，「元気な時から『死』を見つめることで，生を最後までどう大切に生き抜くかと考える教育」を唱えている．診療所でdeath educationを展開することによって，その人らしく生き切ることを支え，医師自らも生き方や「死」について考えるきっかけになればと願う．

（文責：内田　望）

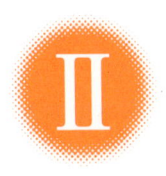

II　診療所における外来診療

① 外来診療のポイント

概　要

　外来診療は入院診療と比べると患者に接する機会が多い．入院患者とは短期間に濃厚な関係を築くことができるが，外来診療では短時間である程度の人間関係を作っていかなくてはいけない．そのために医師として以前に，社会人としてのマナーを持って患者に対応していく必要がある．

　診療所の外来では限られた時間，少ない情報の中で患者の多岐にわたる問題を導き出し，整理しながら診察，診断，治療を行わなければいけない．その主たる情報収集の手段は，医療面接と身体診察である．このうち医療面接で7～8割の疾患は診断可能であると報告されている．うまく医療面接を行うには，患者との良好な医師患者関係をもち，患者のすべての健康問

1章　地域医療の現場

題に向き合うことが重要である．

　日常の外来診療は，あまり重症ではない一般的な感染症や生活習慣病の定期受診が中心となる．その中に緊急を要する患者が紛れ込んでくる．診療所で外来診療を行う際には，救急対応能力を持ちながら，日常的な健康問題に対して地域の資源も利用し，適切な対応を行うことが要求されている．

研修目標

①診療所を受診する患者が，どのような日常生活を送っているか知る．
②指導医の指導のもとで診療にあたり，プライマリ・ケアに必要とされる知識・技術・態度の基礎を学習する．
③診療所で働く医療スタッフと連携できる．

解　説

　診療所の外来診療において遭遇する疾患は，いわゆるcommon diseaseである．わが国の医学教育において最も欠けていたものの一つとして，外来診療の教育ということがあげられている．重症の疾患を多数経験したら，外来で遭遇するようなcommon diseaseは適切に診断，治療できるであろうか？そんな甘いものではない．外来の患者のもつ疾患は多岐にわたり，外来でしか遭遇しない病態も多数ある．そういったcommon diseaseを多数経験し，外来診療を適切に教育できる場所として，診療所は非常に優れた教育機関である．初期研修2年間の終了後に専門医になる場合でも，地域での診療所で行われている外来診療の場を実際に経験することは，非常に有益なことが多いと考えられる．

研修にあたっての留意事項など

　診療所での研修を効果的な学習の場とするためには，研修開始前より充分な準備を行い，研修中や研修後には心のこもったフィードバックと適正な評価を行うことが重要である．
　以下に当院で行っている研修における方略を例にあげ，診療所研修の流れを解説する[1]．

1）学習者のニーズ調査と予定表の作成

　まず，診療所指導医と研修医とは実習が始まる前にメールなどで連絡を

1. 外来診療のポイント

取り，初日の開始時間，集合場所，連絡先を確認しておく．指導医は，あらかじめ研修医に学習者のニーズ調査票（図1-2）を配布しておき，初日に持参してもらう．また，研修生の週間予定表（図1-3）を研修開始日までに作成しておき，研修医に配布しておく．

2）研修方略

①研修の記録

・日々の活動記録（図1-4）

　　毎日の研修終了後に，その日に経験・学習した内容，その時に生じた感情や考えなどについて自由に記載する．

・週間フィードバック（図1-5）

　　研修医は一週間に一回程度，指導医からフィードバックを受ける．フィードバックの前に研修のサマリーを作成する．

・外来患者一覧のまとめ（図1-6）

　　実際に研修医が医療面接，身体診察を行い，指導医とともにディスカッションしたうえで検査，治療を行い，カルテの記載を行った患者について外来患者一覧のまとめに沿って記載しておく．

②外来診察

指導医により選定された患者について，プリセプティングを受けながら外来診療を実際に行う．診療の空いた時間を利用してカルテの記載，ポートフォリオの整理，その場で調べたい学習事項などをチェックする．

可能なら診療終了後に症例をプレゼンテーションし，指導医と共有する．経験した症例のうち印象に残ったもの，または学習に役立った一例をディスカッションし，週間フィードバック時に発表する．

3）フィードバック

週に一度程度指導医とフィードバックの時間をもつ．フィードバック（週間フィードバック，中間評価，最終評価）の際には，①ポートフォリオ，②日々の活動記録，③週間フィードバック，④外来患者一覧のまとめ，⑤学習した事柄の発表を用意してもらい，それらをもとに指導医とともに振り返りながら，研修医が実際に経験したこと，学んだことなどについて双方向評価を行う．

4）終了後アンケート

研修終了後に研修医は研修前後での自己評価，自己の振り返りについて

1章 地域医療の現場

氏名：＿＿＿＿＿＿＿＿＿＿

● あなた自身のプロフィール（出身地，趣味，特技，将来の目標，医師を目指したきっかけ）などを自由に紹介してください．

● あなたのこれまでの地域医療実習の経験と感想を教えて下さい．

● 今回のあなた自身の学習目標を最低2つあげて下さい．

図1-2 実習にあたっての学習者のニーズ

	5/26(月)	27(火)	28(水)	29(木)	30(金)
午前	8:00オリエンテーション 外来	8:30外来診察	8:30外来診察 11:00訪問リハ	8:30検査 ビデオレビュー	8:30外来診察
午後	14:00訪問診察 16:30外来診察	Creative half day	14:00訪問診療 16:30外来	14:00中学校健診	14:00週間フィードバック
	2	3	4	5	6
午前	8:30外来診察	8:30栄養相談	8:30腹部超音波, 胃内視鏡検査	8:30ケアマネ実習	8:30薬局実習
午後	14:00訪問診療 16:30外来診察	14:00 10ヵ月健診 16:30 外来	Creative half day	14:00訪問看護	14:00実習まとめ

実習項目　　　　　　　担当者
オリエンテーション　　雨森
外来診察　　　　　　　雨森・大原・森・寺岡・田村・西山
乳児健診，予防接種　　大原
学校健診　　　　　　　雨森
訪問診療　　　　　　　雨森・大原・森・寺岡
訪問リハビリ　　　　　岩森
訪問看護　　　　　　　雨森・大野
薬局　　　　　　　　　滝川
検査　　　　　　　　　松原
ケアマネ　　　　　　　池永

図1-3 当院の週間予定表（例）

1．外来診療のポイント

| 年   月   日 |
| 氏名 _____ |

本日実施したこと

午前	午後	夕方〜夜

1. 今日新しく気づいた事，出来た事　　2. 今日うまく行かなかった事

3. 今の気持ち・感情　　　　　　　　　4. 今後学びたい内容，願望

図1-4　日々の記録

　　　年　月　日　〜　年　月　日

経験した内容
....
....

議論・自己学習したトピックス
....
....

印象に残った出来事・気づき
....
....

今週の評価できる点
....
....

今週の反省点
....
....

来週の目標
....
....

その他
....
....

図1-5　週間フィードバック

1章　地域医療の現場

初/再	予約/Walk in	氏名・年齢・性別	主訴(急・慢)	診断・計画・次回	診療上の疑問	解決法
1 初	予約 Walk in	M F	A C			
2 初	予約 Walk in	M F	A C			
3 初	予約 Walk in	M F	A C			
4 初	予約 Walk in	M F	A C			
5 初	予約 Walk in	M F	A C			
6 初	予約 Walk in	M F	A C			
7 初	予約 Walk in	M F	A C			
8 初	予約 Walk in	M F	A C			
9 初	予約 Walk in	M F	A C			
10 初	予約 Walk in	M F	A C			
11 初	予約 Walk in	M F	A C			
12 初	予約 Walk in	M F	A C			
13 初	予約 Walk in	M F	A C			
14 初	予約 Walk in	M F	A C			
15 初	予約 Walk in	M F	A C			
16 初	予約 Walk in	M F	A C			
17 初	予約 Walk in	M F	A C			
18 初	予約 Walk in	M F	A C			
19 初	予約 Walk in	M F	A C			
20 初	予約 Walk in	M F	A C			

図1-6　外来患者一覧のまとめ

1．外来診療のポイント

記載する．また診療，研修内容改善のため診療・研修システムや指導医の評価を行う．指導スタッフからの研修に対する評価を行い，研修医に郵送している．

I．行動目標　医療人として必要な基本姿勢・態度
1）患者医師関係
患者・家族・地域社会に興味を持つ

患者に信頼され，良好な医師患者関係を築く際，表1-3のような医師の態度が重要である[2]．しかしそれだけでは充分ではない．一人で生きているのではなく，家族，地域の中で，皆生き，生活している．患者の持つ健康問題は，家族の問題，また地域での問題に密接に関連していることも少

表1-3　良好な医師患者関係に必要な医師の態度

①良好な人間関係を作る
(1) 患者の話をよく聞き，医師への信頼感を醸成する（ラポール）． (2) 話し方，聞き方，態度，雰囲気，服装に注意する．
②患者をしっかり診る
身体所見だけでなく，患者の反応（表情や受け答えの仕方など）や言葉，態度，社会的な背景，教養，生活習慣などを総合的に判断し，患者を全人的に把握する．
③患者の病気や健康に対する行動パターンや考え方を理解する
(1) 保健行動（health behavior）を知る． 　保健行動とは，健康増進や病気の予防，早期発見などのためにとる行動． (2) 病気対処行動（illness behavior）を知る． 　病気対処行動とは，病気になった時，または現在の病気に対する行動． 　自助行動：家で寝る．薬を買って飲むなど 　求助行動：病院に行く，お祓いに行くなど (3) 病気解釈モデルを聞き出す．
④患者が理解できる説明をする
(1) わかりやすい一般的な言葉で説明する． 　医学用語を多用しない． (2) 患者の気持ちを思いやりながら説明をする． 　患者が説明を聞く状態にあるのか，落ち込んでいないかなどに配慮しながら説明する．
⑤患者の自己決定権を尊重する
診断検査，治療に関しても患者と共にどうするか決めていく．

（石橋幸滋：外来患者のプライマリ・ケアにおける留意点 プライマリ・ケア実践ハンドブック．日本プライマリ・ケア学会編より）

なくない．目の前の患者のみ相手にしていては気がつかない問題について，違う機会に他の家族を診察しているときに重要な情報がもたらされることも多い．良好な医師患者関係を築くには，患者のみならず家族，地域に興味を持って診療を行うようにすべきである．

患者のすべての健康問題に関心を持つ

今回の受診の表向きの理由は風邪なのかもしれない．しかし，風邪は受診の口実で，本当は会社での人間関係からうつ状態になっていることなのかもしれない．患者の抱えている健康問題は一つとは限らない．外来診察は限られた時間内で診断し，治療に結びつけなければいけない．ただ一度の診察で全てを解決する必要がないことが多く，何回かの診察を行うことで問題に対する理解を深めることも多い．その際，自分の不得意な分野でも目を背けてはいけない．得意な分野だからといって最初から専門医に丸投げするのではなく，専門医に対しては自分の診断，考えを示した上で紹介する姿勢が病診連携では重要である．

2) チーム医療

診療所の他の医療スタッフ，社会資源と連携する

患者の健康問題，介護問題に対処する際，診察室内での対応だけでは困難なことが多い．診療所内にいる看護師，事務員との連携はもちろんのこと，食事指導に管理栄養士，学校や会社によって引き起こされた問題には学校の教師，養護教諭，職場の協力が必要である．乳幼児の発達，予防接種など保健関係では市町村の保健師，また介護保険に関することは介護支援専門員や各種サービス提供施設の担当者とも連携をとって対処していかなければならない．地域の中で健康問題に取り組んでいくという姿勢が重要である．

3) 問題対応能力

疑問点はEBMに基づいた解決方法を参考にできる

現在，EBMに基づいた診療ガイドラインが多くの疾患によって作成されている．日々の外来診療でもいろいろな議論がわいてくる．その疑問については各種のガイドラインだけでは対処できないことも多い．そのような疑問についてUpToDate，PubMedなどを用いて解決方法を調べ，患者に適した治療法を患者とともに考えていくように心がける．

4）安全管理
研修医自身，患者，他の医療スタッフの安全に配慮する

医療事故の報道が毎日のように行われている現在，医師，研修医は常に身の回りの安全に留意する必要がある．特に感染症の流行時などマスクの着用，手洗いの励行は忘れてはならない．

5）症例呈示
診療した患者のプレゼンテーションを行う

欧米に比し，わが国の医師，研修医が見劣りがする分野として，プレゼンテーションの技術があげられる．医療面接，身体診察から得られた情報をもとに，上級医に適切なプレゼンテーションができる技術は，すべての医師に必要な技術である．実際に外来で診察した患者について，必要不可欠な情報にまとめてプレゼンテーションを行う経験を積み重ねるべきである．

II．経験目標
A．経験すべき診察法・検査・手技
1）医療面接
見学ではなく実際に診療を行う

見学のみに終わる研修ほど身にならないものはない．上級医の指導のもと，実際に外来で患者の医療面接，身体診察，アセスメントを行い，治療計画を立て記録するという一連の流れを数多く経験すべきである．

診療所研修は1ヵ月しかないが，当院では初期研修医に平均100名程度の外来患者の診察を行ってもらっている．100名というとかなり流行っている診療所の1日分，通常の診療所の2日分の患者をすべて診察したくらいの数になる．1ヵ月の研修が終わる頃にはかなりの戦力になってもらえるだけの進歩が見られるようになる．

以下に医療面接を行う上での注意点をあげる[3]．

①挨拶をする

挨拶は，自分にとって何らかの関係を持つ相手に対する敬意や好意を示す行為である．挨拶をすることで初対面の患者に対し敬意や好意を表さないまでも，悪い印象（挨拶もしない医師）を持たれないようにすべきである．

②自己紹介をする

長年限定された地域で活動している開業医でもない限り，初対面の患者には，原則的には簡単な自己紹介をすべきである．特に診療所での研修の場合は，通常診療を行っている医師と異なった研修医が診察するのであるから，必ず自己紹介を行い，患者が不信感を待たないように心がける必要がある．

③患者の呼称に気をつける

患者に対してどのような呼称を用いるかは，コミュニケーションをとる上で重要なことである．呼称の用い方を誤ると，相手に対して悪い印象を与えることとなる．

例：現役で活躍している高齢男性に"おじいさん"，子供のない中年女性に"お母さん"など

④身だしなみと服装

医療機関に不特定多数の患者が来院する．特に地域の小規模の診療所で研修する際には，患者に不愉快な印象を与えないように配慮すべきである．

2）基本的な診察法

診療所の外来で行われる基本的な診察法には以下のようなものがあるが，詳細は文献を参照されたい[4,5]．

①バイタルサインの測定，②頭頸部診察，③胸部診察（肺），④胸部診察（心臓），⑤胸部診察（乳房），⑥腹部診察，⑦神経診察．

B. 経験すべき症状・病態・疾患

1）頻度の高い症状

厚生労働省の臨床研修の到達目標にある頻度の高い症状は，診療所の外来でも経験する頻度は高い．しかし，病院の救急外来などと比べて，より軽症で多彩な症例が集まる傾向にある．また頻度が高いとはいえ，1ヵ月の診療所の外来研修ですべてを自ら経験することは不可能である．診療所研修中は，一例一例を丁寧に診察することで，頻度の高い症状の診療を身につけていくことが肝要である．

2）緊急を要する症状・病態

意識障害，脳血管障害，急性冠症候群などの緊急を要する症状，疾患に診療所の外来で遭遇することは稀であり，年に数例程度である．しかしな

1．外来診療のポイント

表1-4　入院より外来診療で経験しやすい疾患

① 血液・造血器・リンパ網内系疾患
　鉄欠乏性貧血
② 神経系疾患
　認知症，パーキンソン病
③ 皮膚疾患
　湿疹・皮膚炎(接触性皮膚炎，アトピー性皮膚炎)
　じん麻疹
④ 運動器(筋骨格)系疾患
　骨粗鬆症
⑤ 循環器系疾患
　心不全
　不整脈(心房細動，期外収縮)
　動脈疾患(動脈硬化症)
　高血圧症
⑥ 呼吸器系疾患
　呼吸器感染症(急性上気道炎，気管支炎，市中肺炎)
　閉塞性・拘束性肺疾患(気管支喘息，気管支拡張症)
⑦ 消化器系疾患
　食道・胃・十二指腸疾患(逆流性食道炎，胃潰瘍，十二指腸潰瘍)
　肝疾患(ウイルス性慢性肝炎，脂肪肝)
⑧ 腎・尿路系疾患
　原発性糸球体疾患(CKD)
　全身性疾患による腎障害(糖尿病性腎症)
　泌尿器科的腎・尿路疾患(尿路結石，尿路感染症，過活動性膀胱)
⑨ 妊娠分娩と生殖器疾患
　女性生殖器(月経異常)
　男性生殖器(前立腺肥大)
⑩ 内分泌・栄養・代謝疾患
　甲状腺疾患(甲状腺機能亢進症，低下症，甲状腺腫)
　糖尿病
　高尿酸血症
⑪ 眼・視覚系疾患
　白内障
⑫ 耳鼻・咽喉・口腔系疾患
　中耳炎
　副鼻腔炎
　アレルギー性鼻炎
　扁桃炎
⑬ 精神神経疾患
　認知症
　気分障害(うつ病)
　不安障害(パニック障害)
⑭ 感染症
　ウイルス感染症(インフルエンザ，水痘，ヘルペス，ムンプスなど)
　細菌感染症(A群β溶連菌，Mycoplasmaなど)
　真菌感染症(白癬)
⑮ 免疫アレルギー性疾患
　慢性関節リウマチ
　アレルギー性疾患(花粉症)
⑯ 物理・化学的因子による疾患
　環境要因による疾患(熱中症，凍傷など)
　熱傷
⑰ 小児疾患
　小児けいれん性疾患(熱性けいれん)
　小児ウイルス感染症(突発性発疹，伝染性紅斑，ムンプス，インフルエンザ　など)
⑱ 加齢と老化
　高齢者の栄養摂取障害
　老年症候群(誤嚥，転倒，褥瘡など)

がら，それらの疾患の患者でも，より早期，症状が軽度な時期に診療所に受診する傾向があり注意を要する．

　外来に来た患者が緊急処置，診察を必要とするのか，順番通り診察してよい患者なのかを見極める必要がある．そのためには，医師，研修医自身が患者の状態を見極める能力が必要であるが，同時に受付の事務員や看護師に対し，順番を待っている患者の状態を観察し，的確に指示報告させるように医師，研修医は教育しなくてはいけない．

3) 経験が求められる症状・病態

　厚生労働省の臨床研修の到達目標にある経験が求められる疾患，病態のうち，表1-4のような疾患は，入院より外来で診療される頻度が多い疾患である．

（文責：雨森正記）

参考文献

1) 雨森正記：診療所の初期臨床研修プログラム．日本PC誌 29-4：333，2006
2) 石橋幸滋：外来患者のプライマリ・ケアにおける留意点 プライマリ・ケア実践ハンドブック．エルゼビア・ジャパン，p.22，2004
3) 飯島克己：外来でのコミュニケーション技法．日本医事新報社，1995
4) 古谷伸之，田邊政裕編：診察と手技がみえるvol.1 改訂2版．メディックメディア，2007
5) 古谷伸之，田邊政裕編：診察と手技がみえるvol.2．メディックメディア，2010

② 診断・検査・治療

Ⅰ．経験目標

A．経験すべき診察法・検査・手技

1) 基本的な臨床検査

　この項は小規模の無床診療所で臨床検査技師がいなくても有効に利用すべき簡易迅速検査を列挙し，判定に際して注意すべきことを以下に述べる．

①A群β溶血性連鎖球菌迅速診断キット

　　感度58～96%，特異度63～100%と報告されている．5分程度で判定できる．健常者の咽頭からも検出されることがある．抗菌薬の投与が

菌の分離を困難にすることがあるが，迅速診断では菌体の多糖体抗原を検出するため，抗菌薬の影響はない．そのため菌は死滅していても抗原は陽性として判定されることがあり，治癒判定には用いられない．臨床経験を積めば，視診で診断は充分に可能である．

②インフルエンザ迅速診断キット

鼻腔ぬぐい液が適切に採取された時は，感度57～100％，特異度84～99％と報告されている．現在，日本で使用されるキットは5分程度でA型，B型の判定が可能である．しかし発症早期に行うと偽陰性になることが多く，発症後24時間以上経過してからの使用が望ましい．診断は迅速キットだけでなく，周囲での流行状況，臨床症状，発症からの時間を総合して診断すべきである．

③アデノウイルス迅速診断キット

咽頭ぬぐい液または角結膜ぬぐい液から採取する．感度72～85％，特異度97～100％と報告されている．5分程度で診断可能である．しかし検体採取時にA群β溶血性連鎖球菌のキットと比べ咽頭部を強くぬぐう必要がある．

A群β溶血性連鎖球菌とアデノウイルスのキットを同時に使用すると，患者に2回不快な思いをさせることになることから，できるだけ2本の綿球付き棒を重ねて持って，一度の咽頭拭いで終わらせるようにするとよい．

④尿試験紙検査

尿試験紙検査では蛋白，潜血，糖，ウロビリノーゲン，ビリルビン，pH，白血球などが判定できる．判定の際，注意すべきことをあげる．

・尿蛋白：アルブミン尿が検出できるが，グロブリン尿は検出できない（ベンス・ジョーンズ蛋白は陽性にはならない）．

・尿潜血：潜血陽性で沈渣で赤血球を認めない時は，ミオグロビン尿，ヘモグロビン尿を疑う．

・尿糖：腎性糖尿でも陽性になる．

⑤妊娠反応

妊娠反応陽性で，正常妊娠と判断してはいけない．予想外に陰性だった場合は，感度の異なるキットで再検査する必要がある．

⑥KOH法による白癬菌診断

体表面の発疹の場合は発疹の辺縁から，爪の場合は爪と表皮の間の皮膚から検体を採取する．

⑦その他

診療所の装備により検査できる項目は異なっている．血算，CRP，血糖，ヘモグロビン A1c，PT-INRの他，生化学検査などを行える機器が販売され，導入されている診療所もあるので研修前に確認する．

2) 基本的手技

診療所の外来で行われる基本的な手技は以下のようである．詳細は成書を参照されたい[1,2]．

① 採血：静脈採血，動脈採血，毛細管採血
② 注射：皮内注射，皮下注射，筋肉注射，静脈注射，局所麻酔
③ 血管確保：末梢静脈路確保
④ 穿刺，チューブ挿入：膝関節穿刺，尿道カテーテルの挿入
⑤ 外科基本手技：縫合・結紮，切開・排膿

3) 基本的治療法

診療所の外来で行われている基本的治療法の特徴は，以下のようである．

① 療養指導

外来診療は，患者の日常生活の場である家庭生活が基本となる．家庭環境の把握とそれに基づいた環境整備，生活指導が必要となる．特に高齢者の診療を行う上で介護保険の知識は不可欠である．介護保険の適用がある患者については患者，家族が申請したら早急に主治医意見書を提出しなければならない．そのため日々の診療の中で主治医意見書に記載しなければならない項目は，充分に考慮に入れた診察をしなければならないことはいうまでもない．また介護保険に関するサービスの種類は知っておき，患者，家族に適切なサービスを受けられるようにアドバイスするのも重要な役割である．

また禁煙指導の方法，糖尿病患者に対する栄養指導の方法についても充分に知っておくべきである．

② 薬物治療

日常の診療は，医療保険により行われている．入院治療を行っていると，実際にいくらかかっているのか考えることが少ない．診療所の外来では特に患者の負担を考慮しながら診療を行う必要がある．薬剤

に関しては，医療保険で認められている適応病名や患者負担を考慮し，同効，同種の薬剤でも薬価差があることを理解して処方することが必要である．

また外来での抗生物質，抗菌剤の使用に関しては，どういう状態で抗菌薬を処方するのか，どの抗菌薬を処方するのか，根拠を持って行うことが肝要である[3]．

（文責：雨森正記）

参考文献 ⋙

1) 古谷伸之, 田邊政裕編：診察と手技がみえるvol.1 改訂2版. メディックメディア, 2007
2) 古谷伸之, 田邊政裕編：診察と手技がみえるvol.2. メディックメディア, 2010
3) 岩田健太郎：プライマリケア医のための抗菌薬マスター講座. 南江堂, 2011

③ 慢性疾患管理と薬剤管理

Ⅰ．行動目標−医療人として必要な基本姿勢態度

1．医療の社会性

1）医療は社会保障制度の根幹をなす社会共通資本である

医療は国民の命と健康を守る社会的共通資本であり，国の政策である社会保障制度の根幹をなしている．社会は医師に対して，その地位を生かして患者の利益のために最善を尽くしてくれるという期待をもって職業特権を与え，その代わりに医師は，職業的行為をもって社会に応える責任をもっている．すなわち，医師は社会と契約（信頼）を結んでいる．医師のプロフェッショナリズムとは，医師が社会と交わす契約の基礎となるものである．また医師法，医療法，健康保険法をはじめ，多くの法，法規が関係しており，これらの法規に精通し，有効に活用できなければならない．

2）医のプロフェッショナリズム

医師は根本をヒポクラテスにさかのぼる治療者の役割を共有している．その根本である，時代を超え，またそれぞれの国の文化，伝統，政治，社会の相違にも関わらず存在する共通項目が明らかになっている．この3基

1章　地域医療の現場

本原則と，確かなプロフェッショナルの責務の10セットとして医の憲章がつくられた．わが国でもプロフェッショナリズムに関して，日本医師会より「医師に求められる社会責任」についての報告―プロフェッショナリズムを目指して（1996年），医師の職業倫理指針（2004年）が提示されている．患者に対するインフォームドコンセントや情報提供など具体的な医の倫理が示されている．

表1-5に，医師のプロフェッショナリズムのグローバルスタンダードとみなされる「医の憲章」をあげる．

3）医師は地域の保健・医療を担う

医師法第1条に医師の責務として「医療及び保健指導を掌ることによって公衆衛生の向上及び増進に寄与し，もって国民の健康な生活を確保するものとする」すなわち，医師には医療だけでなく広く保健・福祉の分野における主導的な役割が期待されている．

4）日本の医療に関する法律一覧

①日本国憲法
　　第13条（個人の尊重，生命・自由・幸福追求の権利尊重）
　　第25条（生存権，国の生存権保障義務）
②刑法

基本的原則(3原則)
①患者の福利第一の原則
②患者の自律性の尊重の原則
③社会正義の原則
プロフェッショナルの責務(10項目)
①医師の専門職能力に対する責務
②患者に対して正直である責務
③患者の秘密に対する責務
④患者と適切な関係を保つ責務
⑤医療の質を向上させる責務
⑥医療へのアクセス改善の責務
⑦医療資源の適正配分の責務
⑧科学的知識への責務
⑨利益問題の適切管理による信頼保持責務
⑩専門職に伴う責任を果たす責務

表1-5　新ミレニアムにおける医のプロフェッショナリズム：医の憲章
（米国内科学財団，米国内科医財団，欧州内科連合―共同企画作成　2002）

第134条（秘密漏えい）
第160条（虚偽診断書等作成）
第202条（自殺関与及び同意殺人）
第211条（業務上過失死傷・重過失致死傷）

③医師法
第19条（診療等の義務）
第20条（無診察治療等の禁止）
第21条（異状死体等の届出義務）
第24条（診療録の記載及び保存）
第25条（医道審議会）

④医療法
第1条の4（医師等の責務）

5）医療問題

連日のように，医療問題がメディアに取り上げられている．その内容は，医療崩壊（医師不足，特に産科医師不足），医療事故，延命治療や安楽死など終末期医療問題，生殖補助医療や代理出産など産科関連倫理，がん告知等の説明義務違反事件，臓器移植法違反事件，先進医療倫理問題（再生医療・遺伝子治療）及び診療費不正請求事件である．

日常診療で最も遭遇する尊厳死問題に関しても法制化がまだなされていない状況である．患者も医師も安心して医療を共有できるように法制化の促進が強く望まれる．

Ⅱ．経験目標
A．経験すべき診察法・検査・手技
1．基本的治療法

心筋梗塞，脳梗塞の発症率は増加しているが，死亡率は治療法の進歩により減少している．しかし，40代，50代の男性の死亡率は増加しており問題となっている．死亡病名は心筋梗塞，脳梗塞であっても，その原因となるのは10年，20年前から発症している肥満，高血圧，脂質異常症，2型糖尿病，すなわち生活習慣病である．特に脳梗塞は死亡を免れても後遺症を残し，健康寿命を短縮する大問題である．

肥満，高血圧，脂質異常症，2型糖尿病は，中年以降になると単独では

なく，重複して発症してくることが多い．これらの合併した状態を米国のReavenはシンドロームX（1988年）と名づけ，死亡率が相乗的に高くなることを示した．またKaplanは4疾患の合併を「死の四重奏」（1989年）とよび，一般の注意を喚起した．わが国でも2005年，内臓肥満を基盤としたメタボリックシンドロームが定義された．そして近年，メタボリックシンドロームの名称は多くの国民が認知している．しかし，その出発点である肥満の危険性の認識は医師も患者も低いのが現状である．肥満はインスリン抵抗性を介して，高血圧，脂質異常（TG・HDL・LDL異常），耐糖能異常につながり，メタボリックシンドロームを形成する．そして，2型糖尿病につながる．しかし，糖尿病を発症した時点には動脈硬化（大血管障害）はすでに進行しており，細小血管障害である糖尿病性腎症を発症する前に心筋梗塞，脳梗塞で死亡する患者も相当に多いことを押さえておくことが大切である．また，高LDL血症はメタボリックシンドロームと独立した強い動脈硬化危険因子である認識も必要である．

　健康寿命が2012年6月に初めて報告された．2010年度は男性70.42歳（同年の平均寿命79.55歳），女性73.62歳（同86.30歳）であった．筆者の住む高知県では男性が69.12歳（46位），女性が73.11歳（36位）であった．また，同県では40代，50代の男性の心筋梗塞，脳梗塞による死亡が全国に比し突出していることが大問題となっている．その原因として，高血圧・肥満患者の多さ，飲酒量の多さ，健診受診の低さが考えられている．国・地域の現状，地域のニーズを知ることが大切である．

　生活習慣病管理の目標は，メタボリックシンドロームの発症予防，糖尿病発症の予防，心筋梗塞，脳梗塞，腎不全の発症・進展を予防し，健康寿命を延伸することである．その基本的治療法とは，患者教育により患者自身が健康の自己管理ができ，正しい食事療法，運動療法を自身でできるように成長させる医療である．

1）患者把握が骨格

　慢性疾患は，自覚症状に乏しく，経過が緩徐であり，個体差がある．最初の診察は医学的，社会的な事柄が中心となる．診察を重ねることにより，患者の生活像を把握する．病状に関連する患者の社会的・経済的背景，家族関係を理解しておく．急いですべての情報を得ようとしてはならない．慢性疾患医療は長期にわたるので，良好な患者医師関係を築くことが前提

3. 慢性疾患管理と薬剤管理

となる．医学上のコミュニケーションは重要である．言語的コミュニケーション以上に非言語的コミュニケーション（ノンバーバルコミュニケーション）に注意を払うべきである．患者は不安を抱えており医師をよくみている．医師自身が話しにくいオーラを出していないか，本当のことをいえない雰囲気を作ってないか気をつけなければならない．医師が感情的になって診療するなど論外である．傾聴，共感，励まし，一緒に病気と戦う姿勢（治療同盟）を大切にする．患者の心の痛み（スピリチュアルペイン）を理解する．その結果，自然に，信頼，互いの尊敬関係ができ，大事な助言・指導も可能となる．患者個人は皆それぞれ，体質，性格・性質，価値観，死生観も異なる．患者を個別にとらえ，温かく柔軟に対応することが要求される．患者会が作った初めての臨床教科書が出版されている．患者の立場に立った医療を教えてくれる．

2) 患者を育てる（患者教育が特に重要である）

患者教育とは，患者の行動に影響を与え，健康の維持や増進に必要な知識，心構え，技能に変化をもたらす過程と定義されている．

主治医（かかりつけ医）は，患者に対して病気に対する知識・情報を与え，生活習慣改善の必要性を説明する．そして患者が，自主的に修正可能な食生活，運動，禁煙，節酒・断酒などを実行できるように指導していく．行動変容には時間を要する（患者の成長を待つ）ことを理解しないで，いくら強制（正論の押しつけ），脅しをしてみても，指導効果は上がらず，患者からの反抗，不信をかう結果となる．「人は，頭でわかっても，心でわからなければ行動できない．患者のできることから始め，自信をもたせる」ことが行動変容のポイントである．時が満ちたとき患者は行動する．

患者の行動様式が変わることを行動変容という．行動が変わる過程は，無関心期→関心期→準備期→行動期→維持期→再発期の各段階を経て確立期に至る．各段階で患者教育（適切な介入）が重要な役割を果たす．患者一人ひとりの行動変容の熟成度に応じて指導する．無関心期には時間を与えて待つ．準備期には患者の決心をサポートする．行動期にはsmall stepで，できることから始め，認めて，褒める．

目標の設定（治療方針）は，患者と医師の双方が意見を出し合って目標を共に決定する（患者医師双方向の意思決定：意思決定の共有の考え shared decision making：SDM）．SDMは患者の満足度を高め，治療継続に有効で

ある.

 a. 生活習慣改善の動機づけ：人間は自分の健康に関わるあらゆる情報に関心をもっている.

①患者から相談される医学の話題，家族や同僚が心筋梗塞になったなど，患者からの情報提供をタイミングよく利用し，患者教育に役立たせる.
②患者教育ツールを利用する：病気に関連するパンフレット，視聴覚教材，患者教育用教材を評価して活用する.
③体重計，万歩計，血圧計による記録が有用である.
④非侵襲的な検査で動脈硬化を評価する：胸部X線，心電図に異常がなくても，頸動脈エコー，脈波図で動脈硬化が進行していることも多い．プラークの有無・状態，血管年齢を知ることで治療への動機が高まる.

高血圧学会，動脈硬化学会，糖尿病学会，腎臓学会からそれぞれの疾患のガイドラインが出されている．ガイドラインを理解した上で，個々の患者の診療に役立てることが大切である．食事・運動を主軸とした生活習慣の改善を行うことで，よい結果が得られることを実感し，達成感・自信をもたせることが重要である.

3）食事

食生活の欧米化により，この50年間で摂取総カロリーは不変であるにも拘わらず，総脂肪摂取量3倍（動物性脂肪摂取4倍）に増え，肥満は6倍2,300万人，糖尿病は38倍（患者数890万人・予備軍1,320万人，2007年）に急増している.

和食は，動脈硬化予防のために有効な食事である．しかし，欠点は塩分摂取が多いことである．減塩に注意した和食を基本とする．洋食の場合はオリーブオイルをベースとして魚介類，緑黄色野菜を豊富に摂る地中海食が適している.

患者自身の現状が過食・運動不足であったことの認識がまず大切である．そして，食事療法の効果を，患者自身に実感してもらうことが継続につながる．流行ダイエットは，短期的に有効にみえても，長期的には，栄養上のバランス障害から臨床上の問題を招く危険性があることに注意しておく.

 a. 適正エネルギーの指示

減量のためには摂取エネルギーを消費エネルギーより少なくしなければならない．まず適正エネルギーを設定する.

①適正エネルギー＝標準体重×身体活動量
②標準体重(kg)＝身長(m)×身長(m)×22
③身体活動量の目安：30±5 kcal/kg標準体重（軽労作25〜30 kcal，普通の労作30〜35 kcal，重い労作35〜40 kcal）．

b. バランスのとれた栄養素配分

指示エネルギー量を炭水化物（糖質＋食物繊維）50〜60％，脂質20〜25％を，蛋白20％に分割する．蛋白源として肉よりも魚，大豆，大豆製品を多めに摂取する．野菜，果物を多くとる．食べる順番も工夫する．野菜から先に食べることにより，食後血糖上昇が抑えられる．

糖尿病食は健康食である．糖尿病の食品交換表は日々の献立を作りやすいように考案されたもので便利である．また食品成分表を使い自分の食べた食品のカロリー，栄養素を計算できるようにする指導が適している患者も少なくない．栄養士との連携が重要である．

c. 減量

肥満の場合は摂取エネルギー制限により約1ヵ月に1kg減量（体脂肪相当7,200 kcal）できるよう1日300 kcal相当の食事量を減らす．間食，夜食をやめる．標準体重にならなくても，数％の体重減少で内臓脂肪が減少，インスリン抵抗性が改善し，検査データの改善がみられることを患者に実感してもらう．毎日決まった時間に体重を測定する．

d. 減塩

高血圧患者では，食塩摂取量を1日6g未満とする．

減塩のための工夫：①素材の旨みを知る・薄味手作り，②インスタント食品や加工食品を控える，③醤油はかけるより付ける，④酢，わさび，生姜などの香辛料を上手に使う，⑤味噌汁は具だくさん，⑥減塩みそ，減塩醤油，減塩ソースなど減塩食品を利用する．

多くの包装食品はNa表示なので，

◆換算式：食塩量(g) ＝ Na(g)×2.54

であることを指導しておく．1日蓄尿から摂取塩分を知ることは減塩の評価に役立つ．

◆摂取塩分(g/日) ＝尿中Na(mEq/日)÷17

腎不全の低蛋白食では，蓄尿から蛋白摂取量を求めることが重要である．

e. 脂質

高LDL血症では，動物性脂肪（常温で固まっている脂肪）は控える．動物性脂肪と植物性脂肪の比は1対2ぐらいがよい．飽和脂肪酸の多い食品（バター，ラード，チョコレート等）を摂りすぎない（エネルギー比率7%未満）．コレステロール摂取は200 mg/日未満に抑える（卵1個50 g：210 mg）．高TG血症では，アルコール，糖質（スナック菓子，果物）を摂りすぎないよう指導する．

4）運動（身体活動）

国民の運動不足は深刻である．最近報告された，「健康日本21」―21世紀における国民健康づくり運動―の最終結果が報告されたが，危機的な状況が明らかになった．この10年のすべての年代における歩数が1,000歩/日減少していた．これはカロリー換算で30 kcal/日，1年間で体重1～1.5 kg増加に匹敵するものであった．運動や身体活動への意欲はあるが，行動に移せない現状が明らかになった．

身体活動は生活活動と運動の総和である．運動はインスリン抵抗性を改善し，血圧，脂質，血糖を改善する．いつでも，どこでも，一人でもできるウォーキングが基本となる．体重1 kg（脂肪80%，水分20%）減量するためには，脂肪1 gは9 kcalに相当するので，7,200 kcal（9 kcal×800 g＝7,200 kcal）消費することが必要である．1,000歩の消費エネルギーは約30 kcalであるので，1日300 kcalウォーキングで消費するためには10,000歩/日必要となる．また，100 kcalを消費するためには，歩行（70～80 m/分）では，男性では29分，女性では36分を要するとされている．生活活動度（家事・掃除・階段昇降など）を高め，ウォーキングを30分以上ほぼ毎日行うように指導する．万歩計の歩数と体重の記録が自己管理のためには極めて有用である．肥満の減量には，運動により1ヵ月に最低1 kg体重を減少させることを目標とする．

5）禁煙

喫煙はニコチン依存症であること，喫煙が喫煙者の健康被害のみならず，周囲の人の健康を害していることを自覚してもらう．喫煙者には繰り返し禁煙指導を行い，必要に応じて禁煙補助薬の使用などを考慮する．ニコチン依存症管理料が保険適応になっている．

日本循環器学会など9学会による禁煙ガイドラインが公表されており利用する．

がんの20%は喫煙が関係しているといわれる．また，がん以外でも狭心症，心筋梗塞，COPD（慢性閉塞性肺疾患），胃十二指腸潰瘍に罹患しやすい．受動喫煙による健康被害は深刻である．受動喫煙が原因で肺がんや心臓病で死亡する成人（受動喫煙死）は毎年約6,800人と推定されており，しかも女性が約4,600人と被害が多い．受動喫煙死全体の半数以上は職場での受動喫煙であることを認識させる必要がある．

6）アルコール

アルコール摂取を25 g/日以下に抑える．アルコールは1 gあたり約7 kcalのエネルギーを有するが，栄養素がほとんどなく，エンプティカロリーといわれる．また，食欲増進作用，中枢作用（理性の低下）もあり，食事療法の妨げになりやすい．肥満と飲酒の相乗作用で死亡率が増加することがわかってきた．食事とアルコールの両方の節制が必要である．

飲酒量：エタノール20 g＝日本酒1合（180 ml）＝ビール500 ml＝焼酎0.6合（110 ml）＝ウイスキー・ブランデーダブル1杯（60 ml））＝ワイン1/4ボトル（180 ml）．

2. 医療記録

診療録（カルテ）は，医療記録の中心となるものであり，法的にも規定された公的記録である．診療録は，医療の質を高めるために整備が必要であるとともに，診療報酬請求の根拠，指導・監査の際の保険医の診療行為の根拠，医療訴訟の証拠となる．

1）診療記録記載の目的

①患者への医療の質を高めるため
②院内スタッフの情報共有のため
③チーム医療（在宅医療など）の情報共有のため
④患者への情報開示のため
⑤診療報酬請求の根拠となるため
⑥指導・監査の保険医の診療行為の根拠となるため
⑦医療訴訟の証拠となるため
⑧医療事故防止のため
⑨医学研究のため
⑩医学教育のため

⑪地域医療のため：感染症発生状況報告，地域医療計画・行政の基礎資料

2）診療録の法的根拠

診療録の記載，保管について以下の法で定められている．

a. **医師法第24条**：医師は診療したときは，遅滞なく診療に関する事項を診療録に記載しなければならない．5年間（診療完結後）はこれを保存しなくてはならない．

b. **医師法施行規則第23条**：記載事項として，①患者の氏名，性別及び年齢，住所，②病名及び主要症状，③治療方法（処方及び処置），④診療の年月日．

c. **療養担当規則第8条**：保険医療機関は，第22条の規定による診療録に療養の給付の担当に関し必要な事項を記載し，これを他の診療録と区別して整備しなければならない（健康診断，自費診療は保険診療分カルテと区別して保存）．

d. **療養担当規則第9条**：保険医療機関は，療養給付の担当に関する帳簿及び書類その他の記録をその完結日から3年間保存しなければならない．ただし患者の記録にあってはその完結の日から5年間とする．

e. **療養担当規則第22条**：保険医は，患者の診療を行った場合には遅滞なく様式1号またはこれに準じる様式の診療に当該診療に関し必要な事項を記載しなければならない．

3）問題指向型診療記録（POMR）

POS（problem-oriented system）に基づく診療録（problem-oriented medical record：POMR）は，慢性疾患患者の継続した外来診療に最も適したものと考えられる．問題点リストとサマリーの点検を継続していくことで緻密なフォローができる．カルテは患者の生涯病歴となる．問題点リストが作成できたら，日々の診療の内容を問題点ごとにSOAP〈S（subjective），O（objective），A（assessment），P（plan）〉に従って記載する．このように記録することで臨床上の問題点を評価し，診療の質を向上することができる．病診連携に必要な紹介状（診療情報提供書）を書く際，サマリーと問題点リストは役立ち，紹介状を書くことによりさらに診療内容は深化する．

3. 診療計画

　治療計画それ自体が，治療継続に対して最も影響する．患者の満足度が高いほど治療継続は高まる．簡明で短期間で低コストの治療計画とし，食事療法や運動療法を患者の行動の熟成度に応じて段階的に計画する．そして，阻害因子は何かを検討し，治療計画の見直しをすることも必要である．阻害因子には経済的な問題，治療計画と生活との乖離，心理面の乖離，価値観の乖離，利便性の問題等があるので，それぞれの因子について検討することが大切である．

（文責：植田一穂）

参考文献

1) ABIM & ACP & EFIM：Medical professionalism in the new millennium: A physician charter. Ann Int Med 136: 243-246, 2002
2) 内山雄一：生命倫理と法．太陽出版，2003
3) ヘルスケア関連団体ネットワーキングの会＆『患者と作る医学の教科書』プロジェクトチーム：患者と作る医学の教科書．日総研出版，2009
4) 出浦照國：医療と哲学．医と食 1：211-213, 2009
5) 鷲田清一：「待つ」ということ．角川書店，2006
6) 日本医師会：医療の基本ABC．日本医師会雑誌特別号123, 2000

III 在宅医療

1 往診と訪問診療

1. 訪問診療と往診の定義

　訪問診療とは「居宅で療養を行っている患者で，通院による療養が困難な場合に，計画的な医学管理の下に定期的な訪問をして行う診療」，往診とは「患家の求めに応じて患家に赴き行う診療」と定義されている．在宅医療の対象となるのは種々の理由により通院が困難な患者であるが，そうい

った患者やその家族が安心して自宅で生活するために，在宅医療を担うかかりつけ医は「定期的な訪問」（訪問診療）と「臨時の対応」（往診）を行うことが必要となる．

1）訪問診療

訪問診療とは患者や家族と医師がお互いに日程を調整して，毎週（あるいは隔週）何曜日の何時頃といったように曜日と時間を決めて患家を訪問し診療することである．定期的に患者の診療をすることで，適切な診療方針の決定や患者・家族の要望の把握などが可能となり，後述の「臨時の対応」の際の参考にもなる．訪問回数は患者の病状や患者の要望などによって総合的に判断するが，通常は週1回あるいは2週間に1回という場合が多い．診療報酬上は週3回まで算定可能である（ただし悪性疾患などはそれ以上でも可）．訪問する時間は事前に決めておくが，複数件の訪問がある場合にはその時間が前後することもあることを説明しておく．

2）往診

往診とは，急な病状変化などによって患者や家族から連絡があり，診察を希望された時などに患家を訪れ行う診療である．病気や障害を抱えながら自宅で療養する患者や家族にとって，急な病状変化があったときにどうすればよいのかということは大きな不安となる．その時いつでも医師に連絡がとれ，電話で指示を受けたり，必要なときには往診が受けられるということがわかれば，その不安の多くが解消され，在宅での療養が安心して行えるようになる．

以上のように在宅医療にとって「訪問診療」と「往診」はどちらも重要であり，どちらか一方が欠けても成り立たないと考えられる．

3）24時間連絡体制

上記のようにいつでも医師に連絡がとれる体制をとることが在宅医療にとって必要な要件であるが，平成18年の診療報酬改定で，その地域での在宅医療を担う拠点として「在宅療養支援診療所」の施設基準が規定された．その要件とは，①診療所である，②その診療所において24時間連絡を受ける医師または看護職員をあらかじめ指定し，連絡先を文書で患家に提供している，③患者の求めに応じて，自院または他の医療機関，訪問看護ステーションとの連携により，求めがあった患者について24時間往診・訪問看護ができる体制を確保する，④24時間往診・訪問看護を行う担当医師・担

当看護師等の氏名，担当日等を患家に文書で提供する．⑤緊急入院の受入体制を確保する（他医療機関との連携による確保でもよい），⑥地方社会保険事務局長（現地方厚生局長）に年1回，在宅看取り数等の報告をする，などである．さらに平成22年度改正では診療所だけでなく，24時間365日体制で地域の在宅医療を支える200床未満の病院にもこの制度を広げ，在宅療養支援病院が認められることになった．また平成24年度改正では従来の「在宅療養支援診療所」に加え「強化型在宅療養支援診療所」という新たな施設基準を設け，在宅医療に関わる常勤医3名以上（他の医療機関との連携で条件を満たしてもよい），年間在宅看取り数2名以上，年間緊急往診回数5回以上という条件を付けて診療報酬を手厚く設定した．

2. 行動目標－医療人として必要な基本姿勢・態度

1）患者医師関係

　在宅医療が開始される契機として，入院中の患者については，退院後の継続的な診療が必要であるにもかかわらず，何らかの理由で通院が困難であると病院の主治医や看護師，医療ソーシャルワーカーなどが判断した場合に訪問診療を勧められることが多い．また，すでに在宅療養中の患者の場合は，家族の希望やケアマネジャーから訪問診療を勧められる場合が多い．こういった場合でも，必ずかかりつけ医自らが患者，家族に在宅医療の説明をしっかりしなければならない．入院中の患者であれば，退院調整カンファレンスを開催し，病院スタッフと在宅支援スタッフ（かかりつけ医，訪問看護師，薬剤師，ケアマネジャー，訪問介護士，福祉用具担当者，通所系施設担当者など）が退院後の在宅療養についていろいろな角度から話し合い，スムーズな在宅への移行ができるよう調整すべきである．その際，かかりつけ医は患者や家族に対して，①誰からの強制でもなく自分たちの意志で退院し，自宅での療養を開始しようとしているか，②医師が自宅に赴く「訪問診療」を望んでいるか，③病院への外来通院は継続したいと思っているか，④病状が急変したときにはこの病院へ入院したいと思っているか，もしそうなら病院は夜間休日にかかわらず受け入れる用意があるか，⑤在宅医療では往診依頼を受けたときに，「距離」という物理的な壁があるため短時間で患家に到着できないことも多いこと，などを丁寧に説明すべきである．すでに在宅療養中の患者の場合，できれば家族に前もっ

て診療所に来てもらい上記等について説明した後，承諾されるなら訪問診療が開始となるが，どうしても事前の日程調整ができない場合には，初回訪問時に承諾・依頼を受けることもやむを得ない．初回訪問は在宅医療にとって非常に大切である．多くの不安を持つ患者や家族に，この医師ならば安心してこれからの在宅療養を託すことができると思ってもらえるかどうか，信頼関係が生まれるかどうかが初回訪問の対応にかかっているといっても過言ではない．患者や家族の希望に最大限配慮しながら，これから克服していかなければならない問題点とその対処方法をできるだけわかりやすい言葉で具体的に説明する．また一方，初回訪問時には自宅の場所や必要なら駐車スペースの確認，自宅内での居室の環境，トイレや食事室までの移動状況，風呂場の安全性などにもできるだけ目を通しておきたい．

2）チーム医療

　自宅で療養する独居患者以外の患者にとって，最も頼りになり信頼できるのは家族である．また家族もできるだけ患者が穏やかで快適な生活を送れるように献身的に介護する事が多い．ただその期間が長くなってくると家族の介護負担が増し，疲労や不眠のため体調を崩すことも少なくない．在宅医療におけるチームアプローチはそれぞれの専門職が役割分担を持って患者の療養を支援すると共に，家族の介護負担をできるだけ軽減し長期的な療養を目指すという意味を持っている．家族は最も重要なケア提供者であると同時に，ケアを受ける立場でもあるという側面を持っている．在宅医療チームは大きく医療職と介護職に分けられるが，医療職では，①かかりつけ医，②訪問看護師，③訪問薬剤師，④訪問リハビリ担当者，⑤訪問歯科医，歯科衛生士，⑥耳鼻科，皮膚科など各科専門医，⑦後方支援病院としての急性期病院や緩和ケア病棟などがある．また介護職では，①訪問介護士，②福祉用具担当者，③訪問入浴担当者，④通所系施設担当者などである．この医療職と介護職の架け橋となって療養支援調整の中心的な役割をするのがケアマネジャーである．かかりつけ医は常にケアマネジャーとの連携を密にして，医療的な情報（病状変化や投薬変更，検査結果など）を伝え，介護職に対しても患者の情報共有ができるように配慮することが必要である．医療機関がケアマネジャーに在宅療養患者の医療情報を文書で交付した場合には，介護報酬として居宅療養管理指導費を請求することができる．

3）問題対応能力

在宅医療の現場では，一旦患家に入るとその中で起こった問題に対して自分の判断のみで対応せざるを得ないことも多い．それはかかりつけ医だけではなく，訪問看護師やすべての医療職，介護職についても同様である．病院や施設での勤務のようにいつでも上司に報告し指示を仰ぐことができる環境に慣れていたスタッフが，在宅医療あるいは在宅サービスに関わるようになった当初，かなりのストレスを感じるということはよく聞くことである．直ちに報告して指示を仰がなければならないこと，その場は自分の判断で対応し，事後報告でよいことなどをしっかり区別することが大切である．またかかりつけ医はスタッフからの報告や指示依頼には丁寧に対応する必要がある．

4）安全管理

病院内で行われている医療安全対策や感染防止対策は在宅医療の現場でも当然留意されなければならない安全管理である．しかし療養場所が自宅であるという特殊性から病院と同じような管理は困難といわざるを得ない．例えば点滴や注射の際の薬液のダブルチェックができない，一人介助での転倒事故リスクが高まるなどがあるが，いつも事故の起こる可能性があることを念頭に置きながら，最大限の注意をして医療事故を防止しなければならない．また医療職，介護職による患者への感染の媒介は絶対避けるべきであり，身体接触の前の充分な手洗いを心がけるなどの標準予防策の重要性は在宅医療の現場でも同様である．

3. 経験目標

1）経験すべき診察法

在宅での診察も入院・外来医療と変わらず問診と身体所見が基本になる．問診は本人からの聞き取りと，家族からの情報を参考にして行うが，在宅では病状や障害の程度が重い患者も多く，患者本人からの聞き取りができない場合もある．そのような場合には直接介護を行っている家族から，できるだけ詳細に病状の変化などを聞くことになる．身体所見ではまず患者の姿勢，表情，皮膚色，移動できる患者なら歩き方など視診から始め，会話の中から息づかいなどにも配慮する．診察用具は聴診器，血圧計，パルスオキシメーター，ライト，舌圧子，体温計など最低限のものを用意する

1章　地域医療の現場

が，必要に応じて耳鏡，打腱器なども有用なときがある．診察は聴診，打診などそれぞれの医師が慣れたスタイルで行えばよいが，ベッド臥床中の患者も多いことから，沈下性肺炎の発生を見逃さないために背部の聴診を忘れずに行う．また排便コントロールが不充分な患者も多く，腹部所見も重要である．下肢の診察は末梢循環障害や心不全，腎機能低下の指標となることも多く，毎回行った方がよい．さらに臥床中心の患者では褥瘡発生のリスクも高いので仙骨部，大転子部，踵部などの皮膚診察も行う．

2) 経験すべき検査

まず検査が必要な状態であるかどうかの判断が重要である．すなわち検査の目的がフォローアップなのか，急性変化時の診断確定のためなのか，検査結果によって治療を行い治癒を目指すのか，患者の症状緩和のために用いるのかなど，しっかり検査後のことも患者や家族と話し合い，その必要性を判断すべきである．在宅で行える検査の種類は，各医療機関によって違いがある．ほとんどの医療機関で行えるのは血液検査，尿検査，喀痰検査，便検査などである．また一部の医療機関が行っている検査としては，血液ガス検査，心電図検査，超音波検査，内視鏡検査，レントゲン検査などがある．心電図や超音波装置はポータブル機器が多く発売されており，近年在宅で行っている医療機関は増えていると思われる．内視鏡については一部の医療機関で熟練した各専門領域の医師によりポータブル光源を使用して行われている．耳鼻科医による嚥下評価のための喉頭ファイバースコープ，胃瘻ボタン交換後の確認のための経胃瘻的上部消化管内視鏡，気管切開患者の血痰や無気肺の際の気管支ファイバースコープなどである．レントゲンについては平成10年の医療法改正により遮蔽された医療機関のレントゲン室だけでなく，在宅でのレントゲン撮影も法律的に可能となった．保健所への届出やプロテクターの着用，家族の被ばくを避けるなどの条件を満たせば検査ができる．近年デジタル化の技術も進み，ポータブル撮影でも充分読影可能な撮影ができるようになっている．

3) 経験すべき手技

在宅でできる医療処置も前述の検査と同様，各医療機関によって行える手技に差がある．多くの医療機関が対応可能と思われる手技としては，末梢からの点滴，胃瘻や経鼻胃管の管理，在宅酸素の管理，褥瘡処置などである．その他一部の医療機関ではあるが対応可能な手技としては気管切開

の管理，人工呼吸器の管理，中心静脈栄養の管理，麻薬などの持続皮下注射の管理及び腹腔穿刺や胸腔穿刺による腹水あるいは胸水の排液などである．また輸血はクロスマッチをどのように行うかという問題や，輸血中はずっと医療者が患者宅で観察をしなければならないという問題などから，在宅では困難な手技と考えられるが，行っている医療機関もごく一部にはある．

（文責：辻　宏明）

② 在宅ターミナルケア

1. 緩和ケア・終末期医療とは

　進行がんなどの完全に治る見込みのない病気の末期患者や，脳卒中などで寝たきりとなり，余命の限られている患者が最後まで人間らしく尊厳をもって生活し，生活の質（quality of lifeの略：QOL）を向上させることを主眼に置いて行う医療行為全体を示す．身体的側面に加えて，精神的側面を重視した総合的な措置がとられる．これが病気の治療を目的とした通常の医療行為と大いに異なるところである．在宅医療では，患者の居宅という医療施設以外の環境で，家族や介護者の協力のもとに医療サービスが提供される．病院とは異なりきちんとした設備はなく，状況に応じて機器の持込が必要であるが，「自宅で医療が受けられる」メリットは大きい．担当医だけでなく，看護師やソーシャルワーカー，介護支援専門員など医療・ケアチーム全体で患者と家族を支える体制作りが重要な鍵となる．

2. 緩和ケア・終末期医療の必要性

　日本における死因の第1位はがんであり，約三割にも及ぶ．これは高齢化の著しい世界一長寿国である日本の特徴でもある．寿命が延び高齢化が進む日本では，がんで亡くなる割合は今後も増加が予想され，がん患者への医療の在り方が社会的問題として注目されている．さらにはがんのみならず，脳卒中や認知症などの患者も増えることから，「延命」や「治す医療」から「寄り添う医療」への転換が必要不可欠である．

3. 在宅で死を迎えることの意味

　日本では多くの患者が病院で死を迎える．しかし，病院は病気を治す場所であり，老衰を含め治癒し難い病気のケアに関しては決して最適ではない．患者の満足やQOLを考えれば，在宅で死を迎えたいと願うのは当然であろう．一方，それには家族の協力が必要不可欠であり，家族にとっては最期まで身内をケアした体験は人間的成長にもつながる．患者の死亡に至るまでに生じるさまざまな問題への対応は困難な作業ではあるが，その負担をできるだけ軽減できるように医療者は努力すべきである．現在では主治医と患者，その家族，そして訪問看護ステーションとが24時間連携を取り合い，在宅で最期を過すことが可能である．在宅ターミナルケアは，がん患者や要介護者が増加しつつある現在では，重要な選択肢となっている．

4. 適応

　対象は老衰を含め，悪性腫瘍などの治癒し難い病気の患者であり，在宅死を望む場合，例え一人暮らしであっても家族，友人，ボランティア，医療者などのケアチームがある場合対象となり得る．

5. 告知

　緩和ケア・終末期医療の現場では，患者や家族に対して「悪い知らせ」を伝えなければならない．再発や転移の有無，進行状況，残された時間などについて正確な情報を伝えることであり，患者および家族に対して早期からのがん告知が終末期の病態受容を良好にすることが指摘されている．意思確認が不充分なまま患者が終末期を迎えてしまうという事態を避けるためにも，なるべく早い段階（例えば，外来治療の段階や症状が落ち着いている段階など）から，患者の望む告知について患者から話を聞いておくことが望ましい．一方，家族の中には患者への告知を避けたがる場合もある．患者への告知の有無やその程度，家族への告知などそれぞれの希望が異なる場合の扱いについては，あらかじめ患者の意思を尊重し確認したうえで対応することが重要である．

6. 緩和ケア・終末期医療の方針の決定手続き

　終末期医療では，できる限り早期から肉体的な苦痛を緩和するための処

置が行われなければならない．一方で，疾患そのものに対する医療行為の継続，中断，再開，内容の変更などについては，患者の意思を確認する必要がある．患者の意思確認ができる場合には，治療方針の決定に際し，充分な話合いによる情報提供と説明を行い，患者が意思決定に参加したことや合意内容について文章にまとめておかなければならない．一方，病状の変化や医学的評価の変更，患者の意思の変化などが生じれば，その都度説明し，患者の意思の再確認を行うことが必要である．患者の意思確認ができない場合や患者の意思が明確でない場合には，家族との関わりが一層重要となる．患者が何を望むか，患者にとって最善の方法は何かを医療・ケアチームの間で話し合う必要がある．

7．在宅における症状のコントロール

ターミナルにおける主な症状として，消化管からの出血や吐血，胃腸管の閉塞による悪心や嘔吐，腹部膨満，尿量減少，呼吸困難，疼痛などがあげられる．急激な病状の悪化や可能性のある合併症，刻々と変わる症状への対応については，あらかじめ家族に充分な情報を提供し，不安の解消に努める．痛みを伴う場合にはフェイススケールを活用するとわかりやすい．24時間対応可能な緊急窓口や，必要なときにはいつでも収容可能な連携病院を決めておく．

8．退院日と在宅での時間

在宅でのケア体制は，自宅療養が決定次第できるだけ早く整え，退院日を早くする．がん患者の場合は1日遅れるだけで退院ができなくなる場合もある．がん患者が自宅に帰り，訪問診療が始まった後どのくらい自宅で過ごせるかを調査した報告では，消化器系がん患者では1〜2ヵ月程度しか過ごせなかった．ほとんどの場合，家に帰った日が一番よい状態であり，残された時間を家族とどのように過ごすかを考えておくことが必要である．患者や家族に，家に帰り何をさせてあげたいのか，何をやりたいのかを聴取し，ケアチームの目標としてそれに向かって取り組むことが必要である．

9．栄養・補液について

患者の状況に応じて，いたずらに高カロリー輸液などを漠然と続けるべ

きではない．末期になると必要とするエネルギーや水分量は低下する．不必要なエネルギー投与はがん細胞そのものの栄養となり得る．過剰な補液は下腿浮腫や気道分泌物の増加による喘鳴，肺水腫，腹水の増加，腸管浮腫による腸閉塞などの原因となり得る．

10. 疼痛コントロール

　がん患者の4人のうち3人に痛みが出てくる．それにより食欲低下，不眠，さらにはQOLの低下につながる．我慢させることなく痛みの有無を聞きだし，鎮痛剤を投与するように心がける．WHO方式に従い，まずはNSAIDsであるアスピリンやアセトアミノフェンを用いる．適切に増量しても充分な効果が得られない場合には，弱オピオイド系鎮痛薬であるリン酸コデインやオキシコドンを追加投与する．さらに効果不充分のときは，強オピオイド系鎮痛薬であるモルヒネやフェンタニルに切り替える．それでも効果があがらなければ神経ブロックなどの適応と考える．突然の痛みに対しては，一日モルヒネ量の1/6を1回分としたレスキューとして，オキシコドンの散薬（オキノーム散）やモルヒネ塩酸塩水加物の水薬（オプソ）を投与する．内服困難例にはジクロフェナック（ボルタレン）坐薬，モルヒネ塩酸塩水和物（アンペック）坐薬を使用する．代表的な副作用として，便秘，嘔気，眠気があげられ，下剤，制吐剤などによる早めの対処が必要である．効果の見通しと予想される副作用に関してはあらかじめ説明しておく．

11. 死についての家族との相談

　死が近づいた場合，家族に対する説明は重要であり，求められる前に説明を切り出すよう心がける．病状の説明などでは素人にもわかりやすい言葉で情報を充分に分かち合うことが大切であり，家族の理解がどの程度なのかを確認しながら進めていく．死亡直前に多くの親族が訪れ，在宅医療の方針が変更することのないよう，遠くの親戚であっても事前に説明しておく．少なくとも主介護者と家族のキーパーソンが同席している状況で同時に説明する．

12. 死の見通しについての説明

患者の状態変化を臨床症状や検査データによって的確に把握し，家族には死が近づいたら臨終の時期について具体的な見通しを伝える必要がある．一方，現実には患者の予後を正確に判断するのは困難であり，在宅医療では常に介護にあたっている家族の話や看護師・ヘルパーなどの判断がしばしば参考となる．チームメンバーが連絡を取り合い，患者や家族の状況を常に共有しておかなければならない．

13. 臨終前の症状の変化についての説明

あらかじめ予想され得る症状や状況，対処方法について小笠原らは表1-6のようなパンフレットを渡し，説明をしておくことも家族の安心につながると述べている．死が近づくと患者の意識レベルは低下し，傾眠となり，次第に動きも少なく寝たきり状態となる．視力や聴力も低下し，言葉も聞き取りづらくなる．食欲は低下，尿量も減少し，全身の浮腫，便や尿失禁もみられるようになる．幻覚や妄想，興奮，昼夜逆転，見当識障害なども伴うことがある．次第に終末期に近づくにつれ呼吸は荒く不規則となり，努力呼吸や肩呼吸，さらには無呼吸も増えてくる．経過中にみられる呻吟は家族にとっては辛いサインであるが，苦しみの現われではなく声帯付近が不安定になっている旨を説明し，不安の解消に努める．最終的には下顎呼吸となる．これらは死が間近に迫ったサインである．

14. 家族へのケア

患者の死が近づき，意識が低下して言語的コミュニケーションが取りにくくなれば，家族のケアが中心となってくる．この時期には家族の負担はさらに増すことから，各々の立場や役割を理解し，家族全体をケアする．

15. 臨終場面への対応と処置

日本では，医師は死の瞬間に立会い，呼吸停止，心停止，瞳孔散大，対光反射の消失を確認して死亡を宣告することが習慣になっているが，一方で，死亡の24時間以内に診察を受けていれば臨終場面に立ち会わなくても死亡診断書の作成は可能である．また，24時間以上を経過していても死因に問題がなければ死体検案書の作成も可能である．夜間などの急変時に慌

1章　地域医療の現場

表1-6　臨終に際してみられる状態と対処法

ご家族の方へ
　臨終に際して患者さんにみられるさまざまな状態と対処方法について
　ここにお示したさまざまな状態は，患者さんの臨終に際してみられる身体の症状や変化です．ご家族の方があらかじめ知り，理解しておくことで慌てなくてすみます．これらの変化は全て方に同じように現れるわけではなく，また，書いてある順序どおりにみられるものではありません．重要なことはいずれの変化も死に至る自然の経過であり，ご本人にとってはそれほど苦痛ではないということです．
　もし，患者さんの症状や状態で何かわからないことや患者さんが不快や苦痛を感じていると思われる時には，遠慮なくご相談ください．

I．死が近づくにつれて生じるさまざまな症状

- 食欲が低下し，飲食の量が減ります．
- 時間や場所についての混乱がみられたり，知っているはずの人がわからなくなり，時には不穏状態となり，奇妙な動きをしたり大声をあげたりします．
- 聴力や視力は低下し，言葉も聞き取れなくなります．
- 疲労と眠り込む傾向が強くなり，寝ていることが多くなります．
- 便や尿の失禁がみられます．
- 口唇は乾燥し，粘稠の分泌物が口の中にたまって呼吸時にゴロゴロという音がします．
- 全身の浮腫が著明となり，手足が冷たく皮膚は蒼白斑状になります．身体の下になった部分は特に腫れが目立ち暗赤色になることもあります．
- 尿量は減少し，時には全く出なくなります．
- 呼吸は変化しやすく不規則になり，時に15秒くらい止まること（無呼吸）もあります．死が近づくにつれて呼吸状態は不安定となり努力呼吸や肩呼吸，無呼吸，さらに下顎呼吸へと変っていきます．
- 脈は弱くて速くなり，血圧は次第に低下していきます．

II．実際に死が訪れたときの兆候

- 呼吸は完全に停止し，胸や顎の動きがなくなります．
- 心臓の動きが止まり，脈拍は触れなくなります．
- 揺り動かしても，大声で呼んでもまったく反応がなく，眼球は固定され動かなくなります．眼瞼は開いていることも閉じていることもあります．
- 尿または便の失禁がみられることもあります．
- 四肢は冷たくなり，末梢の方から徐々に暗紫色に変わっていきます．

III．亡くなられたと判断されたときの対処

- 警察や救急車を呼ぶ必要はありません．
- いろいろな連絡は後でも構いません．まず亡くなられた方と充分なお別れをして下さい．
- 医師または訪問看護師に連絡し，分からない点に関しては指示を受けて下さい．
- 遺体はすぐに硬直したりはしませんから慌てて保持したり縛ったりしなくてもかまいません．
- 医師または訪問看護師が到着し，死亡確認をいたします．ご家族の希望によりご遺体を洗い清めるまでお手伝いいたします．その後の段取りに関しては各々ご家庭のお考え，ご宗旨にお任せします．
- 死亡診断書は翌日までに病院あるいは診療所まで取りにいらしてください．

小笠原一夫「在宅ホスピスケアの実際」を一部改変

てて警察や消防隊に連絡したりすることのないように，心肺停止後の死亡時間の確認やかかりつけ医療機関への連絡方法などについて，家族とはあらかじめ決めておかなければならない．

16. 臨終に際しての配慮
「死に目にあうこと」は非常に重要なことであり，主治医は，しかるべき人々が最期の場に居合わせることができるように配慮し，可能な限り臨終の時期についての判断を家族に伝えなければならない．

17. 臨終時における家族ケア
この時には家族が患者との別れを充分にできるよう，別れを終えるまでは死亡宣告を控える配慮も必要である．

18. 死後の処置を家族が行うこと
在宅医療では死後の処置は医療者だけでするよりも，家族と一緒にする方が望ましい．家族は遺体の清拭や着替えなどの処置を通じて患者の死を受け止め，在宅で最期まで看取ったという満足感を持つことができるようである．

19. 死後の処置における注意
在宅ターミナルケアでは家庭における患者あるいは家族による安楽死の遂行が起こり得るため，常日頃から介護する家族の様子に留意し，介護疲れや死を望む兆候が少しでもあれば，あらかじめ対処する．死亡時刻の操作や事件を思わせる異状に遭遇した際には，必ず警察に一報し，死亡診断書発行の是非を仰ぐべきである．

20. 残された家族の悲嘆，病的悲嘆への対応
家族の悲嘆過程を理解し，家族が患者の死に対して悲しみを表現できるよう支援し，死を受容できるよう対処しなければならない．

研修にあたっての留意事項
①患者がターミナルであることを的確に判断し，診療にあたること．

- 居宅でターミナルケアを行うことのメリットやデメリットを患者や家族に説明できる.
  例：病院，緩和ケア病棟，ホスピスなどとの違いについて
- 患者の予後を数ヵ月，数週，数日，数時間単位である程度推定できる.

② ターミナルに起こりうる症状を理解し，的確に対処すること
- ターミナルに起こり得る症状に対処できる.
- ターミナルに起こり得る症状に介護者が対処できるように指導できる.
- 在宅患者の不安を聴取し，解決策を立案し，実践できる.
- 在宅医療における家族の負担を理解し，軽減策を立案し，実践できる.

③ ターミナルにおける患者や家族の支援手段を理解し，実践すること
- ターミナルケアに利用できる社会資源を列挙し，利用方法を知っている.
- ターミナルの患者や介護者を精神的に支え，QOL（生きることの質）の向上を計ることができる.
- 「家族と共に最期まで自宅で暮らしたい」という人間本来の気持ちを尊重し，実践する能力を身につける.

④ 死亡診断と，死後の処置について理解し，実践すること
- 機器を使わずに死亡の判断ができる.
- 死亡診断書，死体検案書を作成できる.
- 死後の処置を行ったり指示したりすることができる.
- 遺族のケアができる.

（文責：川本龍一）

③ 往診・訪問診療でよく診る疾患

1. 肺炎[1]

寝たきり・嚥下障害・意識障害の人に起こりやすい．発熱・呼吸困難・咳嗽を示さず，全身倦怠感や食欲低下しか示さないケースもあるので注意を要する．在宅の高齢患者の場合，肺炎の初動ミスは致命的になりかねないので，採血結果等での確定診断を待たずに早めに抗菌剤を投与するとき

もある.
　経口剤を飲めない状況なら，1日1回で有効なセフトリアキソンナトリウムの点滴静注が有効である．1日1回の注射薬として，平成23年にクラビット，アジスロマイシンが発売されている．
　肺結核の可能性を常に念頭に置くことも大切である．結核の診断が遅れることがあるので，肺結核除外のために血液検査（クォンティフェロン）も補助手段として用いるとよい．ニューキノロン系抗菌剤には抗結核作用があるものの，単独では治癒に至らない．

2. 気管支喘息

　発作時の入院適応の判断が重要となる．発作の引き金になった要因（気候変化・感染・ストレス・食物・花粉・薬物など），これまでの治療状況，同居家族の対応能力などから判断すべきであるが，原則的に頻呼吸やSpO_2 90％以下なら入院治療が望ましい．
　喘息死を防ぐために，あらかじめ経口ステロイド剤を渡しておき，発作時の対応を本人・家族に指示する方法もある．
　COPDを伴わない喘息重積発作なら，救急搬送時のステロイド使用量や酸素投与量をためらわず，充分な量を投与することが大切である．高齢者の喘息様症状では，COPD急性増悪や心不全（心臓喘息）である可能性もあり，鑑別が必要である．

3. COPD・慢性呼吸不全（在宅酸素療法）

　COPD以外でも種々の疾患による慢性呼吸不全（がん末期など），心不全に対し在宅酸素療法の保険適応がある．適応を決めるにあたり，運動負荷をかけてのSpO_2測定，SpO_2測定器を貸し出しての自己測定，SpO_2モニターでの経時的分析なども行う．COPD患者が急性増悪した場合の搬送時の酸素投与は，鼻カニューラで0.5〜1.0L/分前後（在宅酸素療法中なら同量を増量）から開始し，SpO_2 90〜95％程度を目標に，0.25 L/分ずつ増量して調節することでCO_2ナルコーシスを予防できる．目標に達しそうにない場合は，CO_2が蓄積するとしても，充分な酸素投与を優先すべきである．

4. 心不全

　浮腫・呼吸困難（起坐呼吸）・頻脈などで症状を把握し，心電図・エックス線写真などの診断手段を補助的に用いるが，在宅では血中BNP（またはNTproBNP）測定が便利である．利尿剤の調整では，脱水・電解質異常（特に夏場の利尿剤過剰投与）に注意を要する．喘鳴・痰など心臓喘息症状を感冒と間違えないように患者・家族に教育し，胸部への水圧負荷を避けるため，入浴時は首まで浴槽につからないよう指導する．一度は甲状腺機能低下症を除外する必要もある．

5. 虚血性心疾患

　狭心症か心筋梗塞かの判断をすることが重要である．ニトログリセリン（舌下錠・スプレー）を利用し，症状・心電図の変化を診る．心筋梗塞か不安定狭心症なら入院の適応となる．アスピリン2錠を噛み砕いて内服させ，硝酸剤テープを貼り，酸素投与し，静脈ルートを確保し，救急搬送する．可能なら硝酸剤注射を行う．起こり得る不整脈に対して，リドカイン100 mg，アトロピン2管，エピネフリン数管，AED（自動体外式除細動器）を準備・携行すると役立つ場面がある．可能ならポータブル除細動器や経皮的ペースメーカーがあるとよい．

6. 深部静脈血栓症

　深部静脈血栓症は，エコノミークラス症候群や東日本大震災後の二次災害でマスコミにも注目されたが，もともと長期臥床患者では起こり得る疾患である．寝たきり患者で，疼痛を伴わない片側性の下腿浮腫があったなら，まず疑うべきである．ポータブルエコーで静脈血栓を確認することも可能である．肺血栓塞栓症をきたす可能性も念頭に置き，原則的には専門医に紹介すべきである．

7. 糖尿病

　一人暮らし在宅患者や日中だけ独居になる高齢者の場合，最悪の事態は，医原性低血糖による意識障害で誰にも気づかれずに死に至ることである．若年患者同様の厳密な血糖コントロールは危険な場合もあり，むしろ低血糖をきたさないことの方が肝要である．経口剤では，DPP-4阻害薬は低血

糖をきたしにくいので有用である．

　長年インスリン自己注射を打っていた一人暮らしの方が，視力障害や認知症のため，次第に自己注射が困難になることも少なくない．自己注射の手順を書いたマニュアルを患者宅に置き，連日ホームヘルパーに手順を確認してもらいながら自己注射を継続できる一人暮らし患者もいる．さまざまな社会資源を活用すべきである．

　血糖値が600 mg/dl以上の高血糖でも，さまざまな理由で入院できないことがある．このような場合は，本人または家族に自己血糖測定値をその後報告してもらうことを前提として，速効性インスリンの静注または点滴静注で対処する．血糖値が安定したら皮下注射に移行する．

　なお，食欲低下にも拘わらず，あるいは誘因もなく糖尿病コントロールが不良となるケースでは，膵臓癌を除外する必要がある．

8. 脳血管障害

　急な意識障害・片麻痺・構音障害などで発症するが，全てのケースで救急搬送を考える．救急搬送する際の血圧コントロールだが，出血か梗塞か判断できない往診先では，収縮期血圧200 mmHg以下なら降圧治療は避ける．くも膜下出血を強く疑う場合のみ，収縮期血圧140 mmHg以下を目標にニフェジピン，ニカルジピンなどで降圧治療を行う．

　tPA（アルテプラーゼ）静脈注射による血栓溶解療法は，脳梗塞発症後3時間以内なら適応があるので，CT等の検査時間を考慮すると一刻も早い病院搬送が望ましい．患者宅から往診依頼があった時点で消防署に連絡をして，同時に患者宅に向かうこともある．往診先からtPA適応の可能性を後方病院に伝えておくとよい．

　TIAの場合，約10％は90日以内に，5％は2日以内に脳梗塞に至る可能性がある．このことを患者・家族に説明して，以後の方針を相談しなければならない．

9. パーキンソン病（症候群）

　長年，訪問診療で診ていると，ゆっくりと進行する歩行障害を腰椎や膝の変形のためと考えてしまい，パーキンソン病（症候群）をかえって見逃すことがある．専門医と連携して在宅での生活面をコーディネートできる

1章　地域医療の現場

とよいが，困難なケースでは診断的治療として抗パーキンソン剤を投与するのも一つの方法である．

また，薬剤性パーキンソン症候群の除外をすることが重要である．

10. 慢性硬膜下血腫

　軽度の脳卒中類似症状（認知症・動作緩慢・軽度不全麻痺・歩行障害・構音障害・嚥下障害・頭痛・吐気）を認める患者で，慢性硬膜下血腫のことが少なくない．慢性硬膜下血腫は，気づかない程度の鈍的頭部外傷で起こり得る疾患である．CT・MRIで容易に判断でき，局所麻酔下で手術可能で，しかも完全に元に戻る可能性が高い．それだけに見逃しは許されない．"なんとなく徐々に進行する"脳卒中類似症状があれば，しかるべき医療機関での精査を行うべきである．また，頭部の鈍的外傷を受けた高齢者（特にアルコール常習者）と家族には必ず慢性硬膜下血腫が起こりうることを説明し，カルテにその旨を記載しなければならない．

11. 認知症・BPSD

　認知症では健忘だけでなく，進行すると徘徊・幻覚・被害妄想・異食行動・不潔行為などの「問題行動」あるいは「周辺症状」(Behavioral and Psychological Systems of Dementia：BPSD) が出現．家族は困惑する．「事実は忘れ，感情は残る」「遠くから来た親戚からは案外正常に見える」といった認知症の特性や，「一生懸命介護している人が物盗られ妄想の対象になることもある」など，起こりうる問題を介護者に話しておく．

　介護保険制度を有効活用するため，地域包括支援センター，在宅介護支援センターやケアマネジャー，市区町村役場介護保険担当課などへのコーディネートをする．最近は，認知症専門外来も増えてきているので，早めに紹介しておき，連携しながら在宅フォローする方法もある．紹介の際，保険点数上の加算もある．

　平成23年，ドネペジル塩酸塩以外のアルツハイマー型認知症治療薬であるメマンチン塩酸塩，ガランタミン臭化水素酸塩，リバスチグミンが発売された．各々効果に特徴があり，症状にあわせた使い分けが必要である．漢方薬（抑肝散等）も試す価値がある．当然のことながら，あらかじめ慢性硬膜下血腫や甲状腺機能低下症を除外しておく必要がある．

12. 大腿骨頸部骨折

「普段は歩行できた高齢者（特に女性）が，転倒した後から下肢の付け根を痛がり歩けなくなった」，イコール「大腿骨頸部骨折」と考えてまず間違いない．電話だけで診断できる数少ない疾患であり，このエピソードだけで救急搬送してよい．

実際の診察においては，脚長の短縮，股関節の外旋，スカルパ三角の腫脹と圧痛，大転子部の叩打痛，及び股関節可動域（屈曲，外転，外内旋）の痛みによる制限がポイントである．大腿骨頸部骨折では，出血性ショックに陥いるケースもあるので，ショックに対する治療も念頭に置くべきである．

13. 変形性膝関節症

整形外科的には手術適応になる変形をきたしていても，全身麻酔手術を受ける際のリスク（心疾患，肺疾患等）や経済的な問題，患者本人の信念などで手術を受けない患者も少なくない．大腿四頭筋体操を指導し，消炎鎮痛剤（経口薬，坐薬，外用薬）を使用し，膝関節注射（ヒアルロン酸製剤）を行う．膝関節用の装具（CBブレース等）が有効なことも多く経験する．

14. 膝関節偽痛風（結晶誘発性関節炎）

「何もしていないのに急に膝が腫れ，熱が出て，とっても痛い」，イコール「偽痛風」と考えてほぼ間違いない．膝関節穿刺をすると，混濁した黄白色の関節液が引け，一見，化膿性にみえる．化膿性膝関節炎の可能性も否定はできないが，膝関節注射後の感染（医原性）以外の化膿性膝関節炎の確率は低い．

可能なら一度エックス線写真で膝関節腔内の石灰化を確認してから，または顕微鏡でピロリン酸カルシウム結晶を確認してからステロイド関節注射を行うほうが望ましい．念のため，関節液培養も行う．

ステロイド関節注射がためらわれる場合には，膝関節穿刺で関節液を充分に吸引してから，消炎鎮痛剤の坐薬を使用するだけでもかなり症状は緩和する．

15. 胸腰椎圧迫骨折・肋骨骨折・恥骨骨折・坐骨骨折

　診断のために一度はエックス線写真を撮るが，その後も在宅でフォローできる外傷に上記疾患がある．家族の介護力・介護体制にもよるが，合併症（神経症状・血気胸・呼吸困難・尿路損傷など）がなく，簡易コルセット・バストバンド・消炎鎮痛剤などで疼痛管理ができれば在宅治療が可能である．ベースに骨粗鬆症がある場合，その治療も必要で，同時に過度の安静による廃用症候群に注意を要する．

　骨折に伴う出血や，消炎鎮痛剤投与や疼痛そのものによる食欲低下に対して，脱水にならないように補液を行うことも考慮する．

16. 腰痛・坐骨神経痛（変形性腰椎症・椎間板ヘルニア・腰部脊柱管狭窄症）

　受傷機転で骨折の疑いがなく，急性で単回エピソードの腰痛・坐骨神経痛は，少なくとも初回ならエックス線撮影は不要である．しかし，繰り返す場合や長引く場合（1ヵ月以上）は，悪性疾患の転移なども考えて，一度はエックス線撮影を施行すること．消炎鎮痛剤（経口剤・坐剤）で効果の少ない腰痛の場合，圧痛点があればトリガーポイント注射が有効である．坐骨神経痛では，仙骨硬膜外ブロックが効くことが多く，在宅でも充分に可能である．

17. 急性腹症（主に便秘，腸閉塞）

　急性腹症は基本的に在宅で診ることは困難であり，在宅診療に固執しないことが大切である．

　腸閉塞を疑わせるケースには，鼠径部の観察と直腸診の2つを必ず行う．鼠径部の確認は鼠径ヘルニア・大腿ヘルニア嵌頓の診断に必要不可欠で，鼠径ヘルニア嵌頓は自信があれば在宅で整復を試みてもよい．

　直腸診は便秘による腸閉塞の診断に有用であり，指が届く範囲の直腸癌も診断できる．肛門から直腸にかけてワインのコルク栓がはまり込んだような便秘は，患者に耐え難い苦痛を与える．直腸診で容易に診断でき，摘便で速やかに軽快するので，直腸診を怠ってはならない．

　腹部手術既往歴のない高齢者腸閉塞患者で，体表にヘルニア嵌頓がなく便秘でもない場合，悪性疾患（大腸がんなど）を考えるべきだが，閉鎖孔

ヘルニアも念頭に入れて対応する．Howship-Romberg徴候（大腿を伸展・外転・外旋させると大腿内側の痛みが増強）に注意するとよい．

　腸閉塞に限らず，急性腹症に関しては，ポータブルエコーが有用である．虫垂炎，腹水貯留，胆石発作や閉塞性黄疸などの肝胆道系疾患，尿管結石（水腎症），尿閉，前立腺肥大症，卵巣腫瘍（茎捻転），閉鎖孔ヘルニアなどの診断が可能である．

18. 尿閉・溢流性尿失禁

　尿閉患者を診たならば，飲酒や市販薬（感冒薬等）を含む薬剤の抗コリン作用が尿閉の引き金になっていないかチェックが必要である．

　導尿のコツは，①陰茎をスーッと伸ばすように持つ，②キシロカインゼリーをたっぷりとつける．またはキシロカインゼリー5〜10 mlを針をつけていない注射器で尿道に注入する，③困難なケースでは，助手が直腸から前立腺を指で押し上げる，④それでもダメなら，腰（ある程度の固さ）のあるバルーンカテーテルを16Fr→18Fr→20Frの順に挿入をトライする，⑤それでもダメならチーマンカテーテルを使用する．

　溢流性尿失禁も頭に入れておかなければならない．この現象は慢性不完全尿閉時に残尿が増加することで膀胱内圧が上昇して尿道抵抗を越えると現れる．つまり尿閉なのに排尿している状態であり，奇異性尿失禁ともいわれる．下腹部が膨満するが，排尿があるからといって腹水や巨大下腹部腫瘍と間違えないように注意しなければならない．

19. 高齢女性の帯下（子宮留膿腫と老人性腟炎）

　膿性で悪臭を伴う帯下の場合，腹部エコーによる骨盤内臓器の検索を行う．子宮腔内に多量の壊死物質を示唆する不均一な比較的高エコーの像を認めたなら，子宮留膿腫を考慮する．子宮留膿腫はいったん破裂すると致命的であるため，必ず婦人科に紹介する．

　液体貯留がないか，子宮が見えない場合は，老人性腟炎として，1週間ほどエストリオールの局所療法や全身投与を行っても差し支えない．

20. めまい

　めまいが中枢性か末梢性かを判断することが最も重要である．

1章　地域医療の現場

末梢性めまいと確実に判断でき，しかも嘔吐を伴う激しい回転性めまいの場合，静脈ルートを確保した上で，まず眠らせる（例：ジアゼパム5mg静注）と著効することが多い．

嘔吐を伴うめまいの場合，小脳出血との鑑別が必要である．①めまいの既往歴，②頭痛の有無，③血圧上昇の有無，④眼振の性状などが参考になる．繰り返す嘔吐によって吐物がコーヒー様残渣となってから診察すると，すべての症状が消化管出血によると誤認することもあるので注意を要する．

21. 疥癬

疥癬に関しては慎重に対応すべきである．視診だけでは，湿疹や引っ掻いた後の皮膚掻痒症との鑑別は必ずしも容易でない．疥癬トンネルらしき部分を採取し，KOH染色で検鏡して何も見えなくても否定はできない．在宅生活とデイサービスのみならば，疥癬に感染する可能性は低いが，ショートステイ利用者や老健施設等から在宅に移行した患者の場合は，注意しなければならない．

疑ったら，早めにデイサービスを一時中断させる．確定診断を得たらイベルメクチン内服を，疑いでも「オイラックス軟膏140g＋安息香酸ベンジルローション60ml（混合）」を首から下に満遍なく塗るようにする．かゆみに対しては，抗ヒスタミン薬（湿疹も考えるなら抗アレルギー薬も併用）を用いる．湿疹だとしても，オイラックスや抗ヒスタミン薬などの治療効果が期待できる．

激しい症状のノルウェー疥癬でなければ，個室管理，予防衣の着用，衣類やシーツの加熱処理等の厳密な管理は，必ずしも必要でない．

22. 褥瘡[2,3]

在宅での褥瘡対策には，医師・看護師だけでなく，ケアマネジャー・ホームヘルパー・デイサービス職員・（管理）栄養士など多職種の連携が必要である．

まずは，介護保険申請を促し，市区町村役場の介護保険担当者やケアマネジャーに連絡を入れる．各種訪問系サービスの利用や福祉用具の貸与が介護保険制度で行われる．体位交換の頻度の確保，栄養状態の改善，体圧分散マットレスやエアマット導入など，褥瘡を悪化させない工夫をする．

褥瘡の段階により，治療方法はドレッシング材からデブリードマン・形成外科的手術までさまざまである．ラップ療法，開放性湿潤療法も経験のある医師の管理下では行ってよい治療法である．

23. 胃瘻（経管栄養カテーテル交換）

内視鏡的胃瘻造設が可能になった一方，最近は安易な胃瘻適応に対する批判もある．急性期病院で適応を判断する場面に在宅医療機関が参加できないことも多い．

日本老年医学会は，平成24年1月，胃瘻等の経管栄養や気管切開，人工呼吸器装着等の治療が患者本人の尊厳を損なったり，苦痛を増大させる可能性があるときには，治療の差し控えや治療からの撤退も選択肢として考慮する必要があると立場表明している．

在宅医療機関での胃瘻に関する仕事に，経管栄養カテーテル交換がある．在宅で交換可能な場合もあるが，保険点数上，交換後の確認を画像診断または内視鏡等を用いて行った場合に限り，診療報酬の算定ができることに注意する．

研修にあたっての留意事項

① 暮らしの中に医療があることを感じ取りながら診療する．
② 患者宅を訪問する多職種（訪問看護師・保健師・調剤薬局薬剤師・理学療法士・作業療法士・言語聴覚士・ケアマネジャー・ホームヘルパー・民生委員など）との連携の重要性を理解する．
③ 見逃してはならない疾患を頭に入れておく．
④ 在宅での診断と治療の限界を常に考える．
⑤ 診断の限界と治療の限界は別である．
⑥ たとえ「診断」に至らなくても，緊急搬送を要するのか，在宅治療できるのか，経過観察でいいのかなど，どうすべきかを「判断」することが大切である．
⑦ 普段と比べて何がどう「違う」かが，現場で「判断」する上で重要である．
⑧ 疾患の重症度とともに，患者・家族の「家」に対する思い，地理的状況，診療所・後方病院までの距離，医師自身の都合など，「判断」する

際に考慮すべき要素は多い．

（文責：中村伸一）

参考文献
1) 日本結核病学会HP 委員会報告 予防委員会：http://www.kekkaku.gr.jp/hp/commit/commit7.html
2) 新しい創傷治療：http://www.wound-treatment.jp/
3) 褥創のラップ療法：http://www.geocities.jp/pressure_ulcer/

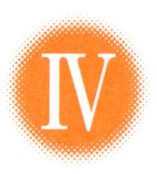

IV へき地・離島

「へき地」には，厚生労働省のへき地保健医療対策にいう定義（図1-7）がある．都市，地方都市からの距離，あるいは時間的距離だけをいっているわけではなく，医療環境へのアクセス，あるいは医療環境そのものが問題にされている．以前は山間地がへき地であったものが，中山間に広がり，農林水産業の市町村は，すべからくへき地としての問題を抱えている．島根県，高知県，大分県，鹿児島県は全域が労働者派遣法第4条の適応範囲除外地域に指定されており，派遣労働者の対象外である医師を，特定労働

> へき地：医療の確保が困難であって，「無医地区」及び「無医地区に準じる地区」
>
> 過疎地：交通条件及び自然的，経済的，社会的条件に恵まれない山間地，離島その他の地域

図1-7 へき地の定義
地域振興立法5法が過疎地域，振興山間地域，特定農山村地域，半島地域，離島地域を対象にして，地域自立を促進している．厚生労働省の「無医村」の定義は，「医療機関のない地域で，当該地域の中心的な場所を起点として，おおむね半径4kmの区域内に人口50人以上が居住している地域であって，かつ，容易に医療機関を利用することができない地区」となっている．

者派遣業として地域の医療機関に派遣することも可能である（公的病院から民間病院への医師派遣等）．

一方，「離島」の定義はさまざまである．日本は，6,852の島嶼によって構成されている．島嶼の島は大きな「しま」を，嶼は比較的小さな「しま」を意味する文字である．「しま」とは「自然に形成された陸地で，周囲を水に囲まれていて，高潮時に水没しない」＜海洋法に関する国際連合条約（国連海洋法条約）第121条＞とされることが多い．北海道，本州，四国，九州，沖縄本島の5つの島は「本土5島」と呼ばれており，これ以外の島嶼は離島ということになる．すると日本には6,852－5で6,847の離島があることになる（数字は財団法人日本離島センターしましまネットによる）．

しかしながら海上保安庁は，本土5島と離れている，あるいは橋や防波堤など細い構造物だけでつながっている場合は離島で，その構造物が広くなって一体化すれば離島ではなくなると捉えている．生活道路ができて，自由に人や物が往来するようになれば離島ではなくなるということである．天草上島・下島は離島ではなく，対馬は離島ということになる．現実には本土5島以外で，「離島全体が一つの二次医療圏を形成し，その中に中核的な総合病院が存在し，さらには医師不足が切実でない恵まれた地域医療環境にある島」はなく，厚生労働省の医療環境を含めた「へき地」の定義を準用すれば，住民登録のある島314は，現状ではすべてが医療の問題を抱えた離島であると捉えてよいと考えられる．

このような，へき地・離島で行われる医療がへき地医療，離島医療であって，そこではへき地診療所が大きな役割を果たしている．ちなみに数字上は，無医地区数は減少傾向にあり，へき地診療所の数は下げ止まっているとされるが，激しい人口減から，無医地区の定義の「おおむね半径4kmの区域内に50人以上が居住している」を満たせなくなった地区がカウントされなくなっている結果というのが実情である．

① へき地・離島における医療の特徴

概　要

全国一律の診療報酬体系で均一な医療が行われることは，一見平等であ

るようにみえる．しかしながら，仮に同じ技量，同じコミュニケーション能力を持つ医師が診療所を開設した場合に得られる収入は，ほとんど人口密度×面積に比例するといってよい．あるいは過疎地でアクセスが悪い場合には，それに比例した診療報酬さえ得られないことも考えられる．へき地，無医村の生まれる素地はここにある．主に昭和20年代初めに市町村が国民健康保険を行う事業の一つとして設置した「国保直診（国民健康保険診療施設）」や農協厚生連（厚生農業協同組合連合会，現JA厚生連）の医療活動が生まれた背景も，地理的な不平等による医療格差を補うという意味では同一であり，農山漁村で情熱的な医療，保健活動が行われた．今日はなお一層，政策誘導なしにはへき地・離島の医療が存在し得ない．

　厚生労働省は昭和31年からへき地保健医療計画の策定で，へき地保健医療対策を誘導している．5ヵ年ごとのへき地保健医療計画は，第9次までは「国が都道府県にへき地保健医療対策を示すもの」として策定されてきたが，平成18年度に始まる第10次からは，国が示す策定指針に基づいて都道府県ごとにへき地保健医療計画を策定することになった．現在は第11次（平成23年度〜27年度）へき地保健医療計画が，やはり都道府県ごとに進行している．その中では，表1-7のような役割がへき地医療を担う主体に求められている．

表1-7　へき地医療の登場人物（主体を担うもの）に求められるもの

都道府県	へき地保健医療を担う人たちのコーディネートと，へき地保健医療対策の策定・実行
へき地医療関係者	総合診療能力を有し，プライマリ・ケアを実践できる医師の育成
へき地を有する市町村	医療スタッフの生活環境，勤務環境の整備
住民	へき地医療の重要性を理解し，医療を支えるネットワークづくり

　第10次からは「へき地保健医療対策に関する協議会」を各都道府県が設置することになったが，へき地を有しながら第10次へき地保健医療計画を策定しない都県があるなど，都道府県ごとの温度差があるのが実情である．当然のことながら，地域枠選抜医師の地域医療・へき地医療への動機づけ，地域で働く医師のキャリアパス形成支援，情報通信技術（ICT）を用いた診療支援なども，すべての都道府県のへき地保健医療計画の中で策定され，実践されるべき内容である．

1. へき地・離島における医療の特徴

　昭和47年4月開学，昭和53年3月に第1期生105名を送りだして以来，山間へき地の医療を担い続けている自治医科大学の存在は，まさに国策の具現化されたものである．この大学は全国47都道府県が共同で出資し，大学の基本的な運営については，教授会と連携を図りながら，教職員で構成する企画委員会並びに理事会，評議員会で基本方針を決定する仕組みになっている．地域医療に関心を持つ高校生を，毎年1県2名程度採用し，医師教育を行ってきた．平成24年には開学40周年を迎えたが，へき地・離島の医療の質と医師数がどのように担保されてきたかは自治医科大学卒業生抜きには語ることはできない．高知県を例にとっても，愛媛県，徳島県との県境に近い国保直診ならびに市町村立の病院・へき地診療所は，一部旧高知医科大学，愛媛大学医学部卒業生，あるいは「移住」組の医師の力を借りながら，おもに自治医科大学卒業生（義務年限明けの医師を含む）の情熱で「わずかな医師不足」で運営されている．そして県央に近い地域中核病院は医師不足の波をもろに被っているのが現実である．また，医療法に基づく医療対策協議会（高知県医療審議会医療従事者確保推進部会）における合意形成により，へき地の医療機関から二次医療圏の拠点病院への診療支援を行うという状況もみられている．

　へき地・離島医療の初期臨床研修は，身分保障の契約を行って，研修医をへき地・離島にある病院に派遣すれば事足りるわけではない．診療を行う能力と，指導する能力（情熱）とは別物であるからである．医師を志した人はすべからく，自分に潜在する能力をできるだけ引き出すこと，他の人と好ましい人間関係を作ること，そして他の人（地域住民や後輩医師）の人生に意味のある貢献をすることを人生の目的とし，実践できるはずである．後輩を育てることに気づきを持っている指導医と，研修医を受け入れる住民がいるプログラムが，研修医の満足度が高いへき地・離島における地域包括ケア研修を提供できる．

　もう一度高知県を例にとれば，自治医科大学卒業生を大切にする県と市町村があり，自ら学び，後輩を育てようとする卒業生がたくさん残り，高知大学医学部の教育にも深く関与してきた．平成16年の卒後臨床研修必修化に際しては，「高知県内の研修病院にマッチする研修医にはすべて，本当の地域医療（当時は地域保健・医療）を学んでもらおう」という取り組みを，自治医科大学卒業の医師のみなさんに受け容れてもらい，当初は高知

1章　地域医療の現場

大学と高知県へき地医療支援機構が，現在は高知医療再生機構が研修医の派遣先や順番を調整するようになった．平成21年度からは首都圏の複数の大学の研修プログラムにマッチした初期臨床研修医が，2年目の地域保健・医療研修をこの高知県地域医療臨床研修システムで受けるようになった．平成24年度には6大学31人（聖マリアンナ医科大学，昭和大学，東京大学，横浜市立大学，東邦大学，杏林大学）の首都圏の研修医が来高するようになったことは，この中山間や離島で繰り広げられる，指導医の熱のこもった，満足度の高い「ほんもの」の地域医療研修への評価であろう．すべての初期臨床研修医に，各都道府県でこのような体制が組まれるべきであると考える．

このようなへき地・離島医療の初期臨床研修の特徴は，医師が念頭に置いて患者さんをケアすべき福祉・保健・介護が，ハード，ソフトともに医療と一体になっていることに尽きる．役所（役場），福祉事務所，福祉センター，地域包括支援センター，訪問看護ステーション，在宅介護支援センター，地域リハビリ広域支援センター，介護老人福祉施設などの建物が，多くの場合，一ヵ所，あるいは数ヵ所に集まっており，人と人との距離が近く，日常的に多職種によるケア会議を開催できる条件が整っている．

へき地・離島医療における外来・入院業務，在宅医療，病診連携，予防接種などの保健活動，学校医や産業医としての活動は，第1節の他項と何ら変わるものではない．ただ，へき地・離島の医療施設の機能はさらに地域完結型の印象が強くなるし，高次救急を担う二次，三次救急病院へのアクセス，時間的距離は，患者さんの安全，安心のためには大きな障害となる．この問題を解決しているのが医師の一歩早い決断力であるし，ドクターヘリ，ドクターカーなどの医師の現場派遣・患者搬送手段である．ドクターヘリは，国及び都道府県が基地病院に運航費用を補助し，救急隊及びへき地・離島の医療施設からの要請によって，基地病院である三次救急医療施設（救命救急センター）からへき地・離島のヘリポートに飛来する．特に船舶輸送に頼るしかない離島では，夜間・荒天時を除いてこの上ない力強い味方である．ドクターカーの多くは三次救急病院が所有しており，へき地の救急車を途中まで迎えに来て，患者搬送を引き継ぐことが多い．ドクターヘリもドクターカーも，救命救急センター等の医師が同乗しており，救急隊員の援助を得ながら救急現場，車内で医療行為を行うことがで

きるメリットがある．

　長時間の搬送を余儀なくされることについては，搬送される患者さんの不利益以外にも問題がある．地域の救急車で患者さんを高次救急病院へ搬送する場合，往復の時間，地域には1台の救急車もいないという事態が生じ得る．さらに，容態が重症で医師が救急車に同乗すれば，一人診療所では「無医地区」の時間帯ができる．その時間帯に発症する新規救急患者にとって，このことが生死に直結するケースがあり得るのである．ドクターヘリやドクターカーはこのようなリスクを解消する手段でもある．ドクターヘリには（多くは包括的な年間契約ではあるが）燃料費，人件費などの高額な運用コストが必要である．地域で診られるか，救急車搬送か，ドクターヘリの要請か，費用と安全を秤にかけた迅速な判断が，多少オーバートリアージ気味に振れる可能性を含めて真剣に行われており，また診療の質は定期的に検証されている．機会があれば検証の場にも出席させてもらうことがよい経験になる．

　へき地医療拠点病院や大学病院と結ばれて，不安な診断について専門医から意見を求めることができる静止画像（CTやMRI）のネットワークも地方では大きな武器になる．ここでも，診断ネットワークが必要なへき地に行けば行くだけ，IT環境が悪くなる（光ケーブルが届いていない，電波不感地域がある）という問題と，その通信費用や敷設費用で自治体と医師との間で確執が起きる点が課題ではある．しかしながら，地域住民の生命を預かるためにはどうするのか，赴任する医師のモチベーションや不安はどのように解消できるかと考えれば，おのずから答えは見えている．また，事故現場や救急車内の様子を三次救急病院と結ぶ救急動画伝送などの試みも行われている[1]．

　高知県と高知大学医学部，高知県医師会，高知県国民保険連合会が社員となっている一般社団法人高知医療再生機構は，このような地域医療研修のコーディネートを行うとともに，臨床研修の充実，県内で働く医師のキャリア形成支援，医師の招聘・斡旋などの事業の運営主体となっている．とくに勤務医にとっての労働環境が厳しい中で，明日の医療を担う若い世代をどのような理念で育てていくかについては，自治体を巻き込んだ継続的な活動と，その活動母体が必要であると考えられる[2]．

1章　地域医療の現場

> 研修目標

　平成16年，卒後臨床研修必修化に際して，高知県地域医療臨床研修システムで立てられた研修目標は次のようなものである．
　GIO：地域医療を必要とする患者とその家族に対して全人的に対応するために，地域保健医療の現場の役割について理解し，実践する能力を身につける．
　SBO 1：病診連携の内容と意義を説明できる
　　　 2：医療保険制度と介護保険制度の違いを説明できる
　　　 3：診療所でのcommon diseasesに対する診療ができる
　　　 4：訪問診療を実践できる
　　　 5：保健所の役割について説明できる
　　　 6：予防接種の種類を説明できる
　　　 7：予防接種を実施できる
　　　 8：各種検診（母子・老人）業務を実施できる
　　　 9：感染症における保健所の業務を説明できる
　　　10：介護保健施設の役割を説明できる
　　　11：地域医療に関わる医療スタッフ（保健師・介護福祉士・訪問看護師・ケアマネジャー・ケースワーカー）の役割を説明できる
　　　12：ケア・プランの作成に参画できる
　　　13：老人保健施設で入所者の心情に配慮して介護に参加できる
　　　14：地域医療に関わる医療スタッフと円滑にコミュニケートできる
　しかしながら，8年間の経験から次のようなSBOを考えるようになった．
　中山間・漁村や離島では，高齢者が寄り添うように家族の絆，地域の絆を守っている．重いものを持ち上げる能力などないようにみえる老婦人が，バリアフリーの行き届かない自宅で，ご主人の介護に精いっぱい努力している．家の前の狭い道は舗装もされていないし，運転免許証は高齢を理由に返還して，タクシーや知人の車だけが頼りである．リハビリのために庭に降りようとしても，庭も凸凹，逆に転倒の危険もある．そしてマムシや山かがし，スズメバチがいる．北日本であれば，雪に閉ざされる季節のアクセスはもっと悪くなる．
　それでもそこが自分たちの楽園であるから，絆が生きている．
　SBO 15：患者宅へのアクセス（往診，訪問診療）の特徴を説明できる

16：患者宅から病院へのアクセス（受診）の特徴を説明できる
17：へき地・離島における人口構成・家庭環境を説明できる
18：家族・地域の結びつきを都会と比較して説明できる
19：診療に際して，患者がどのような日常を送っているかイメージできる

このような視点も忘れず学び，日本各地に楽園，そしてへき地医療，へき地診療所というパワースポットをどのように残していくべきかを考えてほしい．

研修にあたっての留意事項

初期臨床研修で学ぶへき地・離島の診療所の医療スタッフや地域住民には，医学生と接している方々も多い．医学生たちの真摯な態度は，周りの人たちの印象に残っている．そこに赴任するあなたは医師免許を持った，卒業後2年目の一人前の医師である．医療スタッフにも，（患者さんを含む）地域住民にも，「なるほど，一人前のお医者さん」と認められる態度で接することを心がけてほしい．学生の「実習」ではなく，「OJT（on-the-job training）」であることを忘れないでほしい．指導医や医療スタッフも，2年目の一人前の医師として尊重し，学んでほしいと願っている．あなたたちの対応一つで，あなたの学べるものは幾倍にもなるし，また指導医の学ぶことも多くなる．同時期に医学生が実習に来ている場合には，彼らを指導することからもあなた自身の学びや気づきを得てほしい．

大きな病院の診察室で患者さんと接する以上に，声の大きさや言葉に注意を払ってほしい．土地の方言と別の方言，あるいは土地の言葉と標準語，いずれにしても，違った言語体系で話す内容は，相手には伝わりにくい．また，相手の多くは，程度の差こそあれ難聴のある高齢者であるからなおさらである．専門用語をどれだけ日常的な単語にかみ砕けるかが重要で，かみ砕いた経験は基幹型病院に戻った時，さらには生涯あなたの宝物になるはずである．それでも理解してもらえない場合，またあなたたちが患者さんの言葉を聞き取れないときには，遠慮なく傍らの医療スタッフに手助けを求め，相互理解に努めることが大切である．「まあいいか」が，次に続く研修医と患者さんの関係に大きな影響を及ぼすことも考えられる．他職種の方々は，あなたを喜んで手伝ってくれるはずである．

(文責：倉本　秋，川内敦文)

参考文献 >>>
1) 高知医療再生機構：救急隊員と医師が現場情報を共有．テレコミュニケーション 337：66，2012
2) 家保英隆：高知県—医療再生機構の取り組み．病院70巻，7号：516，2011

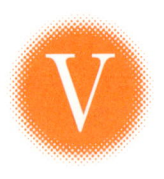

V 他機関・職種との連携，情報共有

① 診療所の関連機関

概　要

　医療機関は住民の方々にとっては非日常空間である．家族・地域の中で生活しているということが住民の方々にとっては日常であり，医療機関という枠にとらわれると病気を通して目の前の人を捉えがちとなってしまう．どのような場や状態であってもその人が生活しているということを忘れてならない．こうした視点から考えると医師あるいは医療機関の役割は限定的なものに過ぎない．多職種，多施設連携のもとで目の前の方，家族，地域を支援することが非常に重要であり，このことを常に意識しながら日常診療を行っていくべきである．

　診療所の関連機関あるいは診療所に関わる職種は，保健医療福祉分野において多岐にわたる．それぞれがそれぞれの法的根拠に基づいて設置されており，その役割もさまざまであり，地域で生活する人・家族を支えるという点では，相互の利点を伸ばし，欠点を補うようにしてサービス提供することが望まれる．また，こうした関連医療機関間，多職種間における情報共有は望ましい連携をするために重要なツールである．書面による情報共有だけでなく，カンファレンスや各種委員会などさまざまな形での情報

1. 診療所の関連機関

共有機会があり，相互に必要な情報がわかりやすい形で共有されなければならない．

研修目標(SBOs)

①自身の研修先における関連機関を列挙することができる．
②列挙した関連機関の役割を説明できる．
③自身が診療した患者について，保健医療福祉を意識したプレゼンテーションができる．
④診療情報提供書，介護保険主治医意見書など，情報共有に必要な書類を指導のもとで記載できる．
⑤関連機関の連携協働のもとでケアを行うことが，目の前の方あるいはその家族，地域にとって重要であることを説明できる．

解説

診療所が地域医療を展開するに際しては，医療機関だけではなくさまざまな施設との連携協力が不可欠である．診療所の関連機関としては以下のようなものがあげられる．

1. 家族

関連機関というより，診療所医療を展開する上において重要なパートナーとして，家族がある．目の前の方の保健医療福祉を支援提供するに際して，健康行動をとるにも在宅療養するにも，患者本人の理解や努力だけではなく周囲の理解と支援が必要であり，その最小単位として家族が存在している．核家族化が進み，特にへき地においては独居世帯，あるいは高齢者世帯が多くなり，家族間の交流が疎遠になると，日常の生活状況は家族よりも保健医療福祉スタッフのほうがよく知っているなどといった状況も起こりかねない．遠方であっても，家族と定期的に情報共有しておくことが望まれる．

2. 病院

診療所でも19床以下のベッドを持つ有床診療所があって入院を受け入れているが，一般的には無床診療所が多く，外来診療患者や在宅診療患者に

おいて入院医療が必要となった時，あるいは診療所機能以上の検査などが必要となった時，病院にその医療を依頼する．逆に，入院による検査治療が必要なくなった患者を診療所側が受け入れている．地域医療においてはその相互の役割を，医療従事者のみならず住民や行政も含めて理解し，その上で，病院・診療所の連携が成り立っていることが重要である．一般的に診療所は，かかりつけ医機能を中心とした外来診療がその主たる役割である一方，病院は入院診療がその主たる役割である．医療資源が限られている中ではお互いの役割を理解し，相互補完的に地域医療を支えなければならない．

へき地医療に関してはその提供体制の一つとして，へき地医療拠点病院がある．これは，無医地区，準無医地区を対象として，へき地医療支援機構の指導・調整の下に，巡回診療，へき地診療所等への医師派遣，へき地診療所の医師の休暇等に際しての代診医師の派遣，へき地医療対策の各種支援事業を実施する病院とされており，へき地医療を支える医療機関としてその役割は大きい．

3. 保健所

保健所の設置は地域保健法第5条で定められており，その事業は同法第6条，第7条及び第8条に定められている．その事業内容は多岐にわたるが，住民生活に密着した対人保健サービスは，下に述べる市町村保健センターが担っており，保健所にはさまざまな事業に対するコーディネーター役が期待されている．

4. 市町村保健センター

保健所よりも，より住民に身近な保健サービスとして，地域保健法第18条で設置された市町村保健センターが行う事業がある．なお，市町村保健センター類似施設として，母子健康センター，農村健診センター，国民健康保険健康管理センター，老人福祉センター，地域福祉センター，健康増進センターなどがある．

5. 介護老人保健施設

介護老人保健施設とは，要介護者に対し，施設サービス計画に基づいて

看護，医学的管理のもと，介護及び機能訓練，その他必要な医療，並びに日常生活の世話を行うことを目的とする施設である．対象者は症状安定期にあり入院治療をする必要はないが，リハビリテーションや看護・介護を必要とする要介護者である．

症状が安定している長期療養患者であっても，常時医学的管理が必要な要介護者のためには，介護療養型医療施設がある．

6. 介護老人福祉施設

老人福祉法に定められている老人福祉施設として，①老人デイサービスセンター，②老人短期入所施設，③特別養護老人ホーム，④軽費老人ホーム，⑤老人福祉センター，及び⑥老人介護支援センターがある．このうち老人デイサービスセンター，老人短期入所施設，特別養護老人ホームが介護保険給付の対象となり，介護保険法上はそれぞれ，通所介護，短期入所生活介護，介護老人福祉施設という名称となる．

このように介護老人福祉施設とは特別養護老人ホームであって，当該施設に入所する要介護者に対し，施設サービス計画に基づき入浴，排泄，食事などの介護，その他日常生活上の世話，機能訓練，健康管理及び療養上の世話を行う．対象者は，身体上または精神上著しい障害があるために常時介護を必要とし，かつ居宅において介護サービスを受けることが困難な要介護者である．

7. デイサービスセンター（通所介護）・デイケアセンター（通所リハ）

デイサービス（通所介護）とは，居宅要介護者などに対して，老人福祉法が定める老人デイサービスセンターなどに通わせ，入浴及び食事の提供，これらに伴う介護，生活などに関する相談及び助言，健康状態の確認，その他居宅要介護者などに必要な日常生活上の世話並びに機能訓練を行うことをいう．

デイケア（通所リハ）とは，居宅要介護者などに対して，介護老人保健施設，病院，診療所に通わせ，その心身の機能の維持回復を図り，日常生活の自立を助けるために行われる理学療法，作業療法，その他必要なリハビリテーションを行うことをいう．

1章　地域医療の現場

8. 訪問看護ステーション・ホームヘルパーステーション

　訪問看護は，居宅要介護者などが，その居宅で看護師，保健師，理学療法士，作業療法士などによりなされる療養上の世話，必要な診療の補助をいう．

　訪問介護は，要支援者や要介護者に対し，居宅において介護福祉士やホームヘルパーによりなされる入浴，排泄，食事などの介護，その他日常生活上の世話をいう．

9. 地域包括支援センター

　介護保険法に基づき設置され，いわゆる包括的支援事業やその他厚生労働省令で定める事業を実施し，地域住民の心身の健康の保持及び生活の安定のために必要な援助を行うことにより，その保健医療の向上及び福祉の増進を包括的に支援することを目的とする機関である．その事業内容は，
　①包括的支援事業
　　a. 介護予防ケアマネジメント
　　b. 総合相談
　　c. 権利擁護
　　d. 包括的・継続的ケアマネジメント支援
　②介護予防支援業務
　　a. 要支援者のケアマネジメントの実施
　等がある．保健師・社会福祉士・主任介護支援専門員などの配置が必要とされている．

> **研修に当たっての留意事項**
>
> 　①地域医療を研修する際に，目の前の人を取り巻く家族や地域に対して視点を向けること．
> 　②さまざまな関連機関を通じて，地域の疫学的評価や住民の思いを抽出することが地域で取り組むべき課題を明確にし，ヘルスプロモーションの理念に基づいた地域の健康づくりや，地域リハビリテーションの向上につながることを認識すること．
> 　③保健医療福祉という言葉は医療従事者や行政の見方であり，必ずしも住民の方々は区別しているわけではない．どのような人に対しても，

常に保健医療福祉を念頭に置きながらマネジメントをすること．
④それぞれの保健福祉機関の役割を理解し，目の前の人の生活の質の向上を目指して，有効に利用することを考慮すること．
⑤すべての地域に，先述のような保健福祉機関がすべて揃っているわけではない．地域の実情に応じた，限られた保健医療福祉資源を最大限に利用することを心がけて，保健医療福祉に取り組むこと．

（文責：後藤忠雄）

② 診療所に関わる職種

解説

保健医療福祉サービスは多様化，専門化しており，患者個人への対応や地域に向けた取り組みを一人で行うにはおのずと限界があり，チームで取り組むことが必要なのは明らかである．特に診療所においては，いわゆる医療専門職だけではなく保健福祉にかかわる職種と連携し，それぞれの職種の専門性を理解して相互の利点を伸ばし欠点を補い，目の前の人，家族，地域に対してチームとしてサービス提供していくよう心がける必要がある．

診療所研修におけるこういった多職種連携を学習する際の留意点としては，

1) 患者に対するコミュニケーション・スキルと同様，多職種との連携においてもコミュニケーション・スキルは重要であることを認識すること．知らず知らずのうちにチームの中心になってしまわないよう，あくまで中心は患者，その家族，あるいは地域であり，その支援者としての一翼を担っていることを念頭に置くこと．リーダーの役割を担うことが多いが，時と場合によって，一参加者であったり，ファシリテーターであったりすることを意識すること．

2) 特に行政担当者などと協働する際には，行政の慣習に理解を示し，事業を推進するよう心がけること．

3) すべての地域において，後述のような職種が揃っているわけではない．限られてはいるものの，使い得る資源を最大限に利用して，保健医療福祉の連携に努めること．

などがあげられる．多職種連携は資源が必ずしも充分でない診療所においてはより一層重要であり，それぞれの業務内容や役割について充分理解しなければならない．なお，診療所に関わる職種としては，以下のようなものがある．

1. 看護師

看護師とは医療，保健，福祉などの場において，①医師などが患者を診察する際の補助，②病気や障害を持つ人の日常生活支援，③疾病予防や健康増進支援を行う職種．

看護業務も専門分化の方向をたどっており，医師における専門分化とその流れが似ている．しかしながら診療所業務では，専門分化した看護師としての特性より，目の前の人を保健医療福祉の包括的視点から支えるスタッフの一人，あるいはコーディネーターとしての役割が期待されることが多い．外来診療や在宅診療に加えて，保健福祉事業の支援，専門職種が必ずしも揃っていない診療所においては，調剤業務や放射線業務，検査業務の支援などが加わることもあり，その役割は多岐にわたる．

2. 保健師

各種保健事業に関わり，地域保健を中核的に推進する職種．日常の直接的な業務のほかに，保健医療福祉のコーディネーターとしての役割も求められている．

3. 介護支援専門員（ケアマネジャー）

介護認定のための訪問調査，ケアプランの策定，各種サービス機関との連絡調整．介護サービスのモニタリングなど，介護保険サービスを中核的に推進する職種．

4. 社会福祉士

身体上もしくは精神上の障害，または環境上の理由により日常生活を営むのに支障がある者の福祉に関する相談，指導，その他の援助を行う職種．

5. 介護福祉士

身体上または精神上の障害があることにより，日常生活を営むために支障がある者につき，入浴，排泄，その他の介護を行い，その者及びその介護者に対して介護に関する指導を行う職種．

6. ホームヘルパー

要介護者の居宅を訪問して，介護サービスを提供する職種．

7. 理学療法士・作業療法士

理学療法士は身体の障害があるものに対して，主としてその基本動作能力の回復を図るために介入する職種．

医療機関，福祉施設，居宅などのリハビリテーションの中心的担い手として要介護者の自立促進支援が期待されている．作業療法士は，居宅生活のための生活能力回復への役割が期待されている．

8. 薬剤師

薬剤師は，調剤，医薬品の供給，その他薬事衛生に携わる職種．

医薬分業の流れの中で，調剤だけではなく患者への情報提供や医薬品に関する相談など，調剤業務以上の役割が増加している．診療所内では，感染対策チームや，栄養サポートチームなど，チーム医療のコアメンバーとしての役割も大きい．

9. 診療放射線技師

診療放射線技師は医師または歯科医師の指示の下に，放射線を人体に対して照射することにより診断・治療に寄与する職種．

MRI，超音波検査など，放射線を利用しない検査を行うこともある．他に対患者以外の業務として，撮影データの画像処理，放射線治療における治療計画，放射線利用の安全管理，放射線診療に用いる機器・器具の管理等もある．診療所においては雇用されていないことも多い．

10. 臨床検査技師

臨床検査技師は，種々の臨床検査を行う職種．

最近では超音波検査など生理機能検査の関わりも大きい．診療所内では薬剤師同様，感染対策チームや，栄養サポートチーム，糖尿病療養チームなど，チーム医療のコアメンバーとしての役割も大きい．診療放射線技師と同様診療所においては雇用されていないことも多い．

11. 栄養士（管理栄養士）

住民の栄養指導や，医療機関や施設での栄養管理を行う職種．

12. 歯科医師・歯科衛生士

口腔ケアの指導及び診断治療などを行う職種．

最近は全身ケアの一環として口腔ケアが重要視されてきており，積極的な活動が期待されている．

13. 民生委員

地域住民の生活状態を把握し，要保護者の相談に応じて自立更生を援助する役割．

福祉事務所や市町村へ協力し，社会福祉施設との連携や援助を行っている．

14. 行政担当者

保健福祉関係課で予算，決算，補助金，事業計画立案，事業実施，事業評価，事業報告などに関する一般行政事務を行う職種．

（文責：後藤忠雄）

③ 書類の記載

解　説

情報共有の手段としてはカンファレンスやピアレビューといった顔を合わせて行うものと，書面を介して行うもの，さらには電子媒体を介するものなどがあるが，いずれにしても保健医療福祉の連携のためには欠かせないものである．

3. 書類の記載

　いずれの情報共有ツールを使用するにしても，情報共有する相手に分かりやすいものを作成するよう心がけなければならない．医学専門用語や英語記載を少なくするように注意することはもちろん，書類による情報共有においては，何よりわかりやすい字で，要点を簡潔に記載することが求められる．加えて書類での情報共有は，その文章から得られる情報しか手にすることはできないので，記載すべき事柄にしたがって記載することが必要である．例えば介護保険主治医意見書は介護が必要となる状態を念頭に置きながら記載すべきであって，傷病の状態を医学的見地から記載しても役に立たないことすらあり得る．特に他職種との連携が必要な課題については，書類だけではなくお互い顔を合わせて話すことが重要である．顔を合わせて話し合えば，お互いの必要な情報を確認できるとともに，その後のいろいろな機会での情報共有がスムーズになる．

　その他，死亡診断書・死体検案書や介護保険主治医意見書は，その情報を統計学的に整理することによって地域の取り組むべき健康問題の抽出に直結する側面がある．このため厚生労働省などのマニュアルに従った記載を心がけることが重要である．

　ここでは書類による情報共有のいくつかを取り上げる．

1. 診療録

1）診療録記載の目的

　診療録記載の目的としては，以下のようなものがあげられる．
　①複数の医師の間での情報共有
　②チーム医療，チームケアを行うための情報共有
　③患者への情報開示
　④保険請求の根拠
　⑤法的正当性の証明
　⑥病院管理・マネジメントの基礎資料
　⑦臨床研究・教育

2）診療録の法的根拠

　診療録を記載し整理・保管するという行為は，以下の法律・省令に定められている．
　①医師法第24条第1項：医師は，診察をしたときは，遅滞なく診療に

関する事項を記載しなければならない．
②医師法施行規則第23条：診療録に記載されなければならない事項
　　a. 患者の住所，氏名，性別，年齢
　　b. 病名及び主要症状
　　c. 治療方法（処方及び処置）
　　d. 診療の年月日
③療養担当規則第22条：保険医は，患者の診療を行った場合には，遅滞なく診療録に必要な事項を記載しなくてはならない．
④療養担当規則第8条：保険医療機関は，第22条の規定による診療録に療養の給付の担当に関し必要な事項を記載し，これを他の診療録と区別して整理しなくてはならない．
⑤療養担当規則第9条：保険医療機関は，療養の給付の担当に関する帳簿及び書類その他の記録を，その完結の日から3年間保存しなければならない．ただし，患者の診療録にあっては，その完結の日から5年間とする．
⑥法律で定められている診療録は，以下の形式であることが求められる．
　　a. 1号紙：保険者番号，被保険者証の記号・番号，保険者の所在地，名称，公費負担者番号，公費負担医療の受給者番号，患者氏名，生年月日，性別，住所，職業，被保険者との続柄，傷病名，開始，終了，転帰などの記載
　　b. 2号紙：既往歴，原因，主要症状，経過等，処方，手術，処置等
　　c. 3号紙：診療の点数等の種別，月日，負担額等

3）問題指向型記載方式（POMR）（図1-8）
①データベースの作成
　　a. 主訴 chief complaint：受診目的となった患者の主な訴え．
　　b. 既往歴 past history：患者が過去に罹患した疾患や治療内容，輸血や検査の有無等．
　　c. 家族歴または遺伝歴 family history：血縁関係者や同居人の健康状態・疾患の情報．
　　d. 生活歴 social history：職歴，学歴，趣味，趣向，性的活動，宗教等に関する情報．
　　e. 現病歴 present illness：現在の症状経過について，時間軸に沿っ

3. 書類の記載

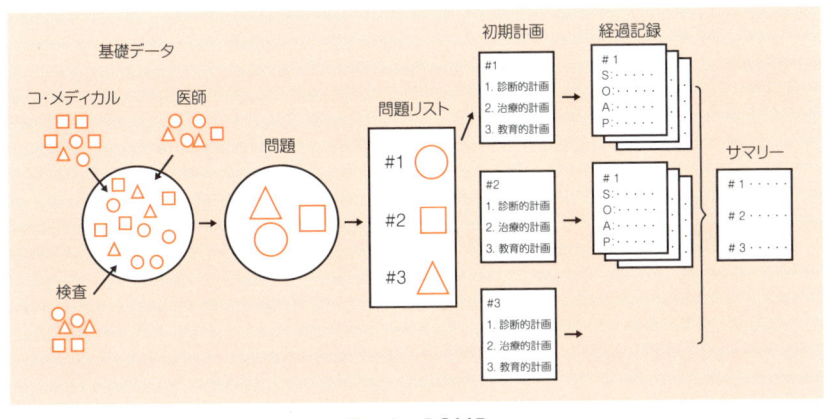

図1-8 POMR
（日野原重明：POS–医療と医学教育の革新のために新しいシステム-1973　医学書院より）

　　て記載.
　f. 身体所見physical findings：全身の診察所見の記載.
　g. 検査所見laboratory data：検尿, 血液検査, 心電図, エックス線等の検査の所見を記載.
　h. 系統的レビューsystematic review.
②問題リストの作成
　　いわば, 本の内容を示す目次と索引にあたる表で, これを一見すれば患者の問題点が箇条書きにされているものである.
③初期計画
　　初期計画は各問題に対し3つの計画を立てる.
　a. 診断計画
　b. 治療計画
　c. 教育計画
④経過記録
　　SOAPは, 問題点リストが作成されたのち, 問題ごとに解決に向けての, その後の診療の経過を記録する方法である.
　ⅰ) S：subjective　自覚症状
　ⅱ) O：objective　他覚所見
　ⅲ) A：assessment　評価
　ⅳ) P：plan　計画

の順に記載する．
⑤サマリー

4）診療録記載の注意点
診療録記載上の注意点としては，以下のようなものがあげられる．
①筆記具はボールペンかインクを用いる．
②修正は，あとからその内容が判別できるよう，二本線で消去して修正する．
③読みやすい字で書く．
④省略語はできるだけ避ける（DMは糖尿病でもあり皮膚筋炎でもあり，MSは僧帽弁狭窄でも多発性硬化症でもある）．
⑤カルテ開示やチーム医療を考えて，できる限り日本語で書く．
⑥署名と日付をつける．
⑦特に重要な部分に関しては，すぐわかるように工夫する．
⑧説明したことを必ず記録する．
　　日時，場所，説明を受けた患者及び関係者の名前・患者との関係，説明内容，説明を行った者の名前と同席者の名前を記載し，署名（または押印）する．また，患者と意見が違ったり指示が拒否されたりしたことなどがあれば必ずその事実を記載しておく．

2．処方箋

1）処方箋に含まれる内容
処方箋に含まれる内容としては，以下のようなものがあげられる．
①患者氏名，年齢
②薬品名，分量，用法
③発行年月日
④使用期間
⑤医療機関の名称，所在地または医師の住所
⑥記名捺印または署名

2）処方箋記載の注意点
①薬剤の用量を必ず書く
　同じ薬剤であっても含量が異なることがあるため，規格（含量）の記載が必要である．院内処方であれば医薬品採用の際考慮すること

は可能であるが，院外処方の際にはより注意を要する．
②服薬時点をしっかり書く
たとえば「分2」では朝食後と夕食後なのか，朝食前と昼食前なのか分からない．服薬時点の明記が必要である．
③読みやすい字で書く
似た名前の薬が世の中には多いので，わかりやすい字で書くことは必須である．

3. 診療情報提供書

1）診療情報提供書に含まれる内容

診療情報提供書に含まれる内容としては，以下のようなものがあげられる．
①紹介理由または傷病名
②経過や紹介の要点
③必要充分なデータの記載，ないしはコピーの添付
④患者への説明内容

2）診療情報提供書記載の注意点

①紹介する側とされる側とがコミュニケーションの基本になる．必ず相互に診療情報提供書をやりとりすること．
②経過や検査データを簡潔にまとめるよう工夫する．文章やデータの記載が繁雑であると，かえって要点がわからなくなる．
③相手にとって必要な情報を記載する．心筋梗塞後中核病院から診療所宛に書かれた紹介状は，狭窄部位の記載やデバイスの記載はよく書かれているものの，心駆出率やpeakCPK，運動耐用能，禁煙指導の有無など，予後と関連した因子や，今後のマネジメントに関連した記載が少ないとの報告がある．
④文章によるコミュニケーションには非言語的に伝わる部分がないので，文章や表現の仕方などに充分気をつける配慮が必要である．

4. 死亡診断書・死体検案書

1）死亡診断書・死体検案書の意義

①人間の死亡を医学的・法律的に証明すること．

②死因統計作成の資料となること.

2）死亡診断書と死体検案書の使い分け

次の二つの場合には，死体検案を行った上で死体検案書を交付すること.

①診療継続中の患者以外の者が死亡した場合.

死亡診断書（死体検案書）

この死亡診断書（死体検案書）は、我が国の死因統計作成の資料としても用いられます。楷書で、できるだけ詳しく書いてください。

氏　名　｜　1 男　2 女　｜　生年月日　明治　昭和　大正　平成　年　月　日　（生まれてから30日以内に死亡したときは生まれた時刻も書いて下さい。）午前・午後　時　分　←3)-②

死亡したとき　｜　平成　年　月　日　午前・午後　時　分

死亡したところ及びその種別
- 死亡したところの種別　｜　1 病院　2 診療所　3 老人保健施設　4 助産所　5 老人ホーム　6 自宅　7 その他　←3)-③
- 死亡したところ　｜　番地　番　号　←3)-④
- （死亡したところの種別1～5）施設の名称

死亡の原因

◆Ⅰ欄、Ⅱ欄ともに疾患の終末期の状態としての心不全、呼吸不全等は書かないでください

◆Ⅰ欄では、最も死亡に影響を与えた傷病名を医学的因果関係の順番で書いてください

◆Ⅰ欄の傷病名の記載は各欄一つにしてください　ただし、欄が不足する場合は（エ）欄に残りを医学的因果関係の順番で書いてください

- Ⅰ　（ア）直接死因
- 　　（イ）（ア）の原因
- 　　（ウ）（イ）の原因
- 　　（エ）（ウ）の原因
- Ⅱ　直接には死因に関係しないがⅠ欄の傷病経過に影響を及ぼした傷病名等　←3)-⑤

発病（発症）又は受傷から死亡までの期間　◆年、月、日等の単位で書いてください　ただし、1日未満の場合は、時、分等の単位で書いてください（例：1年3か月、5時間20分）

手術　｜　1 無　2 有　｜　部位及び主要所見　｜　手術年月日　平成　昭和　年　月　日

解剖　｜　1 無　2 有　｜　主要所見

死因の種類　｜　1 病死及び自然死
外因死　不慮の外因死（2 交通事故　3 転倒・転落　4 溺水　5 煙、火災及び火焔による傷害　6 窒息　7 中毒　8 その他）
その他及び不詳の外因死（9 自殺　10 他殺　11 その他及び不詳の外因）
12 不詳の死　←3)-⑥

外因死の追加事項

◆伝聞又は推定情報の場合でも書いてください

- 傷害が発生したとき　｜　平成　昭和　年　月　日　午前　午後　時　分
- 傷害が発生したところ　｜　都道府県　市　郡　区　町村
- 傷害が発生したところの種別　｜　1 住居　2 工場及び建築現場　3 道路　4 その他（　）
- 手段及び状況　←3)-⑦

生後1年未満で病死した場合の追加事項

- 出生時体重　グラム
- 単胎・多胎の別　1 単胎　2 多胎（　子中第　子）
- 妊娠週数　満　週
- 妊娠・分娩時における母体の病態又は異状　1 無　2 有（　）3 不詳
- 母の生年月日　昭和　平成　年　月　日
- 前回までの妊娠の結果　出生児　人　死産児　胎（妊娠満22週以後に限る）　←3)-⑧

その他特に付言すべきことがら　←3)-⑨

上記のとおり検案する　　診断（検案）年月日　平成　年　月　日
本診断書（検案書）発行年月日　平成　年　月　日

（病院、診断所若しくは介護老人保健施設等の名称及び所在地又は医師の住所）　番地　番　号　←3)-⑩

（氏名）　医師　印

図1-9　死亡診断書

3. 書類の記載

②診療継続中の患者が診療を担当していた疾病と関連しない原因により死亡した場合．

なお，医師が死体を検案して異状があると認めたときには，24時間以内に所轄の警察署に届けることが義務付けられている．

3) 死亡診断書・死体検案書記載の注意点（図1-9）

①一般的事項
　a. 表題は「死亡診断書（死体検案書）」とあるうち，不要なものを二重の横線で消す．
　b. 内容の訂正にあたっては，医師の氏名欄に押印する場合は訂正箇所に訂正印を押し，氏名欄に署名し，押印しない場合は訂正箇所にも署名する．

②氏名・性・生年月日
　a. 生年月日が不詳でも，年齢が推定できれば推定年齢をカッコ付けして記入する．
　b. 生まれてから30日以内の死亡では出生の時刻も必要である．

③死亡したとき
　a. 死亡した年月日を記入し，午前か午後のいずれかを○で囲み，時分を記入する．
　b. 詳細が不明の場合はわかる範囲で記入する．まったくわからないときには右余白に「不詳」と記入．

④死亡したところ及びその種別
　a. 死亡したところの種別を選択し，その住所を記入し，次いで施設の名称を記入する．
　b. 死亡したところが明らかでない場合は，死体が発見された場所を記入し，その状況を「その他特に付言することがら」欄に追記する．

⑤死亡の原因

厚生労働省大臣官房統計情報部では「死亡の原因」欄の記載内容を基に，WHOが示した原因確定ルールに従って，おのおのの原死因を確定している．

　a. 傷病名などは日本語で記入する．
　b. 疾患の終末期の状態としての心不全，呼吸不全などは直接死因としない．

1章　地域医療の現場

　　　c. 各欄には，一つの傷病名のみ記入．また，わかる範囲で発症の型，病因，部位，性状なども記載する．
　　　d. 発病（発症）または受傷から死亡までの期間には，年，月，日などの単位で記載．ただし，1日未満の場合は時間，分の単位で記入する．
　　　e. 死亡したところの種別を選択し，その住所を記入．次いで施設の名称を記入．
　⑥死因の種類
　　　a. 死因の種類として該当するものを○で囲む．
　　　b. 外因死の場合は「外因死の追加事項」欄に必ず記入する．
　　　c.「病死及び自然死」か「外因死」であるか判断できない場合は，「12 不詳の死」として取り扱い，その状況を「その他特に付言することがら」欄に記入する．
　⑦外因死の追加事項
　　伝聞または推定情報の場合でも記入する．
　⑧生後1年未満で病死した場合の追加事項
　　母子保健手帳などを参考にするとよい．
　⑨その他特に付言すべきことがら
　　各事項での記入の補足すべき内容を追記する．
　⑩診断（検案）年月日など
　　　a. 診断，検案のいずれか不要なものを二重の横線で消す．
　　　b. 診断（検案）年月日と発行年月日をそれぞれ記入する．
　　　c. 医師，歯科医師本人の署名がある場合は押印の必要はない．

5. 訪問看護指示書
1）訪問看護指示書に含まれる内容
　訪問看護指示書は必ずしも一定の書式があるわけではないが，おおむね以下のようなものが含まれている．
　①患者氏名など基礎情報
　②主たる傷病名
　③現在の状況
　　　a. 病状，治療の状態

b. 投薬中の薬剤
c. 装着医療機器など
d. ADLや認知症の状況　など
④訪問看護に関する留意点，指示事項
⑤緊急時の連絡先
⑥その他特記すべき留意事項
2）訪問看護指示書記載の注意点
①訪問看護に必要な情報をもれなく提供する．
②文章だけのやり取りでは意思疎通が図れない危険もある．定期不定期を問わず，顔を合わせて多職種カンファレンスを開催するとコミュニケーションギャップが解消する．

6. 介護認定審査主治医意見書
1）主治医意見書の意義
①介護認定審査の審査判定に用いられる資料のひとつ．
②サービス計画作成のときに使われる資料のひとつ．
　　介護認定審査会委員も，介護支援専門員も必ずしも医療関係者とは限らないため，難関な専門用語を避け，平易にわかりやすく記入することが必要である．
2）主治医意見書の利用方法
①申請者が40歳以上65歳未満の際，16の特定疾患に該当するかどうかの確認．
②介護の手間の確認．
③状態の維持・改善可能性の評価．
④訪問調査結果の確認・修正．
⑤介護サービス計画作成時の利用．
3）主治医意見書記載の注意点（図1-10）
①傷病に関する意見
a. 診断名は生活機能低下の直接の原因となっている傷病名を優先して記入する．なお，生活機能とは，身体・精神の働きである「心身機能」，ADL（日常生活動作）・外出・家事・職業等に関する生活行為全般である「活動」，家庭や社会での役割を果たすことであ

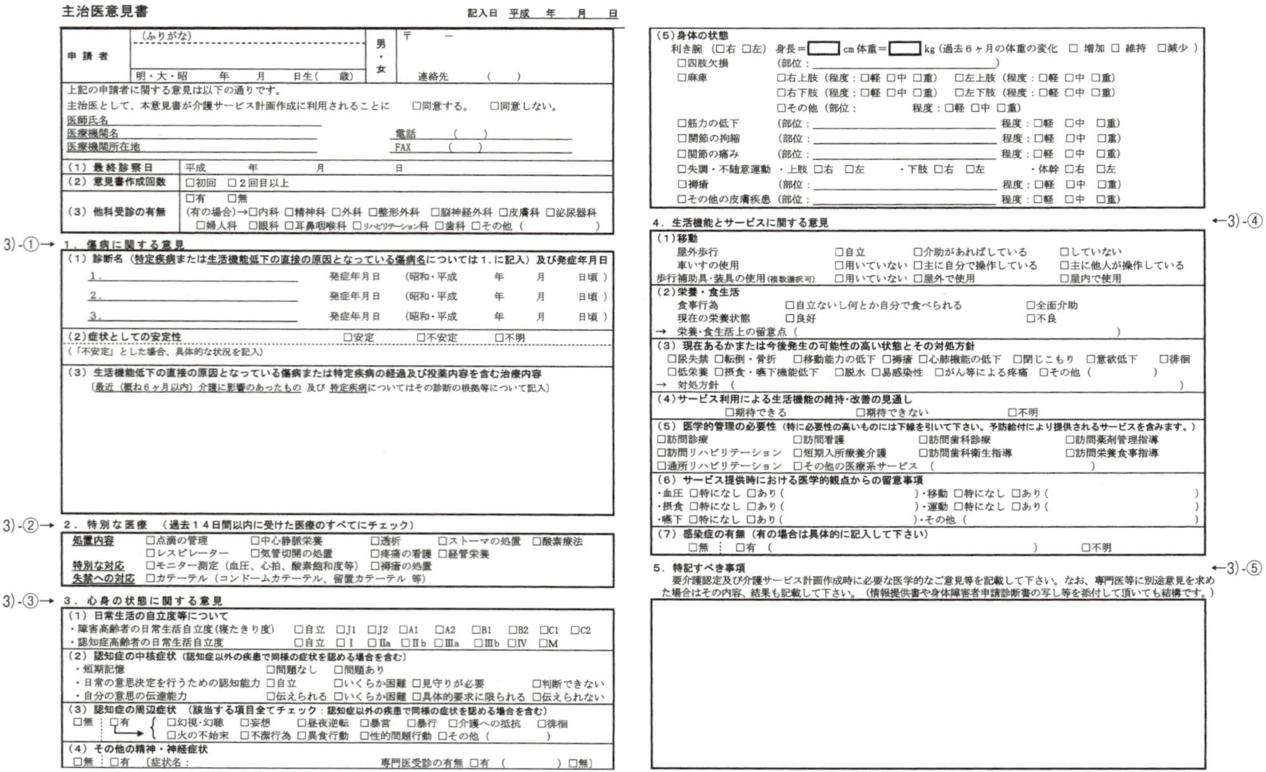

主治医意見書　　記入日　平成　年　月　日

申請者	（ふりがな） 明・大・昭　年　月　日生（　歳）	男・女	〒　－ 連絡先　（　）

上記の申請者に関する意見は以下の通りです。
主治医として、本意見書が介護サービス計画作成に利用されることに　□同意する。　□同意しない。
医師氏名
医療機関名　　電話　（　）
医療機関所在地　　FAX　（　）

（1）最終診察日	平成　年　月　日
（2）意見書作成回数	□初回　□２回目以上
（3）他科受診の有無	□有　□無 （有の場合）→□内科　□精神科　□外科　□整形外科　□脳神経外科　□皮膚科　□泌尿器科　□婦人科　□眼科　□耳鼻咽喉科　□リハビリテーション科　□歯科　□その他（　）

3)-①→ 1．傷病に関する意見

（1）診断名（特定疾病または生活機能低下の直接の原因となっている傷病名については１．に記入）及び発症年月日
1.　発症年月日　（昭和・平成　年　月　日頃）
2.　発症年月日　（昭和・平成　年　月　日頃）
3.　発症年月日　（昭和・平成　年　月　日頃）

（2）症状としての安定性　□安定　□不安定　□不明
（「不安定」とした場合、具体的な状況を記入）

（3）生活機能低下の直接の原因となっている傷病または特定疾病の経過及び投薬内容を含む治療内容
〔最近（概ね６ヶ月以内）介護に影響のあったもの　及び　特定疾病についてはその診断の根拠等について記入〕

3)-②→ 2．特別な医療　（過去１４日間以内に受けた医療のすべてにチェック）

処置内容　□点滴の管理　□中心静脈栄養　□透析　□ストーマの処置　□酸素療法
□レスピレーター　□気管切開の処置　□疼痛の看護　□経管栄養
特別な対応　□モニター測定（血圧、心拍、酸素飽和度等）　□褥瘡の処置
失禁への対応　□カテーテル（コンドームカテーテル、留置カテーテル　等）

3)-③→ 3．心身の状態に関する意見

（1）日常生活の自立度等について
・障害高齢者の日常生活自立度（寝たきり度）　□自立　□J1　□J2　□A1　□A2　□B1　□B2　□C1　□C2
・認知症高齢者の日常生活自立度　□自立　□Ⅰ　□Ⅱa　□Ⅱb　□Ⅲa　□Ⅲb　□Ⅳ　□M

（2）認知症の中核症状（認知症以外の疾患で同様の症状を認める場合を含む）
・短期記憶　□問題なし　□問題あり
・日常の意思決定を行うための認知能力　□自立　□いくらか困難　□見守りが必要　□判断できない
・自分の意思の伝達能力　□伝えられる　□いくらか困難　□具体的要求に限られる　□伝えられない

（3）認知症の周辺症状（該当する項目全てチェック：認知症以外の疾患で同様の症状を認める場合を含む）
□無　□有→｛□幻視・幻聴　□妄想　□昼夜逆転　□暴言　□暴行　□介護への抵抗　□徘徊
□火の不始末　□不潔行為　□異食行動　□性的問題行動　□その他（　）｝

（4）その他の精神・神経症状
□無　□有〔症状名：　　専門医受診の有無　□有（　）□無〕

（5）身体の状態
利き腕（□右　□左）　身長＝　cm　体重＝　kg（過去６ヶ月の体重の変化　□増加　□維持　□減少）
□四肢欠損　（部位：　）
□麻痺　□右上肢（程度：□軽　□中　□重）　□左上肢（程度：□軽　□中　□重）
□右下肢（程度：□軽　□中　□重）　□左下肢（程度：□軽　□中　□重）
□その他（部位：　程度：□軽　□中　□重）
□筋力の低下　（部位：　程度：□軽　□中　□重）
□関節の拘縮　（部位：　程度：□軽　□中　□重）
□関節の痛み　（部位：　程度：□軽　□中　□重）
□失調・不随意運動　・上肢　□右　□左　・下肢　□右　□左　・体幹　□右　□左
□褥瘡　（部位：　程度：□軽　□中　□重）
□その他の皮膚疾患　（部位：　程度：□軽　□中　□重）

4．生活機能とサービスに関する意見 ←3)-④

（1）移動
屋外歩行　□自立　□介助があればしている　□していない
車いすの使用　□用いていない　□主に自分で操作している　□主に他人が操作している
歩行補助具・装具の使用（複数選択可）　□用いていない　□屋外で使用　□屋内で使用

（2）栄養・食生活
食事行為　□自立ないし何とか自分で食べられる　□全面介助
現在の栄養状態　□良好　□不良
→　栄養・食生活上の留意点（　）

（3）現在あるかまたは今後発生の可能性の高い状態とその対処方針
□尿失禁　□転倒・骨折　□移動能力の低下　□褥瘡　□心肺機能の低下　□閉じこもり　□意欲低下　□徘徊
□低栄養　□摂食・嚥下機能低下　□脱水　□易感染性　□がん等による疼痛　□その他（　）
→　対処方針（　）

（4）サービス利用による生活機能の維持・改善の見通し
□期待できる　□期待できない　□不明

（5）医学的管理の必要性（特に必要性の高いものには下線を引いて下さい。予防給付により提供されるサービスを含みます。）
□訪問診療　□訪問看護　□訪問歯科診療　□訪問薬剤管理指導
□訪問リハビリテーション　□短期入所療養介護　□訪問歯科衛生指導　□訪問栄養食事指導
□通所リハビリテーション　□その他の医療系サービス（　）

（6）サービス提供時における医学的観点からの留意事項
・血圧　□特になし　□あり（　）・移動　□特になし　□あり（　）
・摂食　□特になし　□あり（　）・運動　□特になし　□あり（　）
・嚥下　□特になし　□あり（　）・その他（　）

（7）感染症の有無（有の場合は具体的に記入して下さい）
□無　□有（　）　□不明

5．特記すべき事項 ←3)-⑤
要介護認定及び介護サービス計画作成時に必要な医学的なご意見等を記載して下さい。なお、専門医等に別途意見を求めた場合はその内容、結果も記載して下さい。（情報提供書や身体障害者申請診断書の写し等を添付して頂いても結構です。）

図1-10　介護保険主治医意見書

3. 書類の記載

　　る「参加」からなる機能を指す．4種類を超えるときは「その他特記すべき事項」欄に記入すること．また，40歳以上65歳未満の申請者に関しては，16の特定疾患名のうち該当するものを記載する．

　b. 症状としての安定性は，脳卒中や心疾患，外傷等の急性期あるいは慢性疾患の急性増悪等で急激な変化が見込まれ，積極的な医学的管理を必要とすることが予測される場合に「不安定」を選択して，具体的内容を記載する．日内変動がある場合や患者の予後予測困難という理由では「不安定」を選択しない．

　c.「生活機能低下の直接の原因となっている傷病または特定疾患の経過及び投薬内容を含む治療内容」は，ADL（日常生活動作）の低下や外出回数の変化，あるいは社会参加の機会の減少や家庭内での役割の喪失等，生活機能低下を引き起こしている要因を具体的に記載する．例えば傷病に関しては維持改善傾向か悪化傾向か，リハビリテーションに関しては急性期リハか回復期リハか維持期のリハか，認知症に関しては薬物療法か非薬物療法か等である．投薬については，睡眠，排泄，疼痛の改善等，生活の安定や介護に影響する薬がある場合は，服薬方法，服薬時の見守りの必要性など介護上特に留意すべき点も記入する．ここでも可能な限り医学的な専門用語を避けるよに留意する．

②特別な医療

　　過去14日間に看護職員などが行った診療補助行為（もちろん医師が同様の行為を診療行為として行った場合も含む）について判断し，記載されている12項目以外は含めない．看護の度合いの把握であり，「医師でなければ行えない行為」「家族または本人が行った類似行為」は含まれない．

③心身の状態に関する意見

　a. 障がい高齢者自立度は，生活機能に着目し，能力に応じて判定する（JABC）．認知症高齢者自立度は，意思疎通の程度，症状・行動に注目し，評価にあたっては，家族など介護者からの情報も参考に行う（Ⅰ，Ⅱ，Ⅲ，Ⅳ，M）．なお，遷延性意識障害などで認知症の判断が困難な場合は□Mの欄にチェックし，図1-10の1-(3)に具体的内容を記入する．

  b. 認知症の中核症状，周辺症状に関しては，該当する状態・項目をチェックする．例示項目以外にみられる周辺症状もその他の（　）内に具体的に記入する．平成21年から，調査員による調査項目から，幻視・幻聴，暴言，暴行，火の不始末，不潔行為，異食行動が除外されているだけに，主治医の意見が重要となっている．

  c. 精神・神経症状の有無は，認知症以外に失語，構音障害，せん妄，失見当識，失認，失行などがあれば記入する．

  d. 身体の状態では，麻痺や筋力低下の程度は医学的重症度ではなく，介護にどの程度影響するかの観点から記入する．なお，利き腕は介護の手間を考えるうえで，身長体重は，移乗，入浴介護等，介護の手間を考えるうえで必要とされている．体重変化は3%の増減を目処とし，栄養状態把握の目安とされている．平成21年から，調査員による調査項目から拘縮（肘，足関節），褥瘡，皮膚疾患が除外されているだけに，ここでも主治医の意見が重要となっている．

④生活機能とサービスに関する意見

  この欄に記載されている項目は要介護認定上も重要だが，介護サービス計画の作成時にも重要な情報である．

  a. 発生する可能性が高い病態とその対処方針では，該当するものにチェックし，対処方針の欄には具体的な事項を記載する．

  b. サービス利用による生活機能の維持改善の見通しは，おおむね3〜6カ月を目処として，傷病の症状としての見通しではなく，生活機能の維持・改善がどの程度できるかという観点から記載する．

  c. 医学的管理の必要性では，医学的観点から必要あるサービスの内容をあげる．

  d. 介護サービス上の留意事項では，直接介護者は必ずしも医学的知識が充分に期待できないので，わかりやすく具体的に記載することが必要である．ただし，サービスを提供する上で不安感を助長させないよう，留意点を具体的に記入して直接介護者の負担を軽減する．例として表1-8に示す．

⑤特記すべき事項

  a. 医学的観点からの意見を加味した「介護の手間」を審査会に伝える重要な情報源である．一次判定ソフト改定により，統計的推定

3. 書類の記載

表1-8 介護サービスの留意事項の記載例

血圧	運動負荷の程度，入浴基準，急な体位変換を避ける，服薬管理確認等
摂食	とろみ食，きざみ食，誤嚥の恐れ，経管栄養等
嚥下	むせた時の対応，体位，口腔ケア，誤嚥等
移動	見守り，介助，転倒等
運動	人工関節，骨折既往，疾患による症状等

による判定がより重視されているので，二次判定での変更に必要な，統計的推定になじまない申請者固有の「介護の手間」の具体的記載が大切である．

b. 他の項目で記入されなかったことや，選択肢では表現できないことを簡潔に記入する．

c. 生活機能の状態，生活や家族環境，療養の様子，栄養の課題，口腔内の状況，予防給付の適否，リハの目標等，要介護度判定やケアプラン作成，サービスを受けるうえで重要と考えられる項目があれば記入する．

d. 身体に関する項目，認知機能に関する項目，生活に関する項目それぞれの情報収集をもとに，「疾患や症状によってあらわれる，あるいは日常生活中にみられるもの」，「症状の進行に関すること」，「直接的な介助・ケアやサービス利用に関すること」といった介護の手間に置き換えての文章化が必要となる．

（文責：後藤忠雄）

2 地域医療支援病院

　わが国の医療提供体制は，戦後に医療機関の整備が図られ，国民皆保険制度により全国民に必要な医療サービスが保障されたことで，高い保健医療水準を維持してきた．しかし，その一方で，急速な少子高齢化，人口・世帯構造や疾病構造の変化，医療技術の高度化，国民の医療ニーズの変化など，医療を取り巻く環境は大きく変容したが，医療機関の機能分化が充分とはいえず，救急医療や地域医療の不備など，さまざまな問題に直面している．
　そこで，地域に住む人びとが，その地域で必要な医療を確保することができるよう，地域医療支援病院制度が創設された．

（文責：木野昌也）

I　地域医療支援病院

1　地域医療支援病院の特徴と役割

概　要

　地域医療支援病院は，1997年の医療法第3次改正で，地域の中核的な役割を果たす病院として規定された（図1-11）．紹介患者に対する医療提供や医療機器の共同利用を通じて第一線の医療機関を支援する能力を備え，かつ医療従事者に対する研修の実施等，地域医療の確保を図る病院として相応しい機能と構造設備を有するものとして，都道府県知事により承認された施設である．地域に住む人びとが，その地域で必要な医療を確保する

1. 地域医療支援病院の特徴と役割

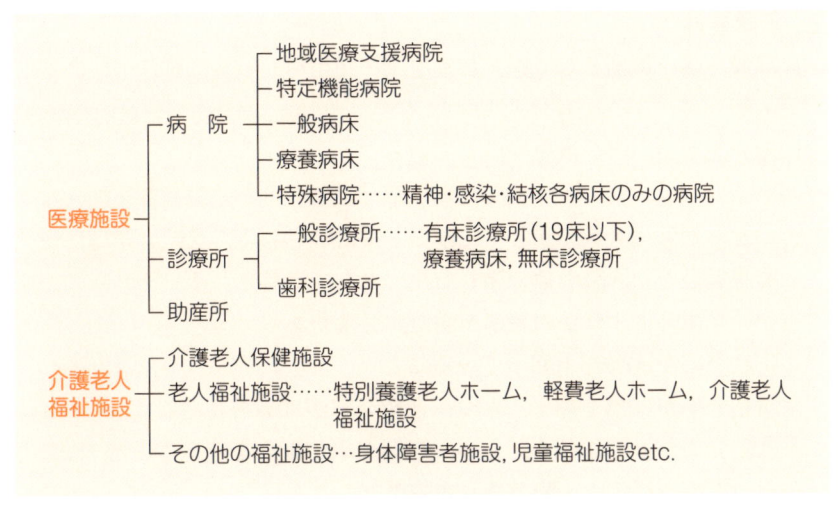

```
医療施設 ─┬─ 病　院 ─┬─ 地域医療支援病院
　　　　　│　　　　　├─ 特定機能病院
　　　　　│　　　　　├─ 一般病床
　　　　　│　　　　　├─ 療養病床
　　　　　│　　　　　└─ 特殊病院……精神・感染・結核各病床のみの病院
　　　　　├─ 診療所 ─┬─ 一般診療所……有床診療所(19床以下),
　　　　　│　　　　　│　　　　　　　療養病床,無床診療所
　　　　　│　　　　　└─ 歯科診療所
　　　　　└─ 助産所

介護老人 ─┬─ 介護老人保健施設
福祉施設　├─ 老人福祉施設……特別養護老人ホーム,軽費老人ホーム,介護老人
　　　　　│　　　　　　　　　福祉施設
　　　　　└─ その他の福祉施設…身体障害者施設,児童福祉施設etc.
```

図1-11　機能別医療・福祉施設
(医療情報科学研究所編集：subnote 2004, 保健医療論・公衆衛生学, メディックメディア, 2003年, p.48改変)

ことができるよう，地域の医療機関同士の連携を図り，地域におけるプライマリ・ケアを担う診療所や中小病院の医療活動を支援することが求められている．

特定機能病院の指定が，大学病院や国立がんセンター，国立循環器病研究センターなどを対象として，高度医療への対応を図る観点で行われるのに対して，地域医療支援病院制度は，一つの医療機関で全ての医療を提供する自己完結型の医療体制から，機能の異なる医療施設同士が互いに連携して医療に取り組む，いわゆる地域で完結する医療体制への転換を目指して創設された．

1. 地域医療支援病院の果たすべき機能
　a. 紹介患者の積極的な受け入れ(かかりつけ医等への患者の逆紹介も含む)
　b. 医療機器の共同利用の実施
　c. 救急医療の実施
　d. 地域の医療従事者に対する研修の実施
　e. 在宅医療の支援
　f. 医療機関に対する情報提供

2. 承認要件
a. 開設主体：原則として国・都道府県・市町村・社会医療法人，医療法人等
b. 紹介患者中心の医療を提供していること

　　紹介率は，他の医療機関からの紹介患者数と救急患者数を加えたものを，初診患者数で除した比率として計算される．逆紹介率は，逆紹介患者数を初診患者数で除した比率として計算される．それらの比率が，下記のいずれかの基準を満たす必要がある．
①紹介率が80％を上回っていること
②紹介率が60％を超え，かつ，逆紹介率が30％を超えること
③紹介率が40％を超え，かつ，逆紹介率が60％を超えること

c. 救急医療を提供する能力を有すること
d. 建物，設備，機器等を地域の医師等が利用できる体制を確保していること
e. 地域医療従事者に対する研修を行っていること
f. 原則として200床以上の病床，及び地域医療支援病院としてふさわしい施設を有すること

平成24年4月末現在，全国で398病院が地域医療支援病院として承認を受けている．

3. 地域医療支援病院運営委員会の設置

　地域医療支援病院は，院内に地域医療支援病院運営委員会を設置しなければならない．委員会の構成は，地域の医療を確保する上で重要な関係を有する者を中心に構成される．例えば，当該地域の医師会等医療関係団体の代表，当該病院が所在する都道府県・市町村の代表，学識経験者等により構成される．因みに，北摂総合病院における地域医療支援病院運営委員会の構成員は，病院側委員として，病院長，副院長，看護部長，業務部長，事務局として医事管理係長が出席．外部委員として，高槻市医師会代表，高槻市歯科医師会代表，高槻市薬剤師会代表，高槻市保健所代表，高槻市消防署代表，高槻警察署代表，茨木市医師会代表，摂津市医師会代表，茨木市消防本部代表で構成されている．

　この委員会は，地域における医療の確保のために必要な支援に係る業務

に関し，当該業務が適切に行われるために必要な事項を審議し，必要に応じて当該病院の管理者に意見を述べる．

さらに，当該支援病院が，地域のかかりつけ医，かかりつけ歯科医等からの要請に適切に対応し，地域における医療の確保のために必要な支援を行うよう，主として共同利用の実施，救急医療の提供，地域の医療従事者に対する研修の実施，諸記録の管理，諸記録の閲覧，紹介患者に対する医療提供，患者に対する相談体制，その他に関する管理者の業務遂行状態について審議し，当該管理者に意見を述べる．

委員会は，定期的（最低四半期に一回程度）に開催することを原則とし，その他必要に応じて開催される．

研修目標

①地域医療支援病院の役割を説明できる．
②地域に存在する医療施設の機能と役割の違いを説明できる．
③地域で完結する医療連携を説明できる．
④紹介患者に対する診療や救急診療を提供することができる．
⑤紹介元の医療機関へ適切な情報提供をすることができる．
⑥地域の医療機関と良好な連携を築き，チーム医療としての疾病管理ができる．
⑦地域の医療機関との連携の基に，チーム医療としての療養指導ができる．

解説

わが国の保健医療制度はさまざまな問題を抱えている．医療提供体制については，医療機関の機能分化が不充分である．国際的にみても病院における患者の平均在院日数は長く，産科や小児科等の専門医の不足，あるいはへき地における医師不足の問題がある．医療保険制度については，国民医療費が増加の一途をたどり，生活習慣病が死亡原因の6割を占め，国民の健康に対する大きな脅威となっている．これらの諸問題に取り組むため，これまでさまざまな医療改革が行われてきた．地域医療支援病院制度は，医療提供体制を改革，整備する中で生まれたものである．地域医療支援病院の特徴と役割を正しく理解するためには，地域医療支援病院が創設された社会的背景について知っておく必要がある．ここで，わが国における医

1章　地域医療の現場

療提供体制の変遷を簡単に振り返ってみたい（図1-12, 図1-13）.

医療提供体制の歴史は，①医療基盤の整備と量的拡充の時代（1945年～1985年まで），②病床規制を中心とする医療提供体制の見直しの時代（1985年～1994年まで），③医療施設の機能分化と患者の視点に立った医療提供体制の整備の時代（1992年以降）の3つの時代区分に分けられる.

1）医療基盤の整備と量的拡充の時代

第二次世界大戦までは，結核や肺炎，あるいは胃腸炎等が疾病率や死亡率で最大の原因を占めており，感染症の撲滅に向けて世界中で公衆衛生上の最大の努力が払われた．そのため当時の病院では，結核病床や伝染病床，精神病床等の病床数が多く，一般的な疾患患者を収容する病床は「その他の病床」とよばれていた．その後，下水設備をはじめ衛生設備の進歩により，感染症による下痢は著明に減少．そして1942年にはペニシリン，続いてストレプトマイシン，ヒドラジド，リファンピシンなどの抗結核剤の登場により，結核や肺炎による死亡は劇的に減少した．その後，疾病構造は大きく変化し，がんや脳血管障害，心臓病などの生活習慣病が増加，一般

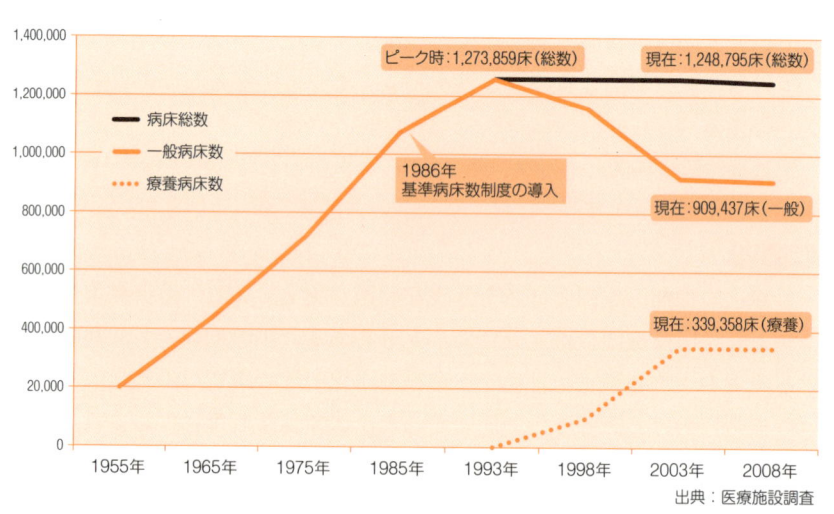

注：1)「一般病床」について，1955年～1985年は「その他の病床」とよばれており，1993年～1998年は「その他の病床」のうち「療養型病床群」を除いたものである（図3）．
　　2)「療養病床」は，1993年～1998年までは「療養型病床群」と呼称されていたものである（図3）．
　　3)「病床総数」は，「一般病床数」と「療養病床数」の合計である．

図1-12　病床数の推移

（厚労省，医療施設調査より）

1．地域医療支援病院の特徴と役割

第2次医療法改正まで	その他の病床 ※「その他の病床」は，結核・精神・感染症の病床以外の病床という意味

第2次医療法改正（1992年）特定機能病院と療養型病床群の制度化	特定機能病院 / その他の病床 / 療養型病床群

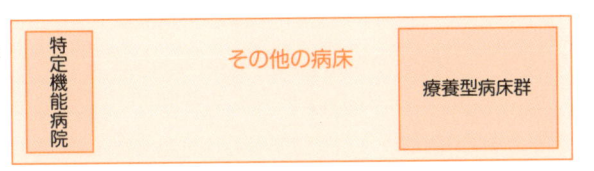

第3次医療法改正（1997年）地域医療支援病院の制度化	特定機能病院 / 地域医療支援病院 / その他の病床 / 療養型病床群

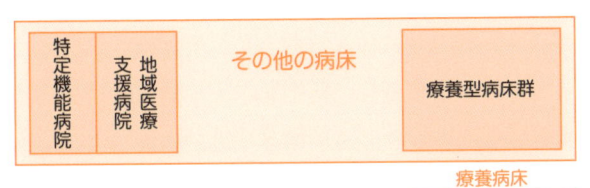

第4次医療法改正（2000年）その他の病床を一般病床と療養病床に区分	特定機能病院 / 地域医療支援病院 / 一般病床 / 療養病床（医療療養病床 / 介護療養病床）

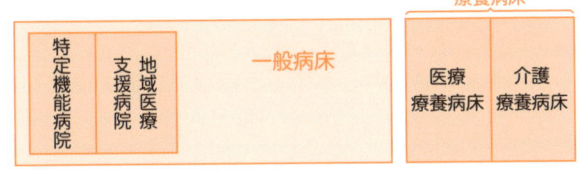

図1-13　医療法等の改正による「その他の病床」分化の変遷
（島崎謙治：日本の医療，制度と政策，東京大学出版会より）

病床（「その他の病床」）に対する需要は急増した．

そこで政府は，それまでの「官」を主体とした公的医療機関による整備の政策方針を変え，民間の医療機関の整備促進を企図したさまざまな優遇策を矢継ぎ早に実行した．まず1950年には医療法人制度が施行された．1961年には国民皆保険制度が実施され，租税特別措置法改正による開業医に対する優遇税制の導入，医療金融公庫の新設による長期低金利融資の導入，さらには，1962年に「公的病床数の規制」が導入された．その結果，1960年代以降，公的病院の病床数の伸びが抑制されたのとは対照的に，民間病院が飛躍的に増加することになった．

一方，社会が成長発展するにつれ，高齢者を取り巻く環境は大きく変化した．保健医療環境の向上はわが国の平均寿命を延長させ，高齢者の数は増加した．しかし，産業構造の変化により高齢者の就業機会は逆に減少し，人口の都市集中に伴う家族形態の変化など，高齢者を取り巻くさまざまな

問題が露呈するようになった．こうした状況をうけ，高齢者の福祉を幅広く推進し発展させていくために，1963年に老人福祉法が制定され，国と地方公共団体に対して高齢者の福祉を増進する責務が定められた．老人福祉法には，老人福祉施設の設置，健康診査の実施，社会参加の奨励などが盛り込まれた．さらに1973年には老人医療費の無料化政策が実施されるなど，老人福祉の施策は次々と実行された．しかし一方で，在宅環境や福祉施設の整備の遅れにより介護サービスを必要とする高齢者が一般病院に入院せざるを得ないという社会的入院の問題を生じることとなった．

　そこで，高齢化の進展，疾病構造の変化に対応するために，慢性疾患の多い老人の心身の特性に相応しい施設を作る必要が生じ，1983年，老人にも一定の医療費の自己負担を求める老人保健法が施行され，同時に老人病院制度（特例許可老人病院及び特例許可外老人病院）が設立された．さらに1986年には在宅への社会復帰を目標に，日常生活の介護支援をしながら，機能訓練に重点を置いた入所施設として老人保健施設が創設された．

2）病床規制を中心とする医療提供体制の見直しの時代

　限りある医療資源の中で，世界に冠たるわが国の医療制度を将来にわたって維持・発展させていくには，現在抱えているさまざまな課題に取り組みつつ，医療を取り巻く環境の変化に対応した，より効率的で質の高い医療提供体制の構築を目指していく必要がある．そこで病院医療の質の向上，病院・病床機能の分化・強化と連携，地域間・診療科間の偏在の是正，在宅医療の充実を目的として，1985年～2006年までの20年間に，5回にわたり医療法が改正され，医療施設機能の体系化が行われることになった．

　1985年に実施された第一次改正では，医療資源の地域偏在の是正と医療機関の連携を図るため，地域医療計画の策定を都道府県に義務づけた．都道府県は地域医療計画を策定し，二次医療圏ごとに，必要病床数，医療機関の機能連携，医療従事者の確保等を定めることとされた．病床過剰地域では都道府県知事は開設や増床の中止を勧告することができるようになった．これは実質的には，民間病院を含む病床規制が導入されたことを意味し，わが国の医療政策が医療施設の量的整備から医療の質へ大きく転換が行われることとなった．

3）医療施設の機能分化と患者の視点に立った医療提供体制の整備の時代

　1992年の第二次改正では，医療施設の体系化の第一歩として，高度医療

への対応を図る観点から特定機能病院（大学病院，国立がんセンター，国立循環器病研究センター等が対象）が，そして長期入院を必要とする患者のための療養型病床群が制度化された．

　1997年に行われた第三次改正では，複数の診療科を持つ100床以上の病院を対象とした総合病院制度は廃止され，新たに，かかりつけの医師や歯科医師等に対する支援として，紹介患者への医療提供，施設や設備の開放化と共同利用，救急医療の実施，地域の医療従事者の研修を行う病院として「地域医療支援病院」が制度化された．総合病院制度が，主に施設や設備面を充実させることで「自己完結型の医療体制」を目指したのに対し，地域医療支援病院制度は，機能の異なる施設同士が互いに連携して医療に取り組むことで，医療が住民の生活圏の中で完結する「地域で完結する医療体制」への転換を目指したものであり，わが国の今後の医療体制のあり方を規定する大変重要な制度改正といえる．

　しかし，一方で高齢化に伴う疾病構造の変化により，長期にわたり療養を必要とする患者が増加．療養型病床群等の諸制度が創設されたものの，地域の病院には依然として急性期の患者や長期の療養を必要とする患者，さらには退院先のない，いわゆる社会的入院とよばれるようなさまざまな病態の患者が混在するのが現状であった．

　そこで，病院の機能分化をさらに促進させるため，2000年の第四次改正では，病床区分の見直しが行われた．すなわち2000年4月1日から施行された介護保険制度の導入に伴い，老人病院制度は廃止．そして従来の「その他の病床」から療養型病床群が切り離され，全ての病院は「一般病床」，あるいは「療養病床」のいずれかを選択することとなった．

　2006年に行われた第五次改正は，医療計画制度の見直し，医師不足問題への対応，医療機関の情報公開，医療安全の確保，医療法人制度改革などを目的として行われた．

研修にあたっての留意事項

　地域医療支援病院は一般病院ではない．地域医療支援病院の役割は，地域の基幹病院として，地域の医療活動を支援することにある．研修に当たって，この点をしっかりと認識し，地域医療支援病院の一員としての役割を全うする必要がある．すなわち地域のプライマリ・ケアを担う診療所や

1章　地域医療の現場

　中小の病院からの紹介患者は如何なる理由であっても，これを断ることなく積極的に受け入れ，病状の安定した患者は地域の医療機関で医療を受けることができるよう紹介をする．紹介を受けた際，あるいは逆紹介を行う場合には，紹介元や紹介先の医療機関へ適切な医療情報の提供を遅滞なく行わなければならない．そして一日24時間一年365日，一時も休むことなく救急患者を受け入れなければならない．さらに地域の医療関係者に病院の施設を開放すると共に，教育研修活動を行う必要がある．

　患者は，単に医療上の問題だけでなく，家族関係や社会におけるさまざまな問題を多く抱えている．このような医療の周辺の問題についての支援も地域医療支援病院の重要な役割である．地域医療支援病院と他の診療所や医療機関との関係は，主従関係や上下関係ではなく，地域で医療を完結するためのパートナーである．地域におけるチーム医療の成功は，その構成員の間にある強い信頼関係の基にある．そのため，互いの仕事を理解し，尊敬しあう関係を作りあげ，そして維持し向上させることができるよう不断の努力が求められる．

（文責：木野昌也）

参考文献

1) 内閣官房：社会保障改革に関する集中検討介護（第七回）議事次第，配布資料1－1．平成23年5月19日
http://www.cas.go.jp/jp/seisaku/syakaihosyou/syutyukento/dai7/gijisidai.html
（医療・介護に関する資料）
2) 厚生労働省：第1回特定機能病院及び地域医療支援病院のあり方に関する検討会，配布資料2－1．平成24年3月15日（地域医療支援病院について）
3) 島崎謙治：日本の医療，制度と政策 初版．p.96，東京大学出版会，2011
4) 厚生労働省：平成23年版厚生労働白書，資料編，(2) 医療提供体制．
http://www.mhlw.go.jp/wp/hakusyo/kousei/11-2/kousei-data/pdfNFindex.html
（医療施設の類型）
5) 木野昌也：医療法，医療従事者のための これだけは知っておきたい61の法律（河野公一，他編集）第1版．p.113，金芳堂，2012

II 地域医療支援病院における外来診療

① 外来診療のポイント

I．医療人として必要な基本姿勢・態度

1．患者医師関係

概　要

　地域医療支援病院における外来診療では，一般の外来診療に比べて患者医師関係がより重要となる．それは，他の一般病院や診療所（かかりつけ医）など地域の医療スタッフとの関係も含まれるからである．良好な患者医師関係が患者の満足度を増すことに繋がり，患者の健康アウトカムは向上し，結果的には地域医療の発展を促すことになる．外来診察をする際には，目の前の患者だけではなく，その患者をサポートする地域の医療機関のことも考慮しながら診療にあたる必要がある．また，患者とのコミュニケーションも重要であり，どんな優秀な医師でもコミュニケーション能力がないと臨床能力を発揮できず，患者医師関係の構築が困難となる．

　1）一般的留意事項

　①身だしなみ

　　医師である前に社会人として不快感を与えないよう，身だしなみを整える必要がある．特に患者にとって初対面の医師の印象は，見た目によってかなり左右されるため，清潔感のある振る舞いが望まれる．

　②言葉遣い

　　最も重要なことは，いかなる患者に対しても挨拶をし，敬語あるいは丁寧語を使用することである．これは相手に敬意を示すことにより，良好な患者医師関係を築く第一歩となる．また初対面では，簡単な自己紹介をすることが望ましい．声の大きさ，話す速さにも留意し，医療用語についてもわかりやすく説明することを心掛ける．

2) 良好な患者医師関係

患者医師関係のモデルにはさまざまなものがあるが，以下に代表的なモデルを示す．

①能動-受動型モデル

　医師は患者を診断して治療するだけで，患者からのインプットはほとんどない．医師の一方的な説明や決定に対して，患者はそれに従うのみである．

②患者中心型モデル

　患者の自主性，価値観や経験を尊重し，医師と患者が対等な立場である．医師からの説明に対し，患者は選択・同意をする．

　当然のことながら，現在の診療においては患者中心型（あるいは相互参加型）の患者医師関係が必須である．医師によって啓発され，患者が自主的に治療に参加することで，双方向のコミュニケーションが形成され，患者の満足度が増加する．患者の満足度が増加すれば，患者のコンコーダンス（concordance）が増加する．コンコーダンスとは，以前は指示された治療法に患者がどの程度従うかというコンプライアンス（compliance），患者が選択した治療法を継続しているかというアドヒアランス（adherence）とよばれていたものであり，患者と医師が対等な関係で医療を行うことを示す用語である．コンコーダンスが増加すれば，患者の健康アウトカムは向上し，更には患者医師関係が良好になる[1]．

2. チーム医療

　チーム医療とは，医療環境モデルの一つであり，以前は医師が中心となって医療を行っていたが，患者自身もチームの一員と考え医療に参加し，医療に携わる全ての職種がそれぞれの専門性を発揮することで患者の満足度をより高めることを目指す．従来の医療は医師を中心とした診療体制であったが，チーム医療では各職種が平等な関係にある．それぞれの専門的な立場からの意見を集約してチームとしての方向性を決定し，患者を含めたみんなで協力して医療を行うものである．

　地域医療支援病院におけるチーム医療では，MSW（メディカル・ソーシャルワーカー）が特に重要な役割を担っている．これは，患者がその病院

の医療だけではなく，紹介元あるいは紹介先の病院，かかりつけ医，介護施設などとの連携の中で治療を続ける必要があるからである．実際の診療においては，患者の背景についても理解した上で，患者中心の医療をチームとして提供することが求められる．

3. 問題対応能力

外来診療における問題対応能力とは，医学的な診断・治療に関するものと，患者とのかかわりに関するものに大別される．

前者については，根拠に基づいた医療（evidence-based medicine：EBM）を患者に説明して実行することが必要となる．EBMは，「個々の患者のケアの臨床決断に，最新で最善の根拠を，良心的かつ明確に思慮深く利用すること」と定義されており[2]，エビデンスレベル（表1-9）を踏まえて診療に役立てる．さらに，個々の疾患の診断基準と診療ガイドラインを参考にしながら診断・治療の問題解決にあたる必要がある．

表1-9 agency for healthcare research and quality (AHRQ)によるエビデンスレベル

レベル	エビデンスのタイプ
Ⅰa	無作為化比較対照試験(RCT)のメタアナリシスや系統的総説に基づくエビデンス
Ⅰb	少なくとも1つの無作為化比較対照試験(RCT)に基づくエビデンス
Ⅱa	少なくとも1つのよくデザインされた無作為化されていない比較試験に基づくエビデンス
Ⅱb	少なくとももう1つ別種のよくデザインされた準実験的研究に基づくエビデンス
Ⅲ	比較研究，相関研究，症例研究などの，よくデザインされた非実験的研究によって得られたエビデンス
Ⅳ	専門家の委員会報告や意見，または尊重すべき権威の臨床的経験に基づくエビデンス

患者とのかかわりの面でのトラブルは，患者とのコミュニケーションにおいて分かりやすい説明と真摯な態度が要求される．また，地域医療支援病院における外来では，病診連携に起因する問題に遭遇することも多い．そのような問題が発生した場合も，一人で抱え込むのではなく，前述したようにチームとして問題に対処することが必要である．

4. 安全管理

医療における安全管理については，リスクマネジメント，院内感染対策，医療従事者の感染予防などがあげられるが，地域医療支援病院における外来では，「患者への説明と同意」が特に重要となる．患者が他の医療機関でも診察を受けていることが多く，患者との信頼関係を構築する前に，限られた外来の時間内で，病態・検査・治療など多岐にわたる説明を要するためである．まず，「説明は医師の法律上の義務である」ということを認識する必要がある．説明に対する同意に関しては，「同意書に書かれている合併症などのリスクが顕在化した場合，そのリスクは同意の結果免責されるのか」という問題がある．実際には同意書には免責の効果はなく，「医師が充分な説明をし，患者がこれを理解し，自らのこととして同意すること」が大切であり，同意書の取得が本来の目的ではない[3]．外来診療の中で，侵襲的な検査や治療に同意書をとることは必須であるが，安全管理上の観点からも患者への充実した充分な説明が重要である．

Ⅱ．経験目標
A．経験すべき診察法・検査・手技
1．医療面接

医療面接は，日々の臨床において難しくもあり，また重要な部分でもある．実際，診断に必要な情報の多くは医療面接によって得られる．しかしながら，満足のいく医療面接を行うことは容易ではないため，日々省察しながらのトレーニングが必要となる．

・患者の呼び入れでは，丁寧語で失礼のないように声をかける．
・挨拶，自己紹介をし，患者の確認を行う．

表1-10　症状に関する質問項目 LIQORAAA+FPDC

L：location（部位）	F：frequency（頻度）
I：intensity（強さ）	P：precipitating factor（誘因）
Q：quality（性質）	D：duration（持続時間）
O：onset（始まり方）	C：course（経時的変化）
R：radiation（放散）	
A：alleviating factor（寛解因子）	
A：aggravating factor（増悪因子）	
A：associated symptoms	

- 主訴，現病歴について，受診の理由，要望も含めて患者からの情報を収集する．特に症状に関しては，質問項目（表1-10）を参考に確認する．
- 既往歴，家族歴，薬剤服用歴，患者背景をきく．
- 内容のまとめと，現時点での診断，今後の必要な検査，治療法などについて説明する．

2. 基本的な身体診察法

- まずは患者の全身を観察し，全身状態を把握する．
- 体温，呼吸，脈拍，血圧などのバイタルサインを測定する．
- 頭頸部を体系立って診察する．
- 肺，心臓，乳房など胸部の診察を行う．特に心音・呼吸音の聴診は重要であり，聴診器の使用法をマスターしておく必要がある．
- 腹部の診察では，特に疼痛の部位，性状に注意し，全体を診察することが重要である．
- 病歴聴取で神経学的な症状を把握した場合には，神経診察を行う．

B. 経験すべき症状・病態・疾患[4]

1. 頻度の高い症状

1）呼吸困難

慢性の呼吸困難患者の診察には，病歴と身体所見が重要であり，気管支喘息，慢性閉塞性肺疾患（COPD），間質性肺炎，心疾患などの鑑別が必要である．

- a. 病歴の聴取：呼吸困難の症状が"いつ"から"どのくらい"持続するか，症状の出現する状況とその程度，安静時か労作時か，浮腫・胸痛・喀痰・発熱などを伴うか，喫煙・アレルギー歴・既往歴などを聴取し，呼吸困難の質的表現からも疾病を鑑別する（表1-11）．
- b. 身体所見：頸静脈の怒張，下腿浮腫の有無を確認し，呼吸状態を診察する．聴診では，断続音（crackles）や高音性連続音（wheezes）の有無を確認し，間質性病変・気道閉塞の病態を考える．
- c. 検査：診察室でできる検査としてパルスオキシメータがあり，SpO_2値によりある程度の客観的な評価が可能である．その他，胸部単純X線検査，胸部CT（HRCT）検査，心電図，スパイロメトリーなどがある．

表1-11 呼吸困難の質的表現による鑑別

表現	疾病
胸部圧迫感・絞扼感	気管支喘息，虚血性心疾患
努力性呼吸	COPD，喘息発作，間質性肺炎，神経筋疾患
空気が薄い感じ	心不全，中等〜重症のCOPDや喘息，肺塞栓症
窒息感	肺水腫
呼吸が速くて浅い感じ	間質性肺炎

2）動悸

心臓の不快な拍動を動悸とすることが多いが，患者によって表現は異なり，詳細な病歴聴取，症状出現時の心電図，身体所見などをもとに原因を考える．

a. 病歴の聴取：動悸が出現したときの状況が疾患を考える上で大変重要である．動悸の具体的な症状，発現様式，頻度と持続時間，他の因子との関連性などについて詳しく聴取する．例えば，動悸症状の発生と消失がはっきりしているときは，一般臨床においては発作性上室性頻拍（PSVT）をまずは疑うべきである．

b. 身体所見：脈拍，血圧を含めたバイタルサインと一般身体所見の診察を行う．

c. 検査：来院時に症状が消失していても心電図は施行し，器質的心疾患，QT延長，WPW症候群，Brugada症候群などの鑑別を行う．また発作時の心電図を捉える目的で，ホルター心電図も有用である．胸部エックス線検査にて心不全の有無，血液検査にて貧血や甲状腺機能を検査する．

3）胸痛

胸痛の原因は，循環器疾患（虚血性心疾患など），血管系疾患（解離性大動脈瘤など），呼吸器疾患（胸膜炎など），消化器疾患（食道胃逆流症など），筋骨格系疾患，精神科疾患に分類される．原因が多様であるため，胸痛の部位・持続時間・性状など病歴を詳しく聴取する．検査では，特に循環器疾患において心電図検査は基本であり，胸部エックス線検査・胸部CT検査，心筋逸脱蛋白を含めた血液検査が有用である．

4）腹痛

腹痛を来す病態・疾患は多岐にわたるため，消化管・肝胆道系・膵臓・

心血管・尿路系・婦人科疾患そして時には胸膜炎や心疾患を系統的に鑑別する必要がある．病歴の聴取とともに，腹痛の部位・性状を判断し，身体所見をとる．検査としては，血液検査，胸腹部エックス線検査，腹部超音波検査などがあるが，急性腹症の鑑別診断において，腹部CT検査は情報量が多く有用である．

腹痛患者の診察で最も重要なことは，消化管穿孔，絞扼性イレウス，大動脈解離など，生命にかかわり緊急処置を要する疾患を見逃さないことである．患者の訴える症状からの"思い込み"に引きずられることなく，冷静に鑑別診断をあげながら診断していくことが重要である．また，高齢者（特に女性）では重篤な病態であるにもかかわらず，腹部所見に乏しいことがあり，注意を要する．

5）吐血・下血，血便

一般的に吐血はトライツ靱帯より口側の消化管出血であり，下血は上部消化管出血，血便は下部消化管出血を指して用いられることが多い．消化管出血の初診時に重要なことは，①全身状態の把握及び重症度の判定，②緊急処置の必要性の評価，③鑑別診断である．身体所見では特にバイタルサインに留意し，循環動態の安定に努める．各種検査を施行した後，必要に応じて内視鏡検査を施行して止血処置を行う．

6）悪心・嘔吐

悪心・嘔吐は以下のように中枢性と末梢性に大別されるため，それらを念頭に病歴の聴取，身体所見，検査を行う必要がある．
- a. 中枢性嘔吐：頭蓋内圧亢進などによる嘔吐中枢への直接的な刺激による嘔吐，代謝異常・薬物中毒などによる化学受容体誘発帯を介する刺激による嘔吐，心因性による嘔吐．
- b. 末梢性嘔吐：消化器疾患や耳鼻科疾患に伴う嘔吐．

2. 緊急を要する症状・病態

1）ショック

ショックとは，重要臓器機能を維持するのに充分な血液循環が得られないために発生する生体機能異常を呈する症候群で，血圧低下を伴い，緊急性が高い．ショックの分類（表1-12）と症状（表1-13）を理解し，早急な対応が必要である．

1章　地域医療の現場

2）意識障害

意識障害を来す疾患は多岐にわたり，その鑑別疾患を考える上で，"AIUEOTIPS"（アイウエオ・チップス）と覚える方法が知られている（表1-14）．バイタルの安定化を優先しながら診断をすすめる必要がある．

表1-12　ショックの分類

1. 神経原性ショック（neurogenic shock）
2. 循環血液量減少性ショック（hypovolemic shock）
3. アナフィラキシーショック（anaphylactic shock）
4. 敗血症性ショック（septic shock）
5. 心原性ショック（cardiogenic shock）
6. その他のショック：外傷性，熱傷性など

表1-13　ショックの5P症状ほか

1. 蒼白（pallor）
2. 虚脱（prostration）
3. 冷汗（perspiration）
4. 脈拍触知不能（pulselessness）
5. 呼吸不全（pulmonary deficiency）
6. 血圧低下
7. 脈圧減少
8. 表在性静脈虚脱
9. 呼吸促拍
10. 乏尿

表1-14　意識障害の鑑別

A	apoplexy alcohol	卒中 アルコール	脳血管障害 アルコール中毒
I	insulin	インスリン	糖尿病性昏睡，低血糖
U	uremia	尿毒症	代謝性疾患
E	electrocardiography endocrinopathy encephalopathy	心電図 内分泌異常 脳症	徐脈，不整脈 甲状腺クリーゼ 高血圧性緊急症
O	oxygen opiate	酸素 麻薬	低酸素血症，CO_2ナルコーシス 麻薬中毒
T	trauma temperature	外傷 体温	頭部外傷 熱中症，低体温
I	infection	感染症	脳炎
P	psychiatry poisoning	精神疾患 中毒	せん妄 各種中毒
S	shock sepsis	ショック 敗血症	各種ショック 敗血症

3. 経験が求められる症状・病態

1）HIV感染症[5]

　HIV感染症は経験が求められる病態であり，疑わなければ診断できないが，逆に疑うことができれば診断が可能である．HIVの感染経路には，性行為，血液製剤，輸血，母子感染，静脈麻薬の常用などがあり，わが国では同性間及び異性間の性行為による感染が急増している．HIV感染症の臨床病期は，急性期，無症候期，エイズ発症期に分けられる．感染後数週間以内に約50〜90％に発熱，頭痛，リンパ節腫大，関節痛，皮疹などの急性期の症状が出現し，その後の数年〜十数年は無症候期が続くが，免疫不全は徐々に進行して日和見感染症を発症する．HIV感染急性期の症状として外来を受診することがあるため，問診を含めた身体診察が重要となる．

（文責：佐野村　誠）

参考文献

1) 竹村洋典：患者-医師関係 家庭医療マニュアル–理論から実践まで–第1版．（葛西龍樹 編），永井書店，p.62-71, 2005
2) Sackett DL, et al：Evidence-based medicine: what it is and what it isn't. Br Med J 312: 71-72, 1996
3) 稲葉一人：医師の説明，その法的効果．medicina 48: 22-26, 2011
4) 日本医師会学術企画委員会 編：症状からアプローチするプライマリケア．日本医師会雑誌 140 特別号2, 2011
5) 今村顕史：HIV感染症．medicina. 48: 560-563, 2011

② 診断・検査・治療

基本的な臨床検査

1. 血液検査

1）血球算定

　血球算定は種々の血液疾患，感染症，出血などをはじめ，あらゆる疾患の基本的検査として行われる．貧血がある場合はその原因検索のために網状赤血球を，白血球数の異常がある場合は白血球分画を検査する．血液疾患や感染症が疑われる場合は，塗抹標本の目視による分類を行う．血小板

1章　地域医療の現場

数の減少については，偽血小板減少ではないか検討する必要がある．

2）凝固・線溶検査

PT（プロトロンビン時間）は，出血傾向の有無，経口抗凝固薬の治療管理，肝障害の指標などに用いられる．APTT（活性化部分トロンボプラスチン時間）は出血傾向の鑑別診断や術前のスクリーニング検査として使用されるほか，ヘパリン治療のモニタリングにも用いられる．DICの診断においては，前述の血小板，PTのほか，フィブリノゲン，FDP，Dダイマー，ATⅢ（アンチトロンビンⅢ），TAT（トロンビン・アンチトロンビン複合体）などが有用である．

2. 尿検査

尿定性検査は，健康診断やスクリーニング検査として実施されることが多い．蛋白尿については，運動後などの生理的蛋白尿と，慢性腎臓病などの病的蛋白尿に分けられる．尿沈渣は腎尿路系疾患の診断に必要な検査であり，円柱はその細胞成分の分析により腎実質障害を診断するときに重要である．

3. 糞便検査

1）便潜血検査

大腸がん集団検診や人間ドックでのスクリーニングとして，免疫法による便潜血検査が広く行われている．大腸がんや大腸ポリープなどの検出を目的に施行され，一般に上部消化管からの出血は検出されない．本検査は偽陰性が多いため，一度でも陽性であれば，大腸内視鏡検査による精密検査を行う必要がある．

2）寄生虫検査

便検査で診断される寄生虫疾患のうち最も多いのが赤痢アメーバ感染症である．大腸内視鏡検査では盲腸，直腸の汚い白苔を伴うびらんとして観察される．肝膿瘍，男性同性愛者などハイリスク症例では赤痢アメーバに対する検査の施行が望ましい．

4. 生化学検査

1）蛋白

血清中に存在する100種類以上の蛋白の総量が総蛋白（TP）であり，その約60%がアルブミン（Alb）である．蛋白分画は，蛋白をそれぞれが属している5つの分画（Alb，α1，α2，β，γ）に泳動させる検査であり，ネフローゼ症候群，多発性骨髄腫などの診断に有用である．

2）脂質

一般にLDLコレステロール（LDL-C）はその値が高いほど，HDLコレステロール（HDL-C）は低いほど，虚血性心疾患や脳血管障害などのリスクとなるので，脂質異常症の診断には両者と中性脂肪（TG）を併せて検査する必要がある．特に糖尿病や高血圧症など動脈硬化の危険因子となる疾患では，この脂質の管理も重要である．

3）酵素及び関連物質

AST（GOT），ALT（GPT），LDH，ALP，γGTP，CK，アミラーゼ（AMY），T.Bilなど血清中の酵素は臨床的に重要な指標となるものが多い．心筋トロポニンTは急性冠症候群，心筋炎などで上昇し，心筋特異性と感度が高く，臨床的にも有用である．心筋梗塞後3～4時間で上昇し，7～14日まで有意な上昇を維持する．なお，腎排泄性蛋白であるため，腎不全患者では急性冠症候群でなくても陽性を示すので注意する必要がある．

4）窒素化合物

慢性腎臓病（chronic kidney disease：CKD）の概念がわが国でも広まってきており，血清Cr・年齢・性などから推定糸球体濾過量（eGFR）やクレアチニンクリアランス（Ccr）を推定する式が利用されている．

5）電解質

Na，K，Cl，Ca，Pなど電解質の血清中のイオン濃度の異常は，さまざまな症状を呈するため，各々の電解質の異常について理解する必要がある．

6）糖質

糖尿病診断基準の改定（2010年7月）に伴い，1回の血液検査で血糖値・HbA1cがいずれも糖尿病型（血糖値：①空腹時血糖値126mg/dl以上，②随時血糖値200mg/dl以上，③OGTT負荷後2時間値200mg/dl以上のいずれか．HbA1c：国際標準値6.5%以上）であれば糖尿病と診断する．但し，糖尿病の典型的症状，あるいは糖尿病性網膜症を認める場合は血糖値のみ

が糖尿病型であっても糖尿病と診断できる．血糖値のみが糖尿病型で，典型的症状や網膜症を認めない場合や，HbA1cのみ糖尿病型を示す場合は再検査を行う．

7）炎症マーカー

CRPは急性期反応性蛋白であり，炎症所見の指標として日常診療において広く使用されている．細菌感染では増加するが，ウイルス感染ではほとんど増加しないなど疾患・病態によって異なる．KL-6は間質性肺炎に特異度が高く，他の疾患との鑑別の目的で測定される．また，疾患活動性，予後予測にも使用されている．

5. 免疫検査

免疫学的検査は，免疫グロブリン，ウイルス・微生物などの感染関連，自己免疫，細胞性免疫，サイトカインなど多岐にわたる．

一例をあげると，Epstein-Barr virus（EBV）初感染による伝染性単核症では，発熱，リンパ節腫脹，肝脾腫，肝機能障害を呈する．この時，VCA-IgM抗体は急性期に一過性に陽性を示し，急性期以後はVCA-IgG抗体が陽性となり，EBNA抗体は急性期には陰性で，回復後に陽性となる．またEBV感染においては，慢性活動性EBV感染症や血球貪食性リンパ組織球症に至ることもあるため，注意を要する．

6. 心電図検査

心電図検査は，虚血性心疾患や不整脈などの診断に有用であり，胸部エックス線検査とともに日常診療で必須の検査である．しかしながら，心電図のみで診断できない疾患も多く，医療面接，身体所見，心筋トロポニンTなどの心筋逸脱酵素，心エコー検査，放射線検査と併せて判断することが必要である．虚血性心疾患を疑ったら，繰り返し心電図を記録することが重要であり，症状が消失した後にも記録して，有症状時の心電図と比較する．

1）負荷心電図

心筋梗塞とは異なり，狭心症などで虚血が一過性の場合は受診時には心電図が正常であることが多いが，運動負荷により心電図に異常所見がでることがある．但し，急性冠症候群，急性大動脈解離，急性の肺塞栓症や心

筋炎などの患者には禁忌であり，注意する必要がある．

2) ホルター心電図

不整脈や安静狭心症の診断のため，日常生活での心電図を長時間記録するものである．

7. 動脈血ガス分析

動脈血ガス分析からは，肺胞のガス交換の状態，肺酸素化能，酸塩基平衡などさまざまな情報を得ることができる．救急外来に比べ，一般外来で動脈血ガス分析を施行する機会はそれ程多くないが，慢性閉塞性肺疾患をはじめとする呼吸不全患者，肺塞栓，意識障害，ショックの患者などでは，積極的に検査する必要がある．

8. 呼吸機能検査

呼吸機能検査は，呼吸器系の生理学的状態を検査することにより，呼吸能力の評価，呼吸器疾患の診断などを目的とする検査である．この検査は被検者の協力と努力に依存するところがあり，協力の得られない患者では評価が困難である．また，気胸，結核菌・多剤耐性黄色ブドウ球菌排菌時では禁忌となる．まず，スクリーニング検査として，スパイロメトリー，フローボリューム曲線の検査を行い，閉塞性あるいは拘束性換気障害などの所見を認めた場合，必要に応じて精密検査を施行する．スパイロメトリーとは，被検者の口元における気量の出入りを計測することにより，各種肺気量を求める検査である．フローボリューム曲線とは，最大呼気努力曲線で得られる各気量を横軸に，対応する各時間の気速（フロー）を縦軸にプロットしたカーブであり，換気障害がさまざまなパターンとして容易に認識できる．

9. 脳脊髄液検査

髄液検査は，髄膜炎などの中枢神経系感染症，くも膜下出血，脱髄疾患の診断に有用である．脳腫瘍など頭蓋内占拠性病変がある場合は，頭蓋内圧が上昇し脳ヘルニアなどの合併症を生じることがあるため，施行してはならない．しかし，禁忌や合併症に注意すれば，比較的安全に髄液を採取することが可能であり，得られる情報も多い．

10. 一般細菌の塗抹・培養

適切な抗菌化学療法には，原因菌の分離・同定が必要であるが，抗菌薬開始後は原因菌の同定が困難になるため，開始前に培養検査を施行することが重要である．

1）喀痰培養検査

喀痰検査の際には，正常細菌叢の多い上気道の検体で検査を行っても下気道感染症の原因菌を同定できないため，膿性痰を採取するように心がける．検体採取後は直ぐに検査に提出する．グラム染色，抗酸菌染色など塗抹鏡検を施行し，培養検査，更に感受性検査を行う．喀痰塗抹検査で白血球が多数見られるにもかかわらず，菌体が認められないときは，レジオネラ症，クラミジア肺炎，マイコプラズマ肺炎，ウイルス性肺炎などを疑う必要がある．

2）便培養検査

消化管感染症の起因菌検索で，感染症予防法の対象となる細菌検索，あるいは食中毒の起因菌検索の目的で施行することが多い．一般外来では，衛生状態の悪い地域への海外渡航歴のある下痢患者，食中毒が疑われる患者，抗菌薬関連性腸炎（クロストリジウム・ディフィシル関連腸炎）が疑われる患者などが対象となり，患者からの情報収集が重要である．

3）尿培養検査

排尿痛，頻尿，残尿感などの膀胱刺激症状があれば，まずは尿路感染を疑い，検査を施行する．尿道には少量の細菌があるが，膀胱内は無菌である．特に女性は尿道が短いため，細菌が膀胱に侵入しやすい．

4）血液培養検査

菌血症，敗血症，感染性心内膜炎などの起因菌の検索のために施行する．発熱・悪寒に代表される菌血症の症状を認めた場合，速やかに実施する必要がある．血液培養検査は感度の高い検査ではないため，1セット（好気ボトルと嫌気ボトル）よりも2セット，更に複数回の検査を実施することが多い．

11. 病理組織検査

一般外来において，かかわることが最も多い病理組織検査は，消化管内視鏡検査の生検病理組織である．一般に，胃・大腸の生検組織には，Group

分類が使用される．実際の外来では，病理医の診断した内容を伝えるだけになることが多いが，がんあるいはがんが疑われる所見がある場合や，逆に内視鏡的にがんが疑われたが，がんが検出されなかった症例については，病理医と病理標本を一緒に見ながら，ディスカッションすることが望ましい．生検材料は手術材料と比較して，病理医が診断や所見の書き方に悩むことも少なくない．それは，生検標本の組織が小さく，粘膜面に垂直な標本面が得られないことも多く，また病変の肉眼所見は内視鏡医の所見頼みとなるためである．したがって，生検標本の診断は必ずとも絶対的ではないことを留意すべきである．

12. 放射線検査

　一般外来にて施行される放射線検査は，単純エックス線検査，CT検査，MRI検査，PET検査などがある．地域医療支援病院においては，かかりつけ医からの依頼を受けてより詳しい検査を施行することも多い．

　PET検査とは，ポジトロン（陽電子）という放射線同位元素を含んだ放射性薬剤を注射し，そこからでる放射線をPET装置で検出し画像化して診断する．一般には，FDG-PET/CTとして，CT画像を統合することで解剖学的な位置を同定している．保険適応は，「悪性腫瘍（早期胃癌を除く）」であるが，「他の検査，画像診断により病期診断，転移・再発の診断が確定できない患者」と限定されている．また，悪性腫瘍以外にも難治性部分てんかんで外科的手術が必要とされる患者，虚血性心疾患による心不全患者で心筋バイアビリティ診断が必要とされる患者にも保険適応となっている．

13. 内視鏡検査

　地域医療支援病院における外来内視鏡検査のほとんどは，上部消化管内視鏡検査と大腸内視鏡検査である．ルーチン検査，検診の二次検査から精査までさまざまな目的で施行されているが，侵襲的な検査であることを忘れてはならない．

1）上部消化管内視鏡検査

　上部消化管内視鏡には，経口と経鼻の2種類の内視鏡があり，患者の希望と目的に合わせて使い分けられる．一般に経鼻内視鏡検査の方が患者の苦痛は軽微であるが，欠点として，鼻出血のリスクや内視鏡的止血処置が

できないこと，内視鏡画像が経口内視鏡より劣ることなどがあげられる．また，前投薬，麻酔によっても死亡例を含む偶発症が報告されており，アレルギーや基礎疾患の聴取のほか，インフォームド・コンセントを忘れてはならない．従来，抗凝固剤・抗血小板剤の内服患者に関する指針では，出血のリスクを重視して，できるだけ休薬してから検査する方針とされていたが，休薬による脳梗塞などの重篤な偶発症が一定の頻度でみられることから，できるだけ休薬しない方向でガイドラインの改訂（抗血栓薬服用者に対する消化器内視鏡診療ガイドライン）がすすめられている．

2）大腸内視鏡検査

大腸内視鏡検査には，上部消化管内視鏡検査と同様，病歴，基礎疾患の聴取とインフォームド・コンセントが必須であるが，腸管洗浄薬による前処置における偶発症，大腸内視鏡検査による腸管穿孔などの偶発症が報告されており，より丁寧な説明と同意が求められる．腸管洗浄薬の重篤な合併症として腸管穿孔がある．特に腸閉塞患者に腸管洗浄薬を投与すると，腸閉塞の増悪，腸管穿孔を来すことがあるため，行ってはならない．また腸管洗浄薬の種類によって，高齢の高血圧患者，心不全・腎不全患者に使用できないものがあることにも留意したい．

14. 超音波検査

1）腹部超音波検査

腹部超音波検査は，簡便に検査でき，非侵襲的であり，日常診療において広く汎用される検査であり，できれば診察室ですぐに検査できる体制が望ましい．特に急性腹症で来院した患者の画像検査としては，まず腹部超音波検査にて腹痛の原因を検索することが多い．なお，超音波検査は検者依存的な要素が大きいため，施行医は検査技術の向上に努める必要がある．

2）心臓超音波検査

心臓弁膜症，心筋梗塞，心筋症，心タンポナーデなどの診断に使用される非侵襲的な検査である．この検査も施行する医師・技師の技量によるところが大きい．

15. 輸液

一般外来における輸液では，嘔吐・下痢患者に対する補液の機会が最も

多い．嘔吐患者では，体液量の減少・低Cl血症・低K血症の状態となるため，輸液によりClを充分補給することが基本となる．また下痢患者では，体液量の減少・低Na血症・低K血症の状態となるため，輸液による体液量の補正とKの補給が重要である．

（文責：佐野村　誠）

参考文献
1) これだけは知っておきたい検査のポイント第8集．medicina 47: 2010
2) 北村 聖 編：基礎臨床技能シリーズ3 検査結果の読み方，考え方．メジカルビュー社，2006
3) 和田 攻，他 編：臨床検査ガイド2011〜2012．文光堂，2011

③ 疾病管理と療養指導

解説

1. 行動目標

　医師の役目とは何か．医師の役目とは単に病気を診断し治療することではない．というのは，多くの場合，医師が病気の診断，あるいは治療のどちらかでも完全に行うことは不可能であるからである．医師の役目とは，医療の専門職として，病む人がその人本来の自分らしさを取り戻すことができるよう，身体的，精神的，あるいは社会的，経済的等，あらゆる面から支援することである．もちろん，これらの支援は医師個人の能力だけでできるものではない．他の医療専門職，他の医療機関，時には行政やその他の医療関係諸機関との連携を通じて初めて可能となる．

　医師は，自らの医療圏に住む一人一人の健康を実現するために社会的に大変重要な役割を担っている．現在，わが国は男女とも世界でトップクラスの平均寿命を維持している．日本人の寿命が伸びた背景には，生活環境の改善や感染症などの急性期疾患が激減したことが原因として上げられる．しかし一方で，がんや循環器疾患などの生活習慣病が増加，さらに高齢化により「寝たきり」や「認知症」などの障害が増加している．これらの疾患は生命を奪うだけでなく，身体の機能や生活の質を低下させる．医師の重要な役目は，個人が自主的に生活習慣を改善し，危険因子を除去し，病

1章　地域医療の現場

気とその合併症を予防し，積極的に健康を増進していくことができるよう支援することである．

　さらに医師にはわが国の社会保障制度を維持し，発展させるための重要な役割がある．現在の日本は，非正規雇用が増加するなど雇用基盤が変化し，地域や家族の社会保障機能は減退．人口は減少傾向となり，とりわけ現役世代が顕著に減少．その上高齢化に伴う社会保障関連費用が増大する中で，日本の経済は長期間低迷し，デフレは長期化するなど，経済・財政状況は大変厳しい状況にある．企業内における社会保障機能は弱体化している．

　このような状況を踏まえた上で，医師には世界に誇るわが国の社会保障制度を維持し発展していくための良識ある行動が求められている．すなわち，限られた資源の中で，最大限の結果を得ることができる効率のよい医療の実践が求められている．個人の尊厳を保持し，自立と自助の精神を基に，国民相互の共助と連帯の仕組みを通じて個人を支えていくことが必要である．医師の活動は，診療所や病院の中だけでなく，個人がその人生の大半を過ごす家庭，職場や地域社会の中における活動を視野に入れた包括的なものでなければならない．

2. 医療人として必要な基本姿勢・態度

　医師と患者の関係は，次の3つの関係が考えられる．すなわち，①救急現場における医師と患者の関係，②病棟での医師と患者の関係，③外来診療での医師と患者の関係である．

①救急現場での医師と患者の関係は，いわば，母親と赤子の関係である．赤子は放置されれば一時たりとも生きていくことができない．母親がいなければ生存することができない状況にある．救急現場においても同様である．患者の生命を救うため，医師は必要時には，患者の同意なく救命処置を施さなければならない．患者の命は医師の手に委ねられている．

②病棟での医師と患者の関係は，母親と子供の関係である．子供の自発的な意思を尊重しつつも，時と場合により，子供の生命を守るためには子供の意思に沿わない行動をとることも必要である．病院に入院中

の患者は，患者の生命を守るために，病院と医師の保護管理下にある．医療に関する知識は，平等ではない．医療に関する知識が医師側に一方的に存在することを前提に，患者にとって有益と考えられる場合には，仮に患者の意思に沿わない場合であっても，理解できる言葉で誠意を持って充分な説明を行い，同意を得る努力が求められる．
③外来診療での医師と患者の関係は，社会人と社会人の関係である．医師には，良識ある社会人として相応しい言葉遣いや態度が求められる．

　どの関係においても，基本にあるのは，患者個人の尊厳を保持し，患者の利益を最優先するという原則である．医師と患者は互いを尊重し，互いを敬う姿勢を基本とする関係でなければならない．その時と場に最も適切な言葉使いや態度をとることが礼儀作法の要点である．

3. 医療の社会性

　わが国は，人類が経験したことのない高齢化社会に突入するが，高齢者が生き生きと暮らせる社会づくりを目指さなくてはならない．健康の実現は，元来，一人一人が主体的に取り組む課題である．自らの健康の意味とあり方を発見し，これを達成するための方法や資源を選択し，生涯を通じた健康づくりの設計を行い，これに基づいて自分の健康を実現するという過程が必要である．

　医療・福祉関連の産業は，わが国の産業の中で最も成長が期待される分野である．現在，個人に対しては，マスメディアや健康産業，職場や学校，保険者等から，さまざまな媒体を通じて健康関連の多種多様のサービスが提供されている．医師は，医療の専門職としてこれらの健康関連の各種のサービスの利点を生かしながら，時には連携し，個人を支えていくことが求められている．

　国家の視点から見た医療の使命は，病気や障害による社会的な負担を減らし，国民の健康寿命を延長して，活力ある持続可能な社会を築くことにある．人の死を最終的に予防することが不可能である以上，病気予防の重点は早世防止に置くことになる．一方，個人にとっては，早世と障害を予防し，生活の質を高めることにより，実り豊かで満足できる生涯づくり，すなわち自己実現を目指すことが目標となる．医師の役目は，国家の視点

を基本として，個人の目標を実現することを支援することにある．

4. 疾病管理と療養指導

多くの場合，患者がある疾病を抱えて医師を受診する時，その時点が医療の始まりである．入院治療が必要となれば，急性期病院に入院となる．急性期病院において診断と治療に専念した後，脳卒中のように合併症の回復に相当の時間を要する場合には，急性期病院から回復期リハビリテーション病院へ転院して機能回復に専念する．治療が無事終了した段階で医療は終了するが，がんや循環器疾患などの生活習慣病の場合では，外来において引き続き診療が継続される．そして，ある期間を経て，それらの疾病の合併症が発生，あるいは新たな疾病が発症した時，通常は同じ医療機関で治療が継続されるが，往々にして他の医療機関を受診することもある．その時に充分な医療情報が共有されなければ，そこで医療は断絶することになる．疾病の自然史の視点から現在の医療のあり方を考える時，従来の医療は断片的であるといわざるを得ない．

1990年代，米国において医療の効率性を求めてマネージドケアが導入され，その発展段階で，疾病管理の概念が導入された．疾病管理は，一人の人間を疾病として見るのではなく，一人の人間の生涯に重点を置いて，継続性のある質の高い医療を提供するという視点でとらえるものである．

ここで疾病の自然史の観点から，疾病管理の概念について簡単に紹介する．

病気やその合併症を予防する方法には，3つの段階がある．まず，病気の原因を絶つ一次予防である．一次予防には第一に生活習慣の改善を通した健康増進対策がある．運動を奨励し，喫煙対策や飲酒対策がこれに当たる．第二に，職場などの環境における危険因子の削減を目指す健康保護対策がある．職場の安全や健康，環境保健が含まれる．第三に，病気の発生の予防を目指す疾病予防があり，感染症予防や母子保健，循環器疾患の予防がこれにあたる．

次に，二次予防として，病気の早期発見と早期治療がある．二次予防は，疾病の発見とリスク発見に分けられる．前者では，多数の対象者の中から少数の異常者を発見するため，効率と精度管理が重要であり，後者では，発見した対象のリスクを低減していかなければならないため，追跡管理システムが重要である．

三次予防は，リハビリテーションで社会的不利の予防である．

これまでの医療は，疾病の自然史の中の，ある時期の出来事に焦点をあてたものであった．疾病の予防から発症，そしてリハビリテーションから社会復帰，そして死亡に至る人の生涯に視点をおいた時，疾病管理の重要性が理解できる．疾病管理の本質は，生活習慣病を中心とした慢性疾患について，予防からターミナルケアまで一貫して，医療資源を効率的に用いるための手段である．患者と医療提供者のコミュニケーションを促し，患者の自己管理を支援するための仕組みといえる．

それでは，疾病管理は誰が責任を持って行うのか．第一義の責任者は個人である．個人の自主的な健康管理があって初めて可能となる．その前提の上で，地域における各種の機能の異なる医療機関や医療関連機関，さらに行政が互いに連携をとり，患者情報を共有し，継続性のある質の高い医療を提供する環境を作ることが大切である．外来診療においては，疾病管理と療養指導についての充分な知識の上に立った実践が求められている．

5. 基本的診察法

地域医療支援病院は，他の医療機関からの紹介患者に対する専門的医療の提供と救急患者の診療がその主な役目である．患者のプライマリーケアは，診療所や一般病院が担当し，救急診療や入院診療，あるいは専門的な医療は地域医療支援病院が担当する．したがって，地域医療支援病院で勤務する医師としては，まずは医師としての基本的な診察法，とりわけ，救急現場における基本的な診察法を習得しなければならない．地域医療支援病院に必要な特別な診察法があるのではない．どの医師にとっても，充分な病歴聴取，視診，聴診，打診，触診を駆使した全身の系統的な身体診察が基本である．その上で，専門的な診察技能を身につける必要がある．

他の医療機関から紹介を受けた時，その紹介の目的をよく理解し，目的に応じた的確な支援を行うことが必要である．地域医療支援病院の役目として，救急医療以外に，専門的治療が頻繁に求められる．心不全の診断と治療，急性冠症候群におけるカテーテル治療のような専門的な技術，あるいは，がん診療においては，がんの診療計画を作成し，内科，外科，放射線科，薬剤部等が集学的な診療を行うことが求められる．

1章　地域医療の現場

「大腿骨頸部骨折」地域連携パス　（人工骨頭置換術・早期荷重可能な骨接合術共通）

【　医療法人　仙養会　北摂総合病院　】

月 / 日	/	/	/	/
経過(日または月単位)	1日目		日目	日目
日時 (手術日・退院時等)	入院日	手術日	術翌日	術後3日目
達成目標	■手術可否判断や手術日の決定を行います.	■手術を行います.	■車イスに乗り移ります.	■立位や歩行の訓練を開始します.
治療・薬剤 (点滴・内服等)		■手術前・手術後に点滴を行います.	■手術後3日間は点滴を行います. ■血栓を予防するために予防薬を投与します.
処置	■足を牽引します.	■血栓除去予防のための処置を行います.	■創の処置を行います.	■創の処置を行います.
検査	■手術のために採血やレントゲン検査を行います.	■手術後にも採血やレントゲンを行います.	■必要に応じて, 採血を行います.	■必要に応じて, 採血を行います.
安静度・リハビリ (PT等の指導を含む)	■手術日以外はベット上でリハビリを行います.			■車イスに乗れるようになれば, リハビリ室でリハビリを行います.
食事 (栄養士の指導を含む)	■通常通りに食事をします.	■手術日は絶食です.	■通常通り	
清潔	■体を拭きます.	■術野の処置	■体を拭きます.	■傷を保護するテープを貼れるようになれば, シャワーが可能です.
排泄	■ベットの上で排尿・排便をします.			
患者及び家族への説明	■治療方針や手術の方法等について説明します.	■手術の結果説明を行います.	■必要に応じて, 術後の経過について説明を行います. ■転院先の病院への調整等を行い, 転院の日時を決定します.	

図1-14　「大腿骨頸部骨折」地域連携パス、患者さま用(高槻市医師会)

6. 医療記録

　機能の異なる医療機関同士が, 共通の目標に向かって連携し, 協働して医療活動を行う上で, 患者情報の共有は不可欠の要件である. 医療記録を記載する際に注意すべき点は, 誰がみても分かる書体と記載を心がけることである. 医療記録は, 医師だけが使用するものではない. 医療に関わる全ての関係者が閲覧し, 利用するものである. したがって他の医療専門職

3. 疾病管理と療養指導

患者さま用

【　　　　　　　　病院　】

/ 日目 術後　　日目	/ 日目【退院日】 術後　　日目	/ 1日目【転院日】 術後　　日目	/ 1ヵ月	/ 2ヵ月程度 退院日
■転院先の病院へ確認を行います．	【退院目標】■創治癒■車イスへの移動が可能	■立位・歩行訓練や日常生活の訓練を行います．		【退院目標】■T杖歩行■受傷前の生活動作可能
	■必要に応じて退院時の薬をお渡しします．			
■10日程度で抜糸します				
■必要に応じて，採血やレントゲンを行います．		■必要に応じて，採血やレントゲンを行います．		
		■再評価や訓練の計画を行います．	■リハビリ室にてリハビリを行います．	
		■通常通り		
		■シャワー・入浴が可能です．		
■車イスに乗れるようになれば，トイレへ行けます．		■自分で排尿・排便が可能です．		
	■転院に関する注意事項等の説明を行います．	■今後の治療方針について説明を行います．	■リハビリの経過について説明を行います．	■退院についての説明を行います．

や事務職にも分かる記載が必要である．ある特定の職種にしか理解できない略語や専門用語の使用は極力控えるべきである．

　医療記録の記載者は受け持ちの医師や看護師だけでなく，複数の医療関係者である．このため医療記録が誰の手によるものか特定することができるよう，記録者は記録した時間と自身の名前をカルテに記載する必要がある．加えて，地域医療支援病院においては，連携をとる各種の医療機関と

の情報のやり取りが大変重要な業務となる．記録した時間，校正履歴，記録者の名前が自動的に保存され，医療記録が活字体でデジタル表示され，さらに必要な各種の医療情報がコンピュータ端末から比較的容易に取り出せる医療情報システム（電子カルテ）は，医療連携の観点からも必須のものとなるであろう．

7. 診療計画

　脳卒中や心筋梗塞，糖尿病や大腿骨頸部骨折等の治療，さらには，がん診療においても，医療機関の役割分担が進められている．機能と役割の異なる複数の医療機関が連携をとり，医療の質の保障と安全，安心の確保を図ることが以前にもまして重要となっている．現在，都道府県や保健所，医師会や地域の基幹病院が主導して，複数の医療機関が疾病の自然史の時期ごとに分担して医療を提供するシステムができあがりつつある．その中で，各医療機関が，標準化された診療体系に基づき協働して疾病管理に当たることができるよう，疾病管理の全体像を構造的に可視化し，それぞれの医療機能に応じた役割や治療内容を明示したものが作成されている．これを地域連携クリティカルパス（あるいは，地域連携パス）とよんでいる．地域医療支援病院においては，専門学会が作成するガイドラインに沿った診療計画を立て，それを連携する医療機関で共有し，それぞれの医療機関の役割分担を明確にし，関係する医療職種が協働して治療に関与することが必要である．高槻市医師会が作成した，大腿骨頸部骨折の患者用の地域連携パスを紹介する（図1-14）．通常，入院前日に入院となり，手術後14日前後で退院，あるいは必要に応じてリハビリテーション施設に転院となり，約2ヶ月程度で自宅に退院となるまでの過程が一瞥して理解できるようになっている．

8. まとめ

　地域医療支援病院は，救急医療を実施するとともに，他の医療機関からの紹介患者を積極的に受け入れ，病状の安定した患者は，地域の医療機関で継続して治療を受けることができるよう逆紹介することで都道府県知事より認可された医療機関である．地域のプライマリ・ケアを担う診療所や中小の病院からの紹介患者は如何なる理由であっても，これを断ることな

く積極的に受け入れなければならない．連携する医療機関同士，互いの役割を理解し，尊敬しあう関係を築き上げ，それを維持し向上させることができるよう不断の努力が必要である．

（文責：木野昌也）

参考文献

1) 健康日本21総論：
   http://www.kenkounippon21.gr.jp/kenkounippon21/about/souron/index.html
2) Lilley R：疾病管理 Disease Mannagement（池上直己監訳，今井博久訳，監訳者の序），じほう，2001
3) 松田晋哉，坂巻弘之：日本型疾病管理モデルの実践．じほう，2004
4) フィリップ・タマルティ：よき臨床医をめざして　全人的アプローチ（日野原重明，塚本玲三訳），医学書院，1997
5) ローレンス・ティアニー，松村正巳：ティアニー先生の診断入門．医学書院，2008

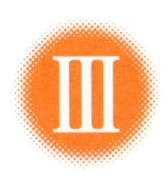

III 入院医療

1 地域医療支援病院における入院医療の特性

概要

地域医療支援病院は，医療施設機能の体系化の一環として，患者に身近な地域で医療が提供されることが望ましいという観点から，「紹介患者に対する医療提供，医療機器等の共同利用の実施等を通じて第一線の地域医療を担うかかりつけ医等を支援する能力を備え，地域医療の確保を図る病院として相応しい構造設備等を有する」病院として，都道府県知事により個別に承認されている．

1. 役割

①かかりつけ医等からの紹介患者に対する医療の提供

1章　地域医療の現場

　　②医療機器の共同利用の実施
　　③救急医療の提供
　　④地域の医療従事者に対する研修の実施

2. 地域医療における臨床研修の基本理念

　医師は単に専門分野の負傷または疾病を治療するだけでなく，患者の健康と負傷または疾病を全人的に見ることが期待され，医師と患者及びその家族との間での充分なコミュニケーションのもとに総合的な診療を行うことが求められている．

　「臨床研修の到達目標」の中で，臨床研修の理念として，「医師が，医師としての人格をかん養し，将来専門とする分野にかかわらず，医学及び医療の果たすべき社会的役割を認識しつつ，一般的な診療において頻繁にかかわる負傷または疾病に適切に対応できるよう，プライマリ・ケアの基本的な診療能力（態度・技能・知識）を身につけることのできるものでなければならない」と謳われている．

　地域医療の研修する際に，以上の理念を念頭に置き，指導医や上級医，かかりつけ医，看護師，薬剤師等の関係医療職種と協働して患者の日常生活やその地域の特性に即した医療について情報を共有し，地域の他の医療機関とも連携を取りながら総合的な入院診療を実践することが求められている．

3. 患者一医師関係

　患者やその家族はさまざまな疾病や障害を有して藁をもすがる思いで来院してくる．患者を全人的に理解し，患者・家族と良好な人間関係を確立するためには，患者・家族との間での充分なコミュニケーションのもとに，患者の人格と尊厳を最大限尊重し，自分の肉親だったらどうするか自問しながら接することが大切である．

4. インフォームド・コンセント

　医師と患者・家族が共に納得できる医療を行うために，医師は必要かつ充分な情報を提供したうえで，患者の自己決定に基づいて治療を行う必要がある．

医師が患者・家族に説明する時の注意点として，「医療の専門用語は難しい」ことを知っておくことがある．同じ日本語でも受け止め方は異なることが多いし，ワープロ変換ですぐにでてこないような言葉は，理解が難しいことがある．患者・家族が理解できるような説明の仕方が求められる．患者・家族と良好なコミュニケーションが得られることが信頼関係の構築につながる．

5. 応招義務

医師法第19条第1項は，「診療に従事する医師は，診察治療の要求があった場合には，正当な事由がなければこれを拒んではならない」と規定されている．

基本的に，診察要請があれば患者を診察する義務（応招義務）があることを認識しておく．

6. 守秘義務

医療関係者が知りえた患者情報は，患者・家族にとって極めて秘密性の高いものである．医師は刑法第134条第1項により守秘義務が規定されており，これを遵守し，患者のプライバシーに配慮しなければならない．

医師が守秘義務を免れるのは，患者本人や相続人が同意・承諾して守秘義務を免除した場合か，患者・家族の利益よりも社会的・公共的な利益が優先される場合である．

7. チーム医療

医療の現場では，患者の状態に合わせて，医師，看護師，薬剤師，理学療法士，栄養士，メディカルソーシャルワーカーなどさまざまな医療関連職種の専門家たちが連携し，治療や療養のサポートを行うチーム医療が行われている．医療の主体は患者であり，医師は医療関連職種の専門家たちと協働して患者にかかわることで，医療の質を高め，安全を確保することが可能となる．チーム医療を行うことで患者の満足度も高まり，よりよい医療の実践が可能となる．

研修医としては，医療チームの一員として，指導医や専門医，同僚や他の医療従事者，外部関係機関の担当者等との間で，適切なタイミングでの

コンサルテーション，コミュニケーションができるようになることが求められている．特に指導医・上級医に対しては報告・連絡・相談（ホウレンソウ）を怠らないことが重要である．

8. 医療面接

患者・家族との信頼関係を構築し，診断・治療に必要な情報が得られるような医療面接を行うために，医師としてまず身なりを整える（清潔感のある服装，無精ひげを生やさない，白衣のボタンを留める等）ことが大切である．そのうえで，患者が話しやすい雰囲気づくりをする．患者の目を見てお互いの名前を紹介する．オープンクエスチョンを用いて問いかけ，患者に自由な答え方を促し，聴く姿勢を示し，アイコンタクトやうなずき，相槌を入れ，訴えを要約し，不明な点は質問し，問題点を確認する．患者の話を途中でさえぎったり，腕組みをして聴いたりしないことは基本で，傾聴することが大切である．

9. 基本的な身体診察法

患者が診察室に入ってきたときから五感プラス第六感も含めて患者の動作や表情をよく観察する．

診察にあたっては，その地域特有の疾患や年齢構成など個別の特性についても考慮したうえで，病態の正確な把握ができるよう，身体診察を系統的に行う．冷たい手や冷たい診察用具は患者の緊張を高めてしまうので注意しなければならない．

救急患者の診察に当たっては，問診や家族，救急隊員からの情報，臨床症状やバイタルサイン等から患者の重症度，緊急性の把握に努め，必要な検査，治療計画を迅速に立てることが重要である．

（文責：後藤研三）

② 入院診療計画

1. 医療の社会性

わが国では，1922年，労働者を対象とした健康保険法が制定された．1938年に市町村単位の国民健康保険法が制定され，1961年に改正国民健康保険法，国民年金法により，国民皆保険，国民皆年金制度が実施された．それ以来，国民皆保険制度とフリーアクセスのもと，すべての国民が保険証1枚で一定の自己負担のもと，全国どこの保健医療機関においても必要な医療サービスが受けられるようになった．

しかし，近年の急速な少子超高齢化，医療技術の進歩，国民の医療に対する意識の変化等，医療を取り巻く環境が変化してきている．このような中で，限られた医療資源を有効に活用し，国民皆保険制度，社会保障制度を維持しながら質の高い医療を実現するために，地域の医療機関が機能分化と連携を図り，急性期から回復期を経て維持期に至るまで，地域全体で切れ目なく必要な医療を提供する体制の整備が図られてきた．

急性期病院の整備もその一つであり，急性期入院加算や各種入院加算を診療報酬に盛り込み，社会的入院や平均在院日数を減らし，「施設から地域へ，医療から介護へ」の方向性を示した．

わが国では，入院診療も保険診療が主体である．以下に診療に関係する法律，倫理，また万一診療に伴い生じた健康被害の救済法等について述べる．

2. 保険医・保健医療機関の責務

医師が保険医療機関で保険診療を行うには，勤務先保険医療機関の所在地を管轄する地方厚生局長へ申請し，保険医として厚生労働大臣の登録を受けなければならない．「保健医療機関において診療に従事する保険医は，厚生労働省令の定めるところにより，健康保険の診療に当たらなければならない」（健康保険法第72条）とされている．保険診療を行うに当たって順守すべき基本的事項を定めたものが厚生労働省令である．

臨床研修を行うに当たっては，保険診療の前提として，医師法・医療法・薬事法等を遵守する必要がある．

3. 医師法

医師法第1章第1条には，医師の任務として「医師は，医療及び保健指導を掌ることによって公衆衛生の向上及び増進に寄与し，もって国民の健康な生活を確保するものとする」と記されている．また，第17条では，「医師でなければ，医業をなしてはならない」，18条では，「医師でなければ，医師またはこれに紛らわしい名称を用いてはならない」と記載されている．医師は弁護士と並び業務独占，名称独占資格であり，社会的に非常に強い資格で守られている．

4. 医療法

1948年に施行された医療の基本法で，医療提供体制の確保を通じて国民の健康を保持することを目的として制定された．最近では，高齢化の進展等に伴い，良質な医療を効率的に提供する体制を確立するために2007年に改正された．主要項目としては，「患者等への医療に関する情報提供の推進」，「医療機能の分化・連携推進」，「医療安全確保の体制の義務付け」，「医療従事者の資質向上」等がある．

5. 薬事法

医薬品，医薬部外品，化粧品及び医療機器（医薬品等）に関する運用などを定めた法律である．目的は，医薬品等の品質，有効性，安全性の確保のために必要な規制や，必要性の高い医薬品等の研究・開発の促進に必要な措置を講じ，保健衛生の向上を図ることである．

6. 公的医療保険

健康保険組合を持たない企業の従業員で構成される，全国健康保険協会管掌健康保険（協会けんぽ），企業や企業グループ，同種同業の企業，一部の地方自治体で構成される健康保険組合が運営する組合管掌健康保険（組合健保），市町村が行う保険で，被保険者の払う保険料のほか，国や都道府県，組合からの支出金や拠出金などでまかなわれている国民健康保険（国保），75歳以上の高齢者を対象とする後期高齢者医療制度などがある．

7. 公費負担医療

　国または地方公共団体が特定の対象者に対して，公費によって医療に関する給付を行う制度であり，国の法律に基づくものや地方自治体の条例に基づくものなどあり，複雑である．

　生活保護を受けている患者については公的扶助制度により医療給付が行われる．

8. カルテ記載・診療報酬・レセプト

　医師法第24条には，「医師は，患者の診療を行った場合には，遅滞なく，必要な事項を診療録に記載しなければならない」とされ，診療録の保存についても規定されている．

　この診療録をもとに，「診療報酬点数表」や「薬価基準」にあてはめて点数化したものが診療報酬請求書（レセプト）である．作成されたレセプトは医療機関から支払基金を経て保険者側に送付され，それに基づいて医療機関に医療費が支払われる（出来高払い）．

　これに対し，診断群別に診療報酬点数を定め，主たる疾患に対して診療報酬の支払いを行う方式が「包括払い」であり，日本独自の包括払い方式が「DPC/PDPS」で，特定機能病院，地域医療支援病院及び急性期病院の多くで採用されている．

9. 後発医薬品（ジェネリック医薬品）

　後発医薬品とは，先発医薬品と同一の有効成分を同一量含む同一投与経路の製剤で，効能・効果，用法・用量が原則的に同一で，先発医薬品と同等の臨床効果が得られる医薬品をいい，ジェネリック医薬品ともよばれている．

　成分は同じでも品質が同じとは限らないが，薬剤費が新薬と比べ安くなるため，患者負担の軽減や医療保険財政の改善にもつながるため，厚生労働省が推奨している．

10. 医の倫理

　医の倫理は医師のあるべき姿を示したものといえる．歴史的には，紀元前5世紀に書かれた「ヒポクラテスの誓い」が有名である．1508年，ドイ

ツの大学で初めて医学教育に採用され，以後北米のほぼすべての医学校の卒業式に誓われているが，一部は内容的に古くなり，現在の医学にはそぐわない部分もある．

　日本では，奈良時代から僧侶は大陸から伝わってきた「五明」を学び，その一つに医・薬に関する「医方明」があった．984年に鍼博士丹波康頼が編纂し朝廷に献上した「医心方」が日本現存最古の医学書である．その中に「大慈惻隠之心」と記載されており，「大きな慈しみの心を持って憐れみいつくしむ」という仏教的慈悲の心を説いている．その後も「医は仁術」という考えが踏襲され「赤ひげ先生」が医師の鑑とされてきた．

　しかし近年では，「医師の善意に基づく慈善の行為」ではなく，「個人の尊重」と「個人の自己決定権」が基盤となってきた．また，医療技術のめざましい発展により，終末期医療や高度先進医療，生殖医療などで新たな倫理的問題が生じてきており，「医の倫理」は社会全体人類全体で考えるべき永遠の課題となりつつある．

　いずれにしても医師として，生涯にわたる知識・技術の習得，医学の進歩・発展への貢献，品位の向上と保持に努めることが基本的な責務であり，そのうえで患者に対する責務（説明と同意，診療録の記載，EBMに基づく診療，プライバシーや人権に対しての配慮など）を果たすことが求められる．

　前述した（業務独占，名称独占）ように医師は非常に強い資格であるので，医師法や医の倫理に反し，医師としての品位を損するような行為のあった時は医師法第7条により，医道審議会によって何らかの行政処分がなされるので，医師としての自覚をもって行動することが大切である．

11. 医薬品副作用被害救済制度及び生物由来製品感染等被害救済制度（救済制度）

　国から認可された医薬品は，今日の医療上，必要不可欠なものとして国民の生命，健康の保持増進に大きく貢献している．しかし，医薬品は有効性と安全性とのバランスの上に成り立っており，その使用にあたり，副作用や感染等を完全に防止することは困難である．

　こうしたことから，医薬品や生物由来製品を適正に使用したにもかかわらず発生した副作用または感染等による健康被害者の迅速な救済を図ることを目的として独立行政法人医薬品医療機器総合機構が設置されている．

③ 退院療養計画書など

(文責：後藤研三)

概　要

　国は来るべき少子超高齢化社会に向けて今後の医療・介護の在り方として，平成24年度の診療報酬・介護報酬の改定で，地域完結型医療の実現に向けて，「医療と介護の役割分担の明確化と地域における連携体制の強化の推進及び地域生活を支える在宅医療等の充実」を重点課題とし，「病院・病床機能の分化・強化と連携」「在宅医療の充実」「平均在院日数の減少」等をかかげ，「施設から地域へ，医療から介護へ」の方向性を示した．

　平成18年3月までは，1ヵ月以上の入院の場合，退院前に，①患者氏名，②病棟・病室，③医師名・医師以外の担当者，④退院予定日，⑤退院後の治療計画，⑥退院後の療養上の留意点，⑦退院後必要となる保健医療サービス・福祉サービス，⑧その他，などを記載した書類（退院療養計画書）を作成し，このような内容の指導を医師が行うと退院指導料が算定できたが，平成18年の医療法改正で，計画書の作成・交付は努力義務化され，指導料は削除された．

1. 退院支援と退院調整

　こうした中で，病院から在宅へ患者がよりよい状態で移行できるよう手助けするシステムが「退院支援・退院調整」である．平成22年に新設された「急性期病棟等退院調整加算」，「慢性期病棟等退院調整加算」に分かれていたものが平成24年度の改定では退院調整加算1（主として急性期病院の入院患者：イ.14日以内，ロ.30日以内，ハ.31日以上）及び退院調整加算2（主として長期療養に関連した病床の入院患者：イ.30日以内，ロ.31日以上90日以内，ハ.91日以上120日以内，ニ.121日以上）に整理され，「退院困難な要因を有する患者を入院後7日以内に抽出し，できるだけ早期に患者家族と退院後の生活について話し合う．そして入院後7日以内に退院支援計画の作成に着手すること」といった日数を含めた算定要件が明記

1章　地域医療の現場

された．

　さらに，患者の同意を得て，疾患名，当該保険医療機関の退院基準（標準的入院期間），退院後に必要とされる診療等在宅での療養に必要な事項を記載した「退院支援計画」を策定し，当該患者に説明し，文書により提供するとともに，当該患者の治療等を担う別の保険医療機関と共有したときは地域連携計画加算が算定できるようになった．

　また，入院中の患者について，退院後の在宅療養を担う保険医療機関の医師または当該医師の指示を受けた看護師等が，患者が入院している病院に赴いて，患者の同意を得て，退院後の在宅での療養上必要な説明及び指導を，病院の医師または看護師等と協働して行った上で，文書により情報提供した場合に患者の退院後の在宅療養を担う保険医療機関で退院時共同指導料が算定できるようになった．

　さらに，外泊時の訪問看護については退院前訪問指導料が，退院当日の訪問看護についても訪問看護ステーションが退院支援指導加算として請求できるようになった．悪性腫瘍の在宅患者に対する緩和ケアまたは褥瘡ケアのため，医療機関から専門看護師が訪問した場合には在宅患者訪問看護・指導料が新設された．このように国は医療資源の有効利用のため，「施設から地域へ，医療から介護へ」を推進している．

　以上のことから，急性期病院，特に地域医療支援病院においては，「治療がすんだら退院する」ということを入院前から患者・家族に啓発することが大切である．

　急性期病院や地域医療支援病院で臨床研修を行うに当たっては，以上のような点に留意し，入院早期から退院後の生活の場へスムーズに移行できるよう，地域連携室のスタッフを中心に，医師，病棟看護師，専門看護師，退院調整看護師，メディカルソーシャルワーカー，理学療法士，かかりつけ医，訪問看護ステーションのスタッフなどが患者の状態に合わせた医療，福祉サービスの提供内容を検討することが大切である．このことが患者・家族に充分説明し，皆が理解・納得のいく医療を提供することにつながる．

　さらに，地域医療支援病院として，医師や専門看護師・認定看護師・薬剤師等が地域に出向き，専門的知識や在宅医療で使用する医療機器の使用法，薬剤の使用法などを指導することも重要な役目である．

（文責：後藤研三）

参考文献

1) 厚生労働省ホームページ　http://www.mhlw.go.jp/
   平成23年版厚生労働白書　http://www.mhlw.go.jp/wp/hakusyo/kousei/11/
2) 日本医師会ホームページ「医の倫理の基礎知識」　http://www.med.or.jp/doctor/
   WMA医の倫理マニュアル，日本医師会，2007
3) 真野俊樹：行動目標達成のための「医療の社会性」ポイント60．日本医療企画，2004

④ 緩和ケア，終末期医療

1. はじめに

　緩和ケアは，積極的抗がん治療が困難になった患者の終末期のケアとして発達してきた．しかし，現在では「包括的がん医療」の一部として，がん医療そのものに組み込まれている．化学療法を中心とした抗がん治療が外来治療に移行するようになった．地域医療支援病院における緩和ケアも在宅緩和ケアとの連携で行われるが，終末期をどこで迎えるのがよいのかは，ニーズの多様化から，患者個々での検討が必要となる．

2. 緩和ケアとは

　緩和ケアについて2002年のWHOの定義がわかりやすい．この定義によれば，「緩和ケアとは，生命を脅かす疾患による問題に直面している患者とその家族に対して，痛みやその他の身体的問題，心理社会的問題，スピリチュアルな問題を早期に発見し，的確なアセスメントと対処（治療・処置）を行うことによって，苦しみを予防し，和らげることで，クオリティ・オブ・ライフを改善するアプローチである」（http://www.who.int/cancer/palliative/definition/en/ より抜粋）

　以前は緩和ケアの対象疾患はがんのみであったが，この定義では「生命を脅かす疾患」に拡大され，今や緩和ケアの精神は，すべての疾患を対象にするといっても過言ではない．また，患者だけでなく，その家族もケアの対象になることを忘れてはならない．また，緩和すべき症状としては，単なる身体症状だけでなく，患者・家族が直面するすべての問題（全人的

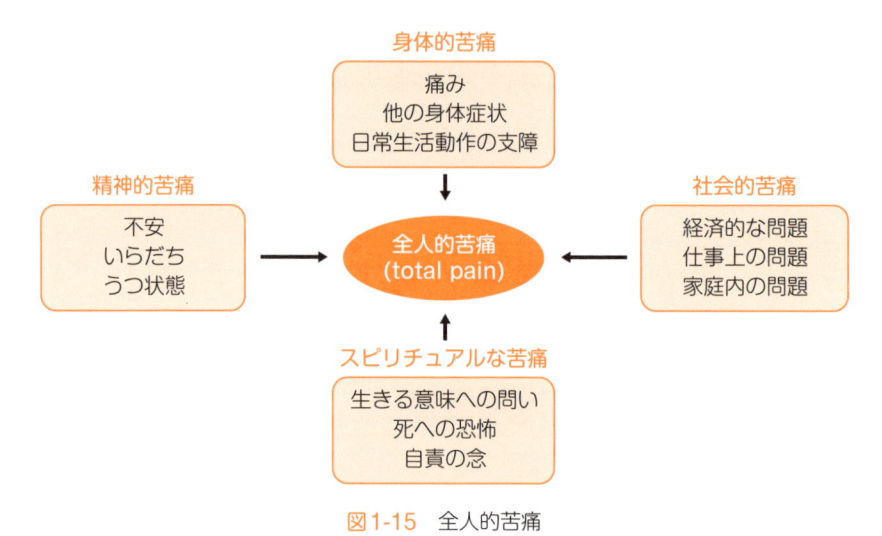

図1-15 全人的苦痛

身体的苦痛
- 痛み
- 他の身体症状
- 日常生活動作の支障

精神的苦痛
- 不安
- いらだち
- うつ状態

社会的苦痛
- 経済的な問題
- 仕事上の問題
- 家庭内の問題

スピリチュアルな苦痛
- 生きる意味への問い
- 死への恐怖
- 自責の念

→ 全人的苦痛（total pain）

淀川キリスト教病院編，ターミナルケアマニュアル（第2版），最新医学社，1992.
Saunders, C.M., ED. The management of terminal illness, 2nd ed. London, Edward Arnold, 1985.

苦痛）がケアの対象となる．全人的苦痛（total pain）は，身体的苦痛，精神的苦痛，社会的苦痛，スピリチュアルな苦痛の四側面から考えると理解しやすい（図1-15）．

全人的に対応するためには，チーム医療が必須で，地域医療支援病院内のリソースを活用する必要がある．身体症状の緩和に関しても，専門的各診療科，専門看護師（がん看護），認定看護師（緩和ケア，がん化学療法，がん性疼痛），心理療法士，理学療法士，作業療法士，言語聴覚士，管理栄養士，薬剤師（がん専門薬剤師）などとの協働作業となる．ただし，各部門や専門職に依頼するだけでは解決にならず，院内のネットワークを作って，主治医として最後まで関わる姿勢が大切である．

また，退院して地域に帰る場合には，部門的には地域連携部門や退院支援部門，職種的にはメディカルソーシャルワーカー，退院支援看護師などとの連携が欠かせない．地域医療支援病院が，がん診療連携拠点病院かどうか，緩和ケア病棟があるかどうかなどで果たす役割は異なるが，最近の基幹病院は緩和ケアチームを備えていることが多い．緩和ケアチームは，がん治療の早期からの関わりと症状の緩和のほかに，在宅移行のための支援を行っている．

一方，地域には24時間対応が可能な在宅療養支援診療所や訪問看護ステーションがあり，それらと連携して在宅緩和ケアを行うことになる．終末期でも退院の可能性やニーズがあるときは，症状緩和と並行して早い時点で退院支援を開始することが大切である．自宅での介護力，家の構造や生活状況なども参考にして，入院中から在宅を視野に入れた治療・ケアを選択する．そして，在宅ケア医，訪問看護師，ケアマネジャーらと退院前カンファレンスを開催する（院外のネットワークを作る）．地域の専門職種と連携して在宅に移行した後も，在宅ケア医から要望があれば夜間救急を含めて積極的に対応することが求められる．

3. 基本的な緩和ケア（WHO方式がん疼痛治療法を含む）

がん患者の症状は，終末期はもちろん診断，治療の早期から，放置したり我慢させたりせずに，関心を持って積極的に緩和する必要がある．がんの種類や病期によって症状も異なるが，治療中は治療に起因した副作用対策が重要となる（嘔気，食欲低下，下痢などのほか，放射線治療や分子標的薬治療による皮膚障害，神経障害など）．

終末期に最も頻度の高い症状である「疼痛」の治療には精通しておく必要がある．がん疼痛の治療では，「WHO方式がん疼痛治療法」が有名である．これを紹介した「がんの痛みからの解放」第1版が1986年にWHO（世界保健機関）から出版されてからすでに20年以上が経過するが，その考え方は今でもがん疼痛治療の基本となっている．がん疼痛の治療を単なる対症療法と考えてはならない．丁寧な診察はもちろんであるが，必要なときには画像診断や専門各科への対診による評価を行い，それに基づく適切な治療の選択が必要となる．非薬物療法（放射線療法，神経ブロックやケア）が有効な場合には，薬物療法と並行して行う必要がある．治療の目標を設定し，鎮痛薬や鎮痛補助薬を適切に選択するのはもちろんであるが，単なる身体的な痛みだけでなく，心理社会的，スピリチュアルな側面への配慮も大切になってくる（全人的ケア）．

WHO方式がん疼痛治療法は，使用される主な薬剤（表1-15），治療にあたって守るべき「鎮痛薬使用の5原則」（表1-16）と，痛みの強さによる鎮痛薬の選択と段階的な使用法を示した「3段階除痛ラダー」（図1-16）から成り立っている．最近ではオピオイドだけでも種類，剤型も多数があり，

1章 地域医療の現場

表1-15 WHO方式がん疼痛治療法の鎮痛剤リスト（一部改変）

薬剤群	代表薬	代替薬
非オピオイド鎮痛薬	アスピリン アセトアミノフェン イブプロフェン インドメタシン	ナプロキセン ジクロフェナク フルルビプロフェン
弱オピオイド （軽度から中等度の強さの痛みに用いる）	コデイン	ジヒドロコデイン トラマドール アヘン末
強オピオイド （中等度から高度の強さの痛みに用いる）	モルヒネ	オキシコドン フェンタニル ブプレノルフィン

（わが国で入手できる薬剤のみ記載）

表1-16 鎮痛薬使用の5原則

1. 経口的に
   (by mouth)
2. 時刻を決めて規則正しく
   (by the clock)
3. 除痛ラダーに沿って効力の順に
   (by the ladder)
4. 患者ごとの個別的な量で
   (for the individual)
5. その上で細かい配慮を
   (with attention to detail)

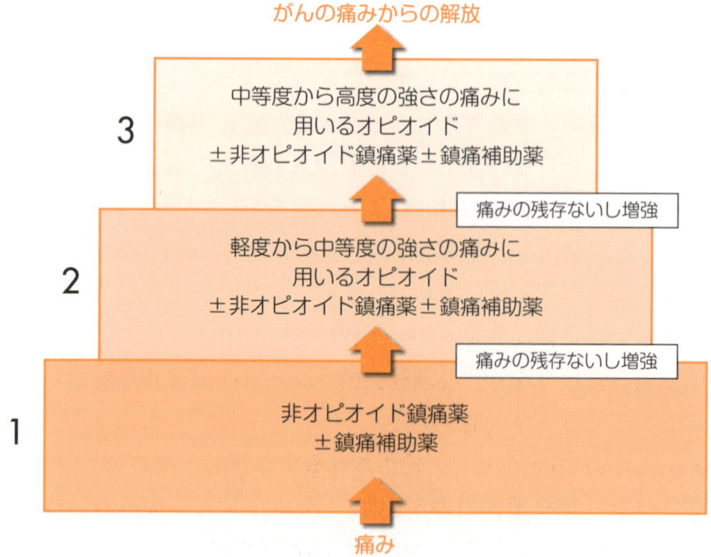

がんの痛みからの解放

3　中等度から高度の強さの痛みに
　　用いるオピオイド
　　±非オピオイド鎮痛薬±鎮痛補助薬

痛みの残存ないし増強

2　軽度から中等度の強さの痛みに
　　用いるオピオイド
　　±非オピオイド鎮痛薬±鎮痛補助薬

痛みの残存ないし増強

1　非オピオイド鎮痛薬
　　±鎮痛補助薬

痛み

図1-16　3段階除痛ラダー

使いこなすのは容易ではないが，ガイドライン的な出版物も多数あり，少なくとも1冊は通読しておく必要がある．また，疼痛以外にも緩和すべき症状は多岐にわたり，集学的にチームで対応する必要がある．ガイドラインとしては，がん疼痛の薬物療法に関するガイドライン（2010年版），苦痛緩和のための鎮静に関するガイドライン（2010年版），がん患者の消化器症状の緩和に関するガイドライン（2011年版），がん患者の呼吸器症状の緩和に関するガイドライン（2011年版）などが，緩和医療学会のホームページで利用できるほか出版もされている．さらに，同ホームページでは終末期がん患者に関する輸液治療のガイドライン，終末期がん患者泌尿器症状対応マニュアル，がん補完代替医療ガイドラインなども利用できる（日本緩和医療学会ガイドライン http://www.jspm.ne.jp/guidelines/index.html）．

4. がん患者のとのコミュニケーション

いわゆるインフォームド・コンセント（説明と同意）の概念が導入されてから，がん患者本人への告知は積極的に行われるようになり，以前のような未告知の患者は激減したが，逆に言いっぱなしのケースが増えて問題となっている．現在でも，がんと告げられた患者の衝撃は以前と変わることはなく，がん患者のうつ・適応障害の頻度と自殺率は有意に高いと報告されているので，告知に特別な配慮が必要であることは論を待たない．

告知に限らず，がん患者とのコミュニケーションにはいろいろな配慮が必要であり，基本的なコミュニケーション・スキルを身につけておく必要がある．準備（時と場所の適切な設定，身だしなみ，座る位置の配慮など）を行い，オープンクエスチョンを用いて問いかけ，患者・家族から積極的に話してもらうように促し（目や顔をみる，相槌を打つなど），聞き手は相手の話を遮らないようにして傾聴することが大切である．そして，相手の思いを共感するためには，繰り返し（相手のことばを繰り返す），沈黙，探索（気持ちを探る），言い換え（別のことばで言い換える），保証（気持ちが理解できることを伝える）などのスキルを用いたりする．

さらに，難治がんの診断やがんの再発，治療の中止などの「悪い知らせ」を伝えるときには，さらに一層の配慮が必要である．これらのコミュニケーションの方法には，SPIKESやSHARE protocolなどがあり，系統的に学

んでおく必要がある．また，「悪い知らせ」を伝えた後には，一層の関わりが必要なのはいうまでもない．

　患者・家族はそれぞれの価値観を持っており，日本人に共通したものもあれば，その人が育った環境，教育歴，職業歴で異なる価値観もあり，それらを尊重することが大切である．決して医療者の価値観を押しつけてはならない．今後の経過の説明，過ごし方の相談などを通じて，その患者の死生観，宗教観なども共有することができれば，全人的ケアが可能となる．また，そのような患者・家族への配慮を通じて，医師自身の死生観，倫理観，医療観を確立していくことが必要となる．

（文責：木元道雄）

参考文献

1) World Health Organization. Cancer Pain Relief, 2nd ed, World Health Organization, Geneva, 1996（世界保健機関 編．がんの痛みからの解放（武田文和訳），第2版，金原出版，1997）

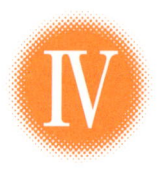

IV 他機関・職種との連携，情報共有

1 地域医療支援病院に関わる施設

概要

　大病院で研修すると，そこだけで医療が完結しているような錯覚に陥る．しかし，実際は，他の医療機関や介護施設・介護支援専門員などとの連携なくしては，効率的な医療提供も健全経営もできない．それぞれに特色があり，地域において一定の役割を担っているのである．医療機関が役割を分担する「機能分化」，また，地域全体で医療を行う「地域完結型医療」が求められている．また，日常生活圏域で保健（予防），医療，介護，生活支援，そして住まいを一体的に提供する「地域包括ケアシステム」という概

念も定着してきている．そのためには，保健，医療，介護，行政の枠を超えたネットワークづくりが必要である．また，地域住民は，民生委員，ボランティア団体を含めてさまざまな活動を行っており，協働が求められている．研修では，他機関との連携や情報共有の方法，在宅・施設サービスの特徴やそこで働く職種の役割を理解することが求められる．また，地域住民と接する機会を持ちたい．

研修目標（SBOs）

① 地域の病院・診療所の役割について，述べることができる．
② 医療機関間の連携・情報共有方法について説明できる．
③ 介護施設の役割・機能について述べることができる．
④ 在宅サービス事業所の役割・機能について説明できる．
⑤ 在宅・施設における医師の役割を述べることができる．
⑥ 在宅・施設でのチーム医療・ケアの重要性を説明できる．

解　説

1．診療所

　入院病床が19床以下の医療機関を診療所という．入院設備の有無で，有床診療所と無床診療所に区分する．専門特化した診療所もあるが，ほとんどは，プライマリ・ケア機能を有している．近接性，包括性，協調性，継続性，責任性がプライマリ・ケアの要件である．病院，特に大病院の医師は，病気になった一時点を診るのに対して，診療所医師は長期間，時には生涯にわたり関わり，生活歴，家族状況，経済状況などにも配慮した医療を行っている．

　一人，ないし小人数の医師が，外来診療，在宅医療，地域住民の健康管理（検診，予防接種，健康教育），学校保健，産業保健に加えて，有床診療所では入院診療などを幅広い業務を行っている．外来は，慢性疾患の管理が中心であるが，外傷を含めた一次救急も担っており，幅広い知識が求められる．また，在宅医療を含めて，多くの職種との連絡調整を行っている．

2．病院

　20床以上の入院施設を持つ医療機関を病院という．診療所と比べて，設

備，人員等の基準が厳しくなり，医師も必ず宿直させなければならない．医療法上は，精神病床，感染病病床，結核病床，療養病床，一般病床に分かれる．また，地域支援病院と特定機能病院も医療法で位置付けられている．地域支援病院は，その病院以外の医師，歯科医師，薬剤師，看護師など医療従事者の診療，研究，研修のために利用させることや在宅サービスを含めて地域の医療従事者の資質の向上を図るための研修を行うことが必要である．特定機能病院は，高度医療の提供，研究，研修を行うことが条件で，主に大学病院が指定されている．

　病院機能から見た分類では，脳卒中など重症の病気で，最初に入院し加療する病院・病棟を急性期，リハビリを中心とした機能訓練を行う病院・病棟を回復期，療養を中心とした病院・病棟を維持期（慢性期）というものがある．また，救急指定病院は消防法により都道府県知事が告示する病院で，救急患者を受け入れるための設備や入院病床がある施設をいう．

　病院には多くの医療専門職が働いている．医師法では，「医師でなければ，医業をなしてはならない」とされている．他の専門職は，医師の指示のもと，医師の業務の一部を行う法体系になっている．しかし，現実は，医師のできる業務は限られるし，全てを理解しているわけではない．他の専門職がいなければ，高度で安全な医療は提供できない．各職種の役割を理解し，カンファレンスや患者の問題に応じて話し合うことが必要である．

　また，最近の病院は，その機能を高めるため地域との連携が強く求められている．その中心になるのが地域連携室である．紹介率向上のための取組みを前方連携，退院をスムーズに行い在院日数の短縮を図るための取組みを後方連携とよんでいる．そのため，地域の医療機関，在宅サービス事業所，施設などとの連携を図るとともに，院内のネットワークづくりを行っている．

3. 調剤薬局

　医師や歯科医師などから発行された処方箋に基づき医薬品を調剤することができる薬局のことをいう．薬剤師が常駐し，調剤室を有している．ほとんどが健康保険による保険調剤が可能な保険薬局である．以前は病院・診療所内で調剤を行っていたが，医薬分業が推進され，急速に増えている．かかりつけ薬局を決めれば，患者が複数の病院・診療所から処方された処

方箋を，同じ薬局で一元管理することが可能となった．

4. 介護老人保健施設

　老人保健施設は，ソフト面では病院の医療と特別養護老人ホームの福祉サービスを統合したサービスを提供，ハード面では医療機関と自宅との中間と位置づける「中間施設」構想に端を発している．医療と福祉を合わせたサービスを提供し，病院から家庭に帰れるようにする．また，ショートステイ（短期入所）などで家庭での生活を支える施設と考えられている．介護老人保健施設の理念・役割は，①包括的ケアサービス施設，②リハビリテーション施設，③在宅復帰施設，④在宅生活支援施設，⑤地域に根ざした施設，の5つに集約される．

　人員配置では，介護老人福祉施設と比べ，常勤医師や理学療法士，作業療法士などのリハビリテーション専門職がいる点や看護師の数が多い点などが異なる．要介護認定を受け，要介護1以上に認定されることが入所の基本的条件である．病状安定期にあり入院治療の必要はないが，リハビリ，看護，介護が必要な方が対象になる．約3ヵ月ごとに入所継続の要否，在宅復帰を含めた今後の方向性が検討される．医師は，入所者の医学的管理を行うが，多職種によるチームケアのリーダーシップをとることも重要な役割である．自分の意見で全て進めるということではなく，他の職種の意見を引き出し，一緒によりよい方向性を考えていくという姿勢が求められる．

5. 介護老人福祉施設

　特別養護老人ホームで，介護保険施設となるため都道府県知事の指定を受けたものを介護老人福祉施設という．実際には特別養護老人ホームと介護老人福祉施設は同義と考えて差し支えない．要介護1以上が基本的入所条件であり，介護老人保健施設や療養型病床に比べて，生活介護に重点が置かれている．看護師の配置が少なく，原則，夜勤はしていない．医師も嘱託で常勤ではない．また，リハビリテーション専門職もおらず，介護職員が中心の施設である．ただ，入所者は，要介護3以上の重介護者，高度認知症の方が多く，医療行為が問題になる場合がある．医療行為の範囲は不明確であったが，明確化される方向にある．また，痰の吸引や経管栄養については，一定の研修を受ければ，介護職等にも認められることになった．

その他，介護老人保健施設とともに施設での看取りに取り組む施設が増えてきている．

6. 通所サービス

通所サービスには，生活介護に中心がおかれる通所介護（デイサービス）と，リハビリテーション専門職がおり，理学療法や作業療法が行われる通所リハビリ（デイケア）がある．

要介護認定を受けた要支援，要介護の方に，心身機能の維持・向上，家族の介護負担の軽減を目的に，入浴，食事の提供，リハビリや機能訓練，介護方法の指導などを行っている．①外出と社会的な交流，②家族の介護負担の軽減，③機能訓練・日常生活訓練（通所リハでは，リハビリテーション）などが主な機能である．

7. 訪問看護ステーション・訪問介護事業所

訪問看護は，看護師や保健師などの看護職が家庭を訪問し，療養上の相談を受けたり，主治医の指示・連携のもとに医療的なケアを行うサービスである．訪問看護ステーションは，この訪問看護を専門として行う機関であり，管理者が常勤の保健師か看護師である．人員基準は，看護師等が常勤換算で2.5人以上である．理学療法士，作業療法士を適当数置き，訪問リハビリを行ってもよい．主治医からの「訪問看護指示書」により訪問看護が行われる．医師の立場からは，この指示書を書けばどこのステーションを利用することも可能である．それに対し，医療機関からの訪問看護は，人員基準はないが主治医はその医療機関の医師に限られる．

訪問介護は，自宅において介護福祉士やホームヘルパーによりなされる身体介護（入浴，排泄，食事，整容等），生活支援（調理，洗濯，掃除等の家事等）や通院介助などを提供するサービスである．訪問看護と訪問介護は重なる部分も多いが，訪問介護は生活に中心を置いているのに対し，訪問看護は医療に中心がおかれている．訪問看護は，医療器具を装着し医療依存度が高い方，寝たきりで要介護度が高い方が中心になっている．医療行為は，原則，訪問介護では行えないことに注意が必要である．医療行為とならないものについては，例えば，腋下や外耳道での体温計測，自動血圧測定器による血圧測定，パルスオキシメータを装着することなどが厚生

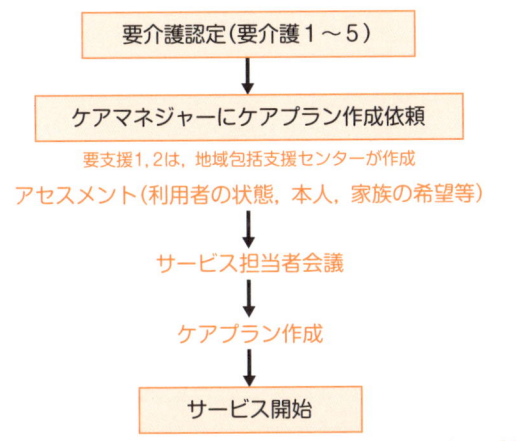

1. 地域医療支援病院に関わる施設

```
要介護認定（要介護1～5）
        ↓
ケアマネジャーにケアプラン作成依頼
要支援1,2は，地域包括支援センターが作成
アセスメント（利用者の状態，本人，家族の希望等）
        ↓
サービス担当者会議
        ↓
ケアプラン作成
        ↓
サービス開始
ケアマネジャーが毎月利用者を訪問し状況を調査．改善すべき点があれば直していく
```

図1-17　要介護認定からサービス開始まで

労働省から示されている．最近，痰の吸引や経管栄養について，一定の研修を受ければ介護職等にも認められることになった．

8. 居宅介護支援事業所

　介護支援専門員（ケアマネジャー）が所属し，ケアマネジメントを行う事業所である．具体的には，アセスメント（生活課題の分析）を行い，それを元に居宅サービス計画（ケアプラン）の原案を作成する．それを，本人，家族，関係機関で開催されるサービス担当者会議に提出し，その意見を元に正式なケアプランが作成される．そして，関係機関で連絡調整し，実際の介護・医療サービスが提供されることになる（図1-17）．また，定期的な自宅訪問や関係機関からの聞き取りによるモニタリングを行い，問題があればケアプランを見直す．要介護者が介護保険施設に入所する場合に介護保険施設への紹介を行う．他の介護サービス事業と異なり，ケアプラン作成の費用は全額介護保険から給付される．

9. 地域包括支援センター

　介護保険法により平成18年（2006年）に設置され，地域住民の保健医療の向上及び福祉の増進を包括的に支援するための事業等を一体的に実施する役割を担う中核的機関である．主任介護支援専門員，保健師，社会福祉

士の3職種が所属する．役割は，①介護予防マネジメント－要介護認定で要支援とされた方のケアプラン作成，②総合相談，虐待防止・早期発見，権利擁護－虐待への対応，認知症・独居の方の権利擁護，経済的な問題への対応など，③継続的ケアマジメント事業－介護支援専門員のネットワークづくり，支援困難例の指導・助言，多職種協働・連携の実現，④介護予防支援事業－介護保険の利用者になることを防ぐために，運動，栄養やさまざまな活動を通してそれを予防していこうとする事業などである．この他，認知症予防サポーターなどボランティアの育成や支援に関わるなど幅広い活動を行っている．

10. 市町村行政

　名称はさまざまであるが，市役所，役場内に医療保健福祉関係課がある．法律や予算に基づき，さまざまな行政サービスを実施したり，住民からの相談を受付け対応する，最も身近な行政窓口である．医療保健福祉は関係する部分が多く本来は一体的に提供されるべきであるが，人口規模が大きくなればなるほどこれらが分かれていることが多く，横の連携が課題である．

研修にあたっての留意事項

①病院の地域連携室のスタッフと入退院の状況・課題，地域の医療機関や在宅サービス事業所，介護施設との連携についてについて話し合う．
②在宅で療養していた方が入院した場合，担当の介護支援専門員に在宅での状況を聞き，今後の方向性について話し合う．
③退院時カンファレンスや地域でのサービス担当者会議に参加する．
④医療機関，介護施設の検索には，WAM-NET（独立行政法人福祉医療機構）が便利である．事業所の機能を含めて検索できるので参考にしてほしい（http://www.wam.go.jp/）．
⑤医療系サービスは，全て医師の指示が必要であることの意味を理解する．

（文責：大原昌樹）

② 地域医療支援病院に関わる職種

解　説

1. 看護師
　病院と同様，在宅・施設とも医師の重要なパートナーである．在宅サービスでは，主に訪問看護ステーションに所属している．在宅要介護者の中でも，医療依存度や要介護度の高い人を主な対象としている．医師の指示のもと，介護支援専門員や他職種と連携しながら業務を行っている．その他，訪問入浴介護や通所サービスなどにも所属している．また，介護施設にも所属している．

2. 保健師
　各種保健事業に関わり，地域保健の中核的な職種である．保健・医療・介護福祉のコーディネート役としての機能も求められる．所属はさまざまである．代表的なものは，市町村保健センターでの疾患予防のための保健事業，地域包括支援センターでの介護予防事業，市役所・役場内での保健・福祉事業の計画立案・実施などである．

3. 介護支援専門員
　2000年（平成12年）介護保険創設に伴ってできた介護保険の中核的な職種である．ケアプランの作成，各サービス機関との連絡調整，サービス担当者会議の開催，モニタリングなどを実施する．介護認定のための認定調査を委託されている場合もある．介護サービスはもちろんのこと，医療サービスやインフォーマルサービス（近隣やボランティアなど）を結び付けて，利用者の生活を支えている．これらは，ケアマネジメントとよばれ，介護支援専門員は，「調整の専門職」ともよばれている．受験資格として，医療，介護の専門職として5年間の実務経験が必要であり，合格すれば，実務研修を受講し資格を得る．実務をする場合，5年ごとの更新制となっている．

　在宅において，医療側の連携の中心は医師であり，介護側の中心は介護支援専門員であり，両者は車の両輪とされている．しかし，両者の連携が

1章　地域医療の現場

不充分であることが指摘されている．介護支援専門員の基礎資格は介護福祉士が多く，医療の敷居が高いことが原因とされているが，医療者側も介護についての認識・経験が乏しいことが多く，両者が歩み寄ることが求められている．

4. 社会福祉士

身体や精神上に障害がある，環境上の理由により日常生活を営むのに支障がある方を対象に福祉に関する相談や指導，その他援助を行う職種である．地域包括支援センター，福祉事務所，病院の地域連携室など多様な職場で働いている．

5. 介護福祉士

身体や精神上に障害があり，日常生活を営むのに支障がある者に対して，入浴，排泄などの介護を行い，家族を含めて介護指導を行う職種である．ヘルパーとの違いは，国家試験に合格するか専門学校で履修している点である．介護支援専門員の基礎資格としても最も多い．

6. ホームヘルパー

自宅を訪問して，身体介護（入浴，排泄，食事，整容等），生活支援（調理，洗濯，掃除等の家事等）や通院介助を提供する職種である．障害を持った方が家で暮らすための根幹となる在宅サービスであり，訪問回数が多く，利用者にとっては最も身近な職種といえる．

7. 理学療法士・作業療法士

理学療法士は，身体障害がある者に対して，主としてその基本動作能力の回復を図る職種であり，医療機関，福祉施設，居宅などのリハビリテーションの中心的担い手である．作業療法士は，在宅生活のための生活能力回復への役割を果たしている．狭義のリハビリテーション専門職だけではなく，住宅改修や在宅生活での自立支援などを行っている．

8. 栄養士（管理栄養士）

栄養士は，栄養に関する指導を行い，管理栄養士は，医療機関や施設で

個人の身体状況や栄養状態に応じた栄養管理を行ったり，身体状況，栄養状態に応じた特別の配慮を必要とする給食管理を行う職種である．栄養士は都道府県知事の免許であるのに対し，管理栄養士は栄養士の資格を持ち，一定の実務経験を経た上で国家試験に合格しなければならない．

9. 歯科衛生士

歯科医師の補助や歯科医師の指示のもと，口腔ケアを実施したり指導する職種である．全身ケアの一環として口腔ケアが益々重視されており，積極的な活動が期待されている．

10. 民生委員

民生委員法に基づき，知事等の推薦により厚生労働大臣から委嘱される．地域住民の生活状態を把握し，要保護者の相談に応じたり，自立支援を援助する役割を担う．福祉事務所や市町村へ協力し，社会福祉施設との連携や援助を行っている．

11. 行政担当者

保健福祉関係課で，予算，決算，補助金，事業計画立案，事業実施，事業評価，事業報告などに関する一般行政事務を行う職種である．

留意事項

①保健福祉に関わる職種との連携においては，それぞれの職種の専門性をまず理解することである．相互の利点を伸ばし，目の前の人，家族，地域に対してチームとしてサービス提供をしていくように心がける．
②医師は，保健，福祉分野においてもリーダーとしての役割が求められる．リーダーシップには引っ張るリーダーシップとメンバーを立ててまとめるリーダーシップがある．
③実際に訪問したり，在宅で働く多職種から話を聞き，患者の生活を知ることは重要である．
④介護支援専門員と医療との連携の状況や課題について確認する．

（文責：大原昌樹）

③ 書類の記載

> 解　説

1. 診断書

　診断書の作成は，医師と歯科医師のみに認められたものである．薬剤師，看護師などの医療従事者ならびに獣医師あるいは一般人が作成すると罰せられる．医師法，歯科医師法では，医師・歯科医師は「患者から依頼があった場合には正当な事由がない限り診断書作成を拒否できない」と規定されている．

　病状，けがや障害の状況，治療に要した入院・手術などの医療処置を証明するために，診断書を発行する．当該業務（自動車の運転など）の能力の有無を確認するために発行する場合もある．また，死亡診断書や福祉関係の申請のための診断書などもあり，多岐にわたる．プライバシーや守秘義務があり，患者以外からの依頼の場合は，同意文書を含めた本人の意思確認や判断能力の確認など注意が必要である．死亡診断書等を除いて，通常の診断書の書式は決まっていない．

2. 主治医意見書

　身体的・精神的な面を総合評価し，どの程度の介護と時間を要するかという観点から医学的な意見を述べるもので，それに必要な最低限の記載が求められる．この意見書と調査員による認定調査（コンピュータによる一次判定と特記事項）を元に介護認定審査会で要介護認定が行われる（図1-18）．その要介護度に応じて利用限度額が決まり，1割負担で使える介護サービスの量が決まってくるので，極めて重要なものである．介護認定審査会は，通常，医師1名と医療，福祉分野それぞれ1名の計3名の委員で構成されている．必ずしも医療に精通している委員ばかりではないので，特殊な専門用語や略語はできるだけ使わないように心がける．注意点としては，①項目の記載漏れはないか，②誰もが読みやすい字か，③患者や家族から充分な聞き取りをしたか，④医療のための診断書ではなく，「介護の必要性」という観点から記入しているか，⑤患者を診てから記入しているかなどである．特に，認知症は身体的には動くことのできる人も多く，一次

3. 書類の記載

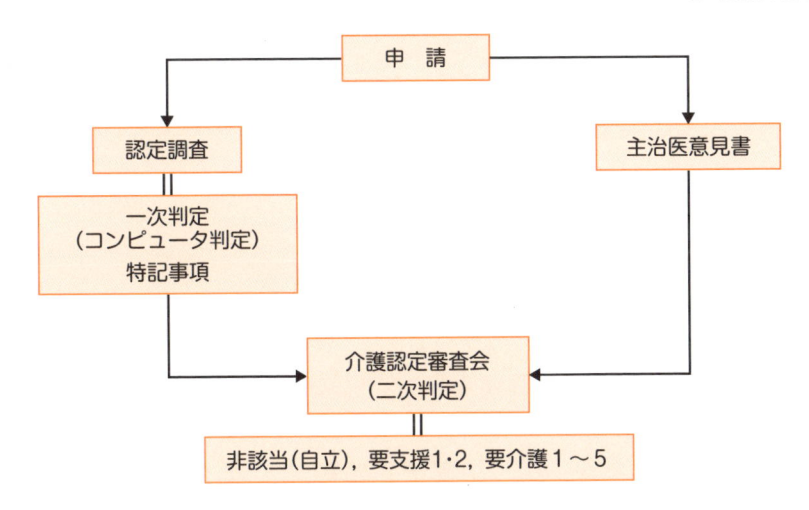

```
           申　請
          /      \
    認定調査      主治医意見書
       |              |
   一次判定            |
  (コンピュータ判定)    |
    特記事項           |
       \              /
        介護認定審査会
         (二次判定)
            ||
   非該当(自立),要支援1・2,要介護1〜5
```

図1-18　介護保険の申請から要介護認定まで

表1-17　特定疾病（16疾患）

1. がん（がん末期）
2. 関節リウマチ
3. 筋萎縮性側索硬化症
4. 後縦靱帯骨化症
5. 骨折を伴う骨粗鬆症
6. 初老期における認知症
7. 進行性核上性麻痺，大脳皮質基底核変性症，パーキンソン病（パーキンソン病関連疾患）
8. 脊髄小脳変性症
9. 脊柱管狭窄症
10. 早老症（ウェルナー症候群）
11. 多系統萎縮症
12. 糖尿病性神経障害，糖尿病性腎症，糖尿病性網膜症
13. 脳血管疾患
14. 閉塞性動脈硬化症
15. 慢性閉塞性肺疾患
16. 両側の膝関節または股関節に著しい変形を伴う変形性関節症

判定では軽度に出やすいので，周辺症状（Behavioral and Phychological Symptoms of Dimentia：BPSD）を含めて詳記する．40〜64歳の第2号被保険者については，16疾患（特定疾病）について保険給付が認められている．主治医意見書の病名でこれに当てはまるかどうか判断されるので，注意して記載する（表1-17）．また，現在，治療していない疾患であっても

介護に関係する疾患名であれば記載する．申請から30日以内に要介護認定を出すことになっているが，意見書の提出がないと要介護認定の手続きが進まず，サービス利用に影響が出るので，できるだけ早く記載するよう心がける．

3. 診療録

　診療録（カルテ）記載の目的は，以下のようなものがあげられる．①複数の医師の間での情報共有，②チーム医療，チームケアを行うため，③患者への情報開示のため，④保険請求の根拠となるため，⑤法的正当性を証明するため，⑥病院管理・マネジメントの基礎資料となるため，⑦研究・教育のためなどである．また，医師法第24条には，「医師は，診療をしたときは，遅滞なく診療に関する事項を診療録に記載しなければならない．また，5年間これを保存しなければならない」とある．記載の注意点としては，①読みやすい字で記載する，②筆記具は，ボールペンや万年筆などを用い，修正は二本線で消去して行う，③チーム医療，情報開示のためできるだけ日本語で記載し，略語も避ける，④患者・家族への説明は，できるだけ詳細を記載する（日時，説明を受けた者の患者との関係，説明内容など），⑤署名，日時を記載するなどである．記載方法は成書を参考にしてほしいが，いろいろな情報から問題リストが作成された診療録はわかりやすい．それを元に計画を立て，経過記録を記載する．サマリーは，退院時には必ず記載するが，外来でも定期的に行うとよい．

　診療録の記載が特に問題になるのは，医療事故の場合である．観察したこと，判断したこと，実施したことに分けて，できるだけ早く正確に書きとめておくことである．当然のことながら，決してしてはならないことは診療録の改ざんである．

4. 電子カルテ

　電子カルテとは，従来医師・歯科医師が診療経過を記録していた紙カルテを，電子情報に置き換えたものである．当初は，検査指示，処方，画像・検査結果参照，医事会計等が電子化され，オーダリングシステムとよばれ，病院業務の効率化に貢献してきた．その後，診療録自体が電子化され，これらを合わせて「電子カルテシステム」とよばれている．

電子カルテの利点は，カルテの物理的な管理が不要，紛失の恐れが少ない，文字判読不能の問題がなくなる，病院内であればどこからでもカルテを見ることができる，紹介状，診断書，学会発表などの際にデータの再利用が容易，などである．一方，端末操作に学習が必要，停電を含めて通信ネットワークの断絶によって病院全体の機能が麻痺する，ウイルス感染や不正アクセス，データの盗難による情報漏洩を防止するためセキュリティへ配慮が必要，システムの導入・維持費用が高いことなどが欠点である．

通常パスワードを用いて個人を認証しているので，この管理は極めて重要である．定期的に変更を行い，第三者に不正に使われることを防ぐ．

5. 電子レセプト

レセプトは，診療報酬明細書ともよばれ，医療費の請求明細のことで，保険医療機関・保険薬局が保険者に医療費を請求する際に使用するものである．従前は，紙のレセプトを使っていたが，保険医療機関・保険薬局，審査支払機関，保険者の医療保険関係者全ての事務効率化の観点から，「レセプト電算処理システム」が構築され，現在では，ほとんど電子レセプトによる請求となっている．

6. 地域連携パス

クリティカルパスは，良質な医療を効率的，安全，適正に提供するための手段として開発された診療計画表である．研修病院であれば，多くの疾患で用いられているはずである．多職種が話し合って作成し，診療の標準化，根拠に基づく医療の実施（EBM），インフォームド・コンセントの充実，業務改善，チーム医療の向上などの効果がある．これを地域に応用したのが地域連携パスである．急性期病院から回復期病院，維持期病院などを経て自宅に帰れるような診療計画を，それに関わる医療機関が参加して作成する．それを参加機関で共有して使用する．そして，定期的に会合を開き，運用状況の分析や問題点を話し合い，それを通して顔の見える関係を目指すものである．あらかじめ診療内容を患者に提示・説明することにより，患者が安心して医療を受けることができ，転院や在宅復帰がスムーズになることも目指している．これにより，施設完結型から地域完結型医療への転換を目指している．大腿骨頸部骨折，脳卒中で始まったが，がん，

1章　地域医療の現場

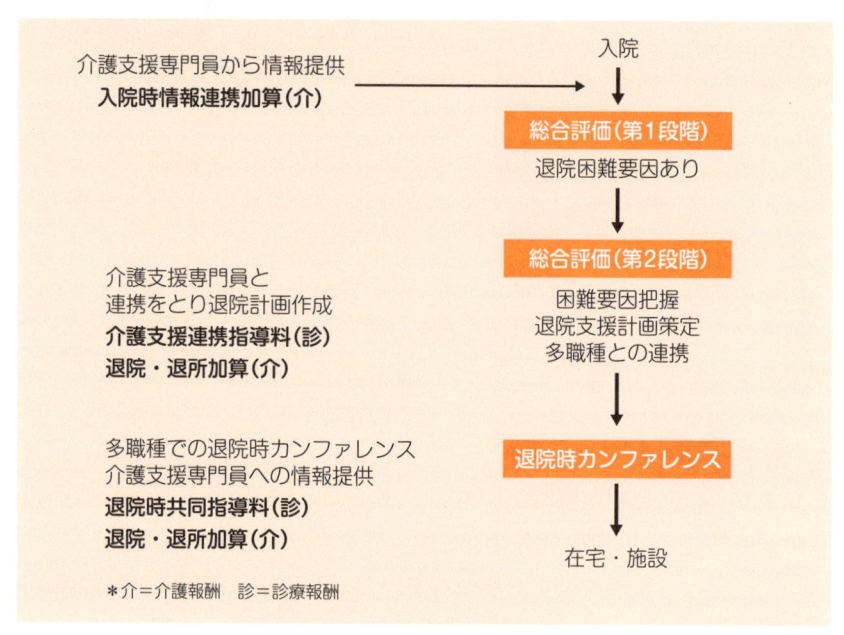

```
介護支援専門員から情報提供            入院
入院時情報連携加算(介)  ────────→   ↓
                                    ┌──────────────┐
                                    │ 総合評価(第1段階) │
                                    └──────────────┘
                                      退院困難要因あり
                                           ↓
介護支援専門員と                    ┌──────────────┐
連携をとり退院計画作成               │ 総合評価(第2段階) │
介護支援連携指導料(診)               └──────────────┘
退院・退所加算(介)                    困難要因把握
                                      退院支援計画策定
                                      多職種との連携
                                           ↓
多職種での退院時カンファレンス      ┌──────────────┐
介護支援専門員への情報提供          │ 退院時カンファレンス │
退院時共同指導料(診)                └──────────────┘
退院・退所加算(介)                         ↓
                                      在宅・施設

*介＝介護報酬　診＝診療報酬
```

図1-19　入院から退院までの流れ

糖尿病，心筋梗塞など多くの疾患でも地域連携パスの運用が広まっている．

　これらの連携は，医療機関間だけでは実際は不充分で，これを地域全体に広げていくことが必要である[1]．特に，在宅でのネットワークの中心となる介護支援専門員との連携は重要で，診療報酬，介護報酬でもさまざまな制度が位置付けられている．病院から見た入院から退院までの流れを示す（図1-19）．主に地域連携室や病棟看護師が中心になって行っているが，医師もこれらに関心を持ち，介護支援専門員との連携や退院時カンファレンスに参加し意見を述べることが求められる．

留意すべき点

①診断書作成は，医師の義務である．書類記載が遅れることは，申請手続きの遅延につながり，適切なサービスを受けられない，サービス利用が遅れる，金銭面で不利益を被るなど影響が大きい．できるだけ早く記入するように心がける．

②本人，家族からの診断書記載の要望が，事実と異なる内容を求めている，過度の要求があると感じた場合は，指導医と必ず相談する．

③主治医意見書は，介護の負担という面を中心に記載する．
④疑問点や不確かな点は指導医に確認しながら作成し，最終的にもう一度チェックを受ける．
⑤電子カルテなど医療情報のデジタル化が進んでいるが，患者情報の入ったUSBを紛失するなど問題が多発している．情報収集が容易になったが，その管理には細心の注意が必要である．
⑥地域連携パスの運用について，研修病院の状況を地域連携室などで調べる．また，このパス運用のための定期的な会合や研究会に参加する．
⑦研修病院との連携について，他の医療機関の地域連携室スタッフや介護支援専門員がどのように考えているか聞いてみる．

（文責：大原昌樹）

参考文献

1) 藤本俊一郎，大原昌樹，木村年秀監修：医療・介護地域連携クリティカルパス～脳卒中・大腿骨・在宅・歯科在宅・NST～改訂版．メディカルレビュー社，2012（in press）

3 精神科医療

　精神科医療は，新たな治療法の開発，ことに新規向精神薬が盛んに開発され，さらに精神療法を含めた治療の標準化が急速に進められている．また超高齢・少子化社会の中で疾病構造が変化し，医療の供給体制も大きく変化し，社会からの精神科医療に対する要請も大きくなっている．このような状況の中，臨床研修では平成21年度からの改正で，精神科研修は必修科目から選択必修科目となり，全ての研修医が精神科研修を行うわけではなくなった．また地域保健・医療の名称はなくなったが，地域医療研修が2年目の必修科目として残った．そこで地域医療研修を精神科医療機関で行う研修医の中には，精神科研修を行っていない場合も考えられ，研修医・指導医共にこの点について留意し，それぞれの研修医に合わせた，時には精神科医療を通した地域医療研修ばかりではなく，基本的精神科研修にも留意した，弾力的なプログラムの運用が必要である．

（文責：米田　博）

I　精神科病院

1　精神科病院の特徴と役割

概要

　精神科病院は精神科診療所と共に精神医療を担う中核となっており，障害者のいわゆるノーマライゼーションを目指した取り組みでも重要な位置

を占めている．しかしながら精神科医療のあり方に対しては，多くの問題点が指摘されている．例えば，日本の精神科病床数は35万床に達しており，諸外国と比較して人口比病床数が極端に多い．また精神科病床をもつ病院数は，2008年の調査で（厚生労働省，病院報告）約1670施設，このうち大学病院，国公立病院はおよそ260施設と少なく，民間病院への依存度が極めて高い．これは，1954年精神衛生法の改正で民間病院の設置，運営費の国庫補助規程を設けたことによるものであり，このような中，宇都宮病院問題（1983年）が発生し，患者の人権保護が社会問題となって1987年の精神保健法公布へとつながった．この法改正には，人権保護の施策と共に，社会復帰促進策が具体的に盛り込まれている．1993年には障害者基本法が制定され，精神障害者が障害者として初めて規定され，同年の精神保健法改正で社会復帰促進への努力が明確化された．さらに1995年には精神保健福祉法となり，その目的に「自立と社会参加の促進と自立及び社会参加への援助」とうたわれている．その後同法の目的を現実化するために1996年に障害者プランが策定され，1999年の精神保健福祉法改正を経て，いわゆるノーマライゼーションを目標とした新障害者プランが2003年にスタートしている．また2004年には10年間の精神保健医療福祉の改革ビジョンが示された．このように精神科医療は入院中心の医療から地域医療へという基本的な方針で施策が進められている．しかし，近年精神科病床数，入院患者数共に減少傾向にはあるものの，2008年の入院患者のうち38.9%が5年以上の入院であり，今後退院促進と地域での援助を強力に推進する必要がある．また精神障害者は身体・知的障害者に比べて就業率が全年齢層に亘って低く，就業への支援が極めて重要であり，地域精神医療の役割は大きいと考えられる．さらに精神疾患構造が近年大きく変化しており，10年余りの間に精神科受診患者数は1.5倍，うつ病患者は2.5倍，認知症患者は3倍に増加している（図1-20）．このような傾向は入院患者についても認められ，統合失調症入院患者数は減少しているが，認知症による入院は2倍になっている．このような疾患構造の変化は，精神科病院の役割をさらに見直すことにつながっており，精神科病院の機能分化，病病連携，病診連携，医療と介護福祉の連携がますます重要になっている．また自殺者が約3万人と先進国の中で極めて高い水準にあり，その背後に精神疾患の存在が指摘され，職場のメンタルヘルスも重要な問題となっている．このよう

1章　地域医療の現場

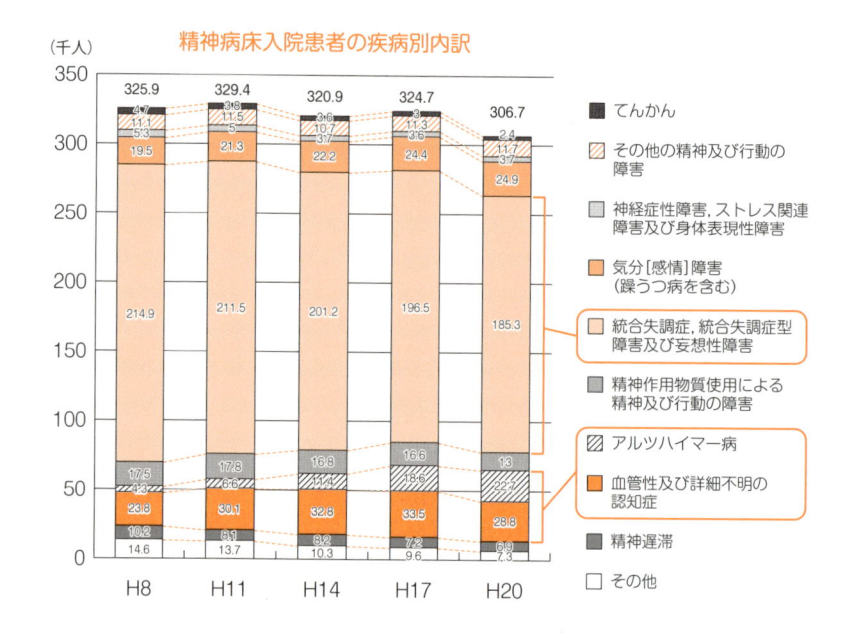

精神病床入院患者の疾病別内訳

(千人)	H8	H11	H14	H17	H20
合計	325.9	329.4	320.9	324.7	306.7
てんかん	4.7	3.9	3.6	3	2.4
その他の精神及び行動の障害	11.1	11.5	10.7	11.3	11.7
神経症性障害,ストレス関連障害及び身体表現性障害	5.3	5	3.7	3.6	3.7
気分[感情]障害（躁うつ病を含む）	19.5	21.3	22.2	24.4	24.9
統合失調症,統合失調症型障害及び妄想性障害	214.9	211.5	201.2	196.5	185.3
精神作用物質使用による精神及び行動の障害	17.5	17.5	16.8	16.6	13
アルツハイマー病	4.3	6.6	11.4	16.6	
血管性及び詳細不明の認知症	23.8	30.1	32.8	33.5	23.8
精神遅滞	10.2	8.1	8.2	7.3	6.8
その他	14.6	13.7	10.3	9.6	7.3

精神疾患外来患者の疾病別内訳
躁うつ病などの気分障害やアルツハイマーが増加

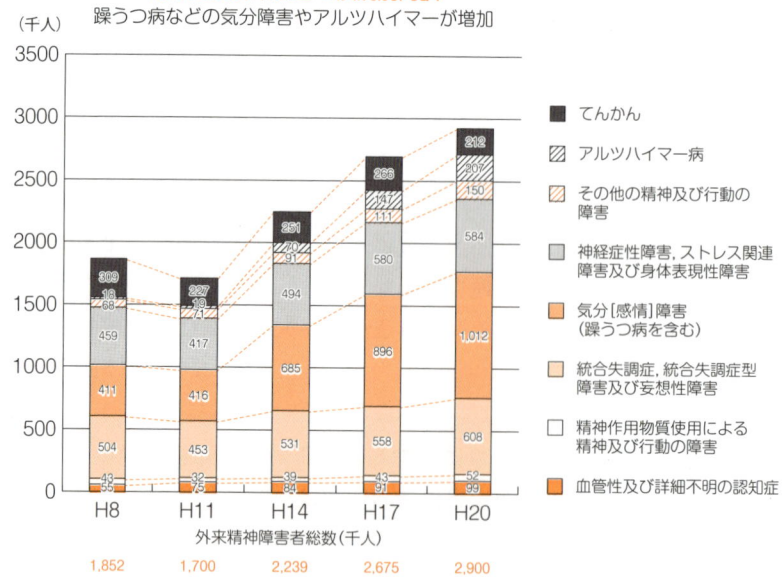

(千人)	H8	H11	H14	H17	H20
てんかん	309	227	251	266	212
アルツハイマー病	18	39	40	117	201
その他の精神及び行動の障害	68	71	91	111	150
神経症性障害,ストレス関連障害及び身体表現性障害	459	417	494	580	584
気分[感情]障害（躁うつ病を含む）	411	416	685	896	1,012
統合失調症,統合失調症型障害及び妄想性障害	504	453	531	558	608
精神作用物質使用による精神及び行動の障害	43	32	39	43	52
血管性及び詳細不明の認知症	55	75	81	91	99

外来精神障害者総数(千人)

H8	H11	H14	H17	H20
1,852	1,700	2,239	2,675	2,900

図1-20　精神疾患患者数の変化
（厚生労働省作成資料　患者調査より）

な中,平成23年に精神疾患が,がん・脳卒中・急性心筋梗塞・糖尿病の「4疾病」と救急・災害・へき地・周産期・小児の「5事業」で構成されていた地域医療の重点に加えられ,「5疾病5事業」となった.これにより,平成25年度から医療計画に精神疾患への具体的な対応が明示されることになるなど,精神科医療は急速に変化している[1),2)].

研修目標

厚生労働省で定められている臨床研修の到達目標のうち,精神科研修に関連して習得が求められているのは次の目標項目である[3)].

I. 行動目標

A. 医療人として必要な基本姿勢・態度

1) **患者医師関係**:患者を全人的に理解し,患者・家族と良好な人間関係を確立するために,
   ①患者,家族のニーズを身体・心理・社会的側面から把握できる.
   ②医師,患者・家族がともに納得できる医療を行うためのインフォームド・コンセントが実施できる.
   ③守秘義務を果たし,プライバシーへの配慮ができる.

2) **チーム医療**:医療チームの構成員としての役割を理解し,保健・医療・福祉の幅広い職種からなる他のメンバーと協調するために,
   ①指導医や専門医に適切なタイミングでコンサルテーションができる.
   ②上級及び同僚医師や他の医療従事者と適切なコミュニケーションがとれる.
   ③同僚及び後輩へ教育的配慮ができる.
   ④患者の転入・転出にあたり,情報を交換できる.
   ⑤関係機関や諸団体の担当者とコミュニケーションがとれる.

3) **医療の社会性**:医療のもつ社会的側面の重要性を理解し,社会に貢献するために,
   ①保健医療法規・制度を遵守・利用行動できる.
   ②医療保険,公費負担医療に基づいて適切に診療できる.
   ③医の倫理,生命倫理に則って適切に行動できる.
   ④医薬品や医療用具による健康被害の発生防止・早期発見のために行

動できる.

II. 経験目標
A. 経験すべき診察法・検査・手技
1) **基本的な身体診察法**：病態の正確な把握ができるよう，全身にわたる身体診察を系統的に実施するために，
   ① 神経・精神面の診察ができる．
   ② 神経・精神面の所見を記載できる．

B. 経験すべき症状・病態・疾患
1) **頻度の高い症状**
   ① 不眠
   ② 不安・抑うつ
2) **緊急を要する症状・病態**
   ① 精神科領域の救急
3) **経験が求められる疾患・病態：精神・神経系疾患**
   ① 症状精神病
   ② 認知症（血管性認知症を含む）
   ③ アルコール依存症
   ④ 気分障害（うつ病，躁うつ病を含む）
   ⑤ 統合失調症
   ⑥ 不安障害（パニック障害）
   ⑦ 身体表現性障害，ストレス関連障害

C. 特定の医療現場の経験
1) **地域医療**：地域医療を必要とする患者とその家族に対して全人的に対応するために，
   ① 患者が営む日常生活や居住する地域の特性に即した医療（在宅医療を含む）を実践できる．
   ② 診療所の役割（病診連携への理解を含む）の一部を担うことができる．
   ③ へき地・離島医療を実践できる．
2) **精神保健・医療**：精神保健・医療を必要とする患者とその家族に対

1. 精神科病院の特徴と役割

して全人的に対応するために，
① 精神症状を適切に捉えることができる．
② 精神疾患に対する初期的対応と治療の実際を学ぶ．
③ デイケアなどの社会復帰支援策や地域支援体制を利用できる．

解説

研修目標にあげた項目の多くは，精神科研修で学ぶ項目でもあり，ここでは精神科病院を中心として，地域精神医療の研修目標を中心に解説する[4),5)]．

精神科病院は，概要に記載したような機能分化を中心とする役割の改革が求められており，その概要を図1-21に示した．すなわち急性期の医療を行う精神科救急病棟，精神科救急・合併症病棟，急性期治療病棟，長期の入院を担う精神療養病棟，特定の疾患の入院医療を行う認知症病棟，児童・思春期精神科入院病棟などに機能分化しつつある．また看護師，精神保健福祉士，ソーシャルワーカー，臨床心理士，薬剤師，栄養士等の専門職と

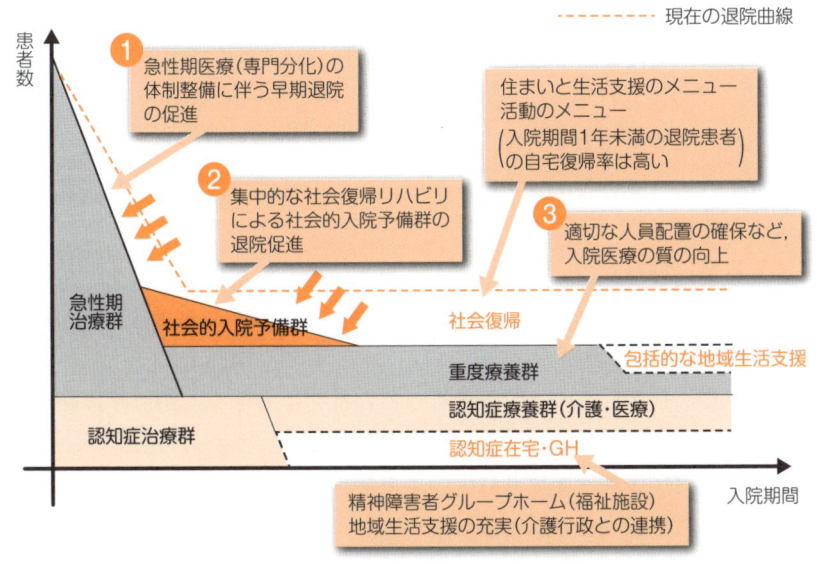

図1-21 病床の機能分化のイメージ
厚生労働省 精神医療福祉の改革ビジョン（2004）

1章 地域医療の現場

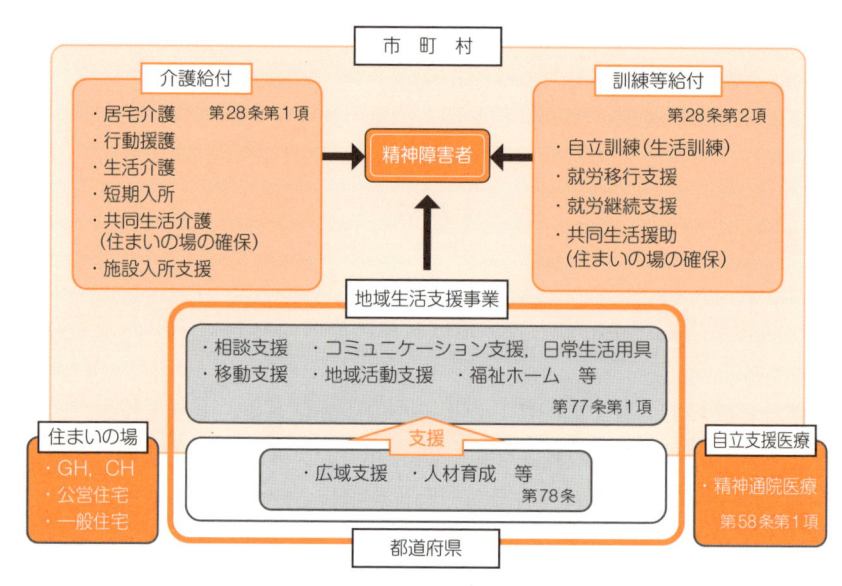

```
                        市 町 村
  ┌─────────────────────────────────────────────────┐
  │  介護給付                        訓練等給付       │
  │  ・居宅介護   第28条第1項      第28条第2項        │
  │  ・行動援護           ┌─精神障害者─┐           │
  │  ・生活介護           └──────────┘           │
  │  ・短期入所                     ・自立訓練(生活訓練)│
  │  ・共同生活介護                 ・就労移行支援    │
  │   (住まいの場の確保)            ・就労継続支援    │
  │  ・施設入所支援                 ・共同生活援助    │
  │                                  (住まいの場の確保)│
  │              地域生活支援事業                    │
  │      ・相談支援  ・コミュニケーション支援,日常生活用具│
  │      ・移動支援  ・地域活動支援 ・福祉ホーム 等  │
  │                                 第77条第1項     │
  │                   ⬆ 支援                        │
  │ 住まいの場                              自立支援医療│
  │ ・GH,CH    ・広域支援 ・人材育成 等    ・精神通院医療│
  │ ・公営住宅            第78条            第58条第1項│
  │ ・一般住宅                                       │
  └─────────────────────────────────────────────────┘
                       都道府県
```

図1-22 精神障害者に対する支援サービス(障害者自立支援法)
厚生労働省作成 「精神障害者の方の地域生活への移行支援に関する取り組み」より

のいわゆるチーム医療を基本として，入院早期から精神科リハビリテーション（社会生活技能訓練 social skills traning：SST，生活療法，作業療法）を行い，退院後には種々の社会復帰資源（デイ・ナイトケア，訪問看護，授産施設，グループホーム等）を利用して社会復帰を目指していく．精神障害者を含めた障害者に対するサポートについては，2006年に障害者自立支援法が施行され，それまでの精神保健福祉法によるサービスが新たなサービス体系に移行した．法改正による精神障害者に対する支援サービスの概要を図1-22に示す．それぞれのサービスには，細かく対象者に合わせた施設等が用意されており，詳細については「精神保健福祉白書」[1]に述べられている．しかしこの法改正に対しての批判は大きく，2012年に廃止が決定され2013年4月からは障害者総合支援法が施行されることになっている．今後も支援体制は変更されていく可能性があり，利用できるサービスについて常に注意しなければならない．

研修にあたっての留意事項

①医療人として必要な基本姿勢・態度を常に意識し，地域医療研修とし

て医療機関ばかりではなく，福祉・介護施設等での研修においても，対象者，家族，施設職員，指導者とのコミュニケーションを積極的にとり，良好な人間関係を築くように研鑽しなければならない．
②地域医療では，医療機関以外の施設や医療とは異なる領域の職種の専門家との連携も重要となる．そのためには，それぞれの専門職や施設等に関する知識をあらかじめ学び，医師としての役割とどのように関連づけていくのか，それを対象者への対応にどのように役立てるのか，実地での研修から体得しなければならない．
③短期間の研修では，多くの対象者や状況・場面を経験することは難しいが，常にさまざまな可能性を考え，少ない経験を通して多くのことを学び取れるように努力しなければならない．
④精神科医療での障害者福祉・介護・保健の研修が精神疾患以外の障害でも応用できるように，精神疾患の特異性とともに，身体疾患による障害との共通性も意識して研修することが必要である．
⑤障害をもつ人たちに寄り添い共感することは，医師としての態度・技能の基本であることを経験・理解し，積極的な態度で研修しなければならない．

(文責：米田　博)

参考文献

1) 精神保健福祉白書編集委員会：精神保健福祉白書2012年版．中央法規出版，2011
2) 独立行政法人国立精神・神経医療研究センター梢精神保健研究所：目で見る精神保健福祉5．2011
3) 厚生労働省：臨床研修の到達目標．厚生労働省医政発第0612004号 別添1，2003
4) 武田雅俊，鹿島晴雄（編）：POCKET精神科．金芳堂，2010
5) 大熊輝雄：現代臨床精神医学．金原出版，2008

② 精神科病院における入院医療の特性

精神科病院には統合失調症，気分障害，人格障害，アルコール・薬物依存症，認知症などさまざまな精神疾患を抱えた患者が受診する．外来診療

1章　地域医療の現場

だけでなく入院医療も行い，急性期から社会復帰に向けての治療，リハビリテーションを多職種で行う場でもある．

　外来を受診した患者に入院治療が必要かどうかは，精神症状の程度や緊急度を把握することから始まる．そのためには精神症状を的確にとらえ，診断を確定していく必要がある．その上で患者の生活能力や家族など周囲のサポート力がどの程度あるのか，また患者のニーズは何なのかなど複合的な要素を考慮して決めていくことになる．

1. 精神症状のとらえ方

　精神症状をとらえる場合，客観性を持たせるために一定の型に従って診察を進める．
　①**行動の観察**：服装，表情，話し方，態度などを客観的に観察する．
　②**体験内容の理解**：患者の話した内容から感情，思考過程，思考内容，知覚，知的機能，洞察（病識）の各要素について確認する．
　③**精神状態の把握**：行動の観察や体験内容で把握した症状は，一つひとつが独立して現れることは少なく，いくつかの症状の組み合わせで出現する．主な精神症状は意識混濁状態，認知症状態，躁状態，抑うつ状態，幻覚妄想状態，解離状態，離人状態，強迫状態，不安状態などである．

2. 診断を考える

　精神状態を把握したら診断を考える．診断には原因に基づく分類の従来診断と，症状に基づく操作的診断がある．
　②**従来診断**：病因，発症機転，現症，経過などを重視し，外因性（身体因性）精神障害，内因性精神障害，心因性精神障害の3つに分類する．外因性→内因性→心因性の順に考えることで誤診を少なくする．従来診断は精神障害を理解する上で示唆を与えてくれるが，診断の曖昧さや不一致がみられ，脳科学的研究や疫学的研究などの比較研究には向いていない．
　②**操作的診断**：アメリカ精神医学会の精神障害の診断と統計のマニュアルDSM-ⅣやWHOが作成したICD-10を用いることが多い．研究論文を作成する時には必須であり，診断書や診療情報提供書など情報共有

が必要な場面でも有用である．しかし，本来の意味での症候学や患者を取り巻く社会・生活背景などの軽視につながることが問題点となる．

診断の確定については，従来診断，操作的診断の利点と問題点を理解したうえで，患者一人ひとりについて見直し，考え直す作業が重要である．

3. 精神症状に対する初動的対応と治療の実際

1）入院治療計画を立てる

患者の面接から精神状態を把握し，病歴，身体検査，臨床検査等の結果と併せて暫定的に診断がつけば，治療計画を立てることになる．外来治療か入院治療かについては，患者のおかれた状況や精神状態を理解した上で決める．たとえば精神症状が強くても家族の支える力が充分であれば通院になることもあり，精神症状がさほど目立たなくても，独居で生活が破たんしており，帰せない状態であれば入院になることもある．

入院が決まればどの病棟で治療を行うのかを決める．急性期治療病棟や精神一般病棟，精神療養病棟での治療に加えて，それぞれの病院の特性を生かしながら，認知症疾患専門病棟，児童思春期病棟，ストレスケア病棟，アルコール症専門病棟，合併症病棟など機能分化された病棟（病床）を設置することで幅広く対応していく．

治療計画を立てる際には，診断を確定しながら治療方法を選択し，入院期間を予想しながら他職種との連携，すなわちチーム医療を意識して治療を進める．つまりどの時期に誰と協力しながら，どの社会資源を利用するのかを時間軸に沿って検討していくことが必要である．

2）具体的な治療内容

a. 精神療法

精神科治療の中で最も重要な治療である．一般的な精神科診療で基本となるのは支持的精神療法である．その基本は傾聴，受容，共感である．非指示的な態度で患者の語る心境や苦悩をよく聞いて理解していることを伝え，安心を与える．患者は客観的に症状を認識できないことも多いので，協力して繰り返し問題点を整理し，日常での生活のしづらさに対して具体的な解決方法をみつけていく．その際，治療者の価値観の押し付けや誘導のないよう注意する．支持的精神療法以外にも特殊精神療法として，認知

行動療法，精神分析療法，森田療法などがある．

b. 薬物療法

精神療法と並び薬物療法も重要である．年齢，身体要因，過去の治療歴，アレルギーなどを確認したうえで，有用な薬剤（症状に有効で副作用が少なく，飲みやすい）を選択し，初期投与量を決める．患者がどの程度治療に協力できるかを評価し，できれば話し合いながら薬剤の剤型（錠剤，散剤，液剤，注射）や投与方法を選択する．なるべく多剤併用にならないよう気をつける．

c. 心理教育（疾病教育）

疾病に対する自覚や理解，治療の必要性とその理解は再発を防ぐために必要である．心理教育は，病識をもつことを援助し，疾患との折り合いの付け方や再発予防の方法を学び，治療意欲を向上させることが目的である．患者のみならず，家族の援助（家族教育）も行うことが望ましい．

d. 作業療法

リハビリテーションに用いられる方法で，集中力・持続力や作業能力など生活上で必要な諸機能の回復・維持などを促す作業活動を用いる治療法である．治療目標としては，生活のリズムをつけること，興味や関心を広げること，対人関係の改善，自信の回復，作業能力や社会適応性の向上などである．具体的には，コーラスや音楽鑑賞，運動・スポーツ，陶芸や手芸，革細工などの創作活動などである．

e. 環境調整

患者の精神状態に影響していると考えられる家族状況や環境要因を検討する．その上で，家族や関係者に対して関わり方を指導する，疾病教育を行う，職場や学校へ働きかける（休職・休学の判断，理解や協力の要請，産業医・校医との連携など）ことにより環境調整を行う．

f. 社会資源の利用

社会復帰や地域支援体制の項で示すさまざまな社会資源について知っておく．治療は時間軸に沿って考えていくので，どの時期に社会資源を利用するのかを精神保健福祉士などと相談するのも大切である．

3）代表的な疾患の入院治療の実際

a. 統合失調症

ⅰ．入院治療の判断は，病識，家族の支援，自傷他害の危険性の有無で

判断するが，急性幻覚妄想状態，精神運動興奮状態，昏迷状態，自殺念慮・自殺企図などを認める場合は緊急入院になる可能性が高い．
ⅱ．急性期の治療は薬物療法と精神療法を中心として開始する．
薬物療法は第一選択薬として新規抗精神病薬を単剤，至適用量で使用する．使用方法は各アルゴリズム，ガイドラインを参考にする．鎮静は最小限とし，副作用の出現に留意し，抗パーキンソン薬は錐体外路症状が出現するまでは併用しない．不安・焦燥感が強い時は抗不安薬を，興奮がみられる時は気分安定剤を併用する．状態が安定してくれば早期から心理教育，服薬指導，栄養指導，作業療法などを開始していく．
ⅲ．慢性期の治療は急性期での治療を引き継ぎつつ，作業療法，社会生活技能訓練（SST），レクリエーション療法などのリハビリテーションを実施する．
ⅳ．急性期，慢性期においても入院が長期化しないように治療計画を立てる．患者の社会復帰を目標にして他職種と家族・本人，福祉などとチームを構成して検討することが重要である．

b. 気分障害
ⅰ．うつ病の治療は休養，精神療法，薬物療法が3本柱となる．
ⅱ．うつ病では，自殺念慮・自殺企図，強い焦燥感，昏迷状態，精神病症状を伴う場合，食事量低下から身体的問題を認める場合などに入院を考慮する．また環境調整を含めた休養目的での入院を患者と話し合って決めることもある．
ⅲ．うつ病の薬物療法の中心は抗うつ薬で，必要に応じて睡眠導入剤・抗不安薬を併用する．最近は副作用を考え，SSRI（選択的セロトニン再取り込み阻害剤），SNRI（セロトニン・ノルアドレナリン再取り込み阻害剤）などから開始することが主流である．
ⅳ．双極性気分障害では，うつ病期の入院についてはⅱ．に準ずる．躁状態で精神運動興奮が強い時，精神病症状を伴っている時には入院を考慮する．
ⅴ．双極性気分障害の薬物療法の中心は気分安定剤（炭酸リチウム，バルプロ酸，カルバマゼピンなど）で，再発予防効果もある．また躁状態のみならずうつ状態に対して，ある種の新規抗精神病薬（オランザ

ピン）の併用が有効とされている．

vi． 薬物療法とあわせて認知行動療法などの精神療法，心理教育も行っていく．

c. アルツハイマー型認知症

ⅰ． 認知症の治療としては，抗認知症薬（アセチルコリンエステラーゼ阻害作用をもつドネペジル，ガランタミン，リバスチグミン，NMDA受容体拮抗作用をもつメマンチン）による薬物療法と，在宅や施設での日常生活や身体ケアなど介護，リハビリが中心となる．

ⅱ． 入院による治療は，認知症の随伴症状であるせん妄状態，幻覚妄想状態，興奮，暴力などの精神症状や身体合併症の治療が必要な場合や，入院しないと行えない検査を施行する際に行われる．

ⅲ． 随伴症状に対して新規抗精神病薬（リスパダール）を使用することがあるが，少量，短期間の使用をこころがけ，副作用の出現には注意する．

ⅳ． 精神症状や身体合併症の治療が終われば，できるだけ住み慣れた地域の環境で暮らすことを目指す．そのためには認知症疾患医療センターなどの専門医療機関とかかりつけ医などの医療部門および地域包括センターや在宅介護支援センターなど，在宅で患者の生活を支える介護・福祉部門，またその他の行政部門が関わる必要がある．

ⅴ． 精神科病院にも設置される認知症疾患医療センターの主な役割は，①鑑別診断・初期対応時の取組み，身体合併症・随伴症状への対応，医療相談室の設置など専門医療機関としての役割，②地域包括支援センター，家族介護者の会等との連携など地域連携を推進する役割，③専門医療，地域連携を支える人材を育成する役割の3つにまとめられる．

d. アルコール依存症

ⅰ． アルコール依存症の治療は断酒の継続である．そのためには精神療法，心理教育，抗酒薬（アルコール依存症治療薬）内服，自助グループ（断酒会，alcoholics anonymous：AA）への参加などを必要とする．

ⅱ． 入院治療には，通院では断酒できないと患者が感じ，入院の必要性を認め同意することが原則である．治療動機が曖昧な状態で入院してもうまくいかないことが多い．ただし離脱せん妄が出現した時は緊急入院を要する．

iii. 入院から5日〜1週間までは離脱期で，解毒とともに離脱症状や身体合併症の治療を行う．意識障害が1週間以上続く場合は，重症の脳症（ウエルニッケ脳症，頭部外傷など）や他の原因を考える．離脱期を終えた後に静穏期を迎える．この時期には，断酒の継続と再発防止の対策を心理教育，認知行動療法，家族療法などの治療プログラムにより行う．また地域の自助グループへの参加を促し，退院後の継続した参加につなげる．

iv. 入院期間はおおよそ2〜3ヵ月である．

4. 社会復帰や地域支援体制

　精神疾患に罹患することで患者の取り巻く状況は変化し，特に生活能力が低下するとさまざまな場面で支障をきたすことになる．社会復帰を目指すには治療と並行して，住居，経済，人間関係など患者の生活を支えることが重要になってくる．

　支援する公的資源として，経済生活を支える制度と，住居・就労・日常生活などを支える機関・制度がある．

1）医療費負担軽減，生活支援のための主な制度

　自立支援医療精神通院医療，高額療養費制度，生活保護，障害年金，精神障害者保健福祉手帳，療育手帳，自立支援法による生活支援サービス，成年後見制度などがある．

2）住居・就労・日常生活などを支える機関・制度

　保健所，精神保健福祉センター，地域活動支援センター，精神障害者デイケア・ナイトケア，福祉ホーム・グループホーム，精神障害者授産施設，ハローワーク，地域障害者職業センター，福祉工場，小規模作業所，患者会（AA，断酒会，ダルク）などがある．

　例えば，単身生活は難しい無職の統合失調症患者が退院する場合，経済的支援として生活保護や障害年金などを利用しながら，住居としてグループホーム入所を検討し，入所後はデイケアに通所して人間関係や日常生活を安定させる．就労を希望する場合は就労移行支援事業を利用しながら実現を目指すというモデルが考えられる．

（文責：岡村武彦）

③ 精神科病院に関わる施設・職種

　精神科病院は，精神疾患で入院となった人の精神科的治療を行うだけではなく，病状の安定した人が社会復帰するために，そして地域で暮らしていくためにさまざまな取り組みを行う場所である．

　精神疾患患者の平均入院期間は，他の疾患に比べて長いという特徴がある．人によっては，数年～十数年に及ぶ期間の入院を余儀なくされる場合もある．また，統合失調症をはじめとする精神疾患においては全般的な認知機能が低下することもある．そのため精神症状が安定しても，食生活をはじめとする生活習慣や金銭管理まで含めた，生活全般の指導やサポートが必要となることもある．また薬物療法や精神療法以外に，その人の精神状態や認知機能を知るため，そしてその改善に向けて，さまざまな検査やアプローチの方法がある．

　それらを総合的に行っていくため，医師だけではなくさまざまな職種の人たちが協同・連携して患者に関わるという取り組みがなされている．また同時に精神科病院は，そのための精神科特有の施設を有していることが多い．

Ⅰ．医師以外のさまざまな職種について

1）精神保健福祉士

　精神保健福祉士とは，1950年代より精神科ソーシャルワーカー（psychiatric social worker：PSW）という名称で精神科医療機関を中心に医療チームの一員として導入された専門職であり，1997年には国家資格に定められた．

　先進諸国の中でもわが国では，精神障がい者に対する社会復帰や社会参加支援の取り組みについて制度的に遅れた状況が長年続いていたが，近年になり，関係法の改正などによって，精神障がい者も一般市民として地域社会で暮らすための基盤整備が図られることなった．そのためのサポートを行う職種が精神保健福祉士である．近年は高ストレス社会といわれており，広く国民の精神保健保持に資するために，精神科病院だけではなく，保健，福祉などさまざまな領域において精神保健福祉士の役割はますます

重要になってきている．

以下にその業務内容の一部を列記する．
① 精神疾患をサポートする制度の相談（精神障害者保健福祉手帳，自立支援医療制度，障害年金の申請など）
② 住居確保についての相談や支援
③ 金銭に関する相談（生活保護の申請，成年後見制度の相談など）
④ 障がい者就労支援の相談
⑤ スポーツなどを通じて社会参加するための支援

以上のように業務内容は多岐にわたり，社会福祉学を学問的基盤として精神障がい者の抱える生活上の問題や社会とのかかわり合いでの問題の解決のための援助を行っている．そして社会参加に向けての支援活動を通して，その人らしいライフスタイルの獲得を目標としているのが精神保健福祉士である．医師だけでは，患者の生活背景全般を考えて治療していくことは困難である．そのため医師が，患者の治療目標や今後の生活をどのように組み立てていけばいいかを積極的に精神保健福祉士に相談し，連携を取ることが，より適切な患者の社会復帰・社会参加につながっていくのである．

2）臨床心理士

臨床心理士とは，臨床心理学に基づく知識や技術を用いて，こころの問題にアプローチする専門家であり，文部科学省の認可する財団法人日本臨床心理士資格認定協会が実施する試験に合格して認定を受けることができる．臨床心理士は，面接技法だけではなく，種々の心理テスト等を用いての心理査定技法や面接査定に精通しており，その検査を用いることで客観的な結果を導くことができる．

精神科医師は医療面接を通じて患者の精神状態を評価するのだが，言語的表出が乏しい患者（小児や思春期など）の場合には医療面接だけでは充分にその心理的側面を評価し得ない時がある．そのような場合に，臨床心理士に相談し，さまざまな心理検査を施行することで，客観的な，もしくは言語的表出が困難な内面的なものをうかがい知ることができ，正確な診断や治療に役立てることができる．

心理検査には大きく分けて，性格検査，知能検査，認知機能検査といった種類があるが，医師から相談を受けた心理士は，医師が何を知りたいか

を理解し，その患者の状態に適した心理検査をいくつか組み合わせて選び，結果を医師へ伝えて診療のサポートを行っていく．

以下に代表的な検査を列記する．

①性格検査：その人の気質や性格，考え方について明らかにする検査．MMPI，YG性格検査，エゴグラムといった質問紙を用いた検査や，ロールシャッハ・テストという投影法で行う検査などがある．

②知能検査：算数やパズルのような問題に答えてもらったり，言葉の意味を答えてもらったりすることで，知能指数を算出する検査である．知能指数を測るだけではなく，その人がどのようなことが得意で，逆にどのようなことが苦手かなどの特徴を把握する目的で使われることも多い．田中ビネーやWAISなど，さまざまな検査法があるが，年齢や患者の状態によって心理士が適切に判断して施行する．

③認知機能検査：心理的な問題以前に，脳の機能に障害がないかを調べる検査として認知機能検査がある．脳梗塞や脳挫傷後遺症患者，または認知症を患っている人などを対象として，現在の認知機能を知ることで診断の参考にし，支援の方策を探るために実施する．MMSE（mini-mental state examination）や改訂長谷川式簡易知能評価スケール（HDS-R）などの簡易な検査や，さらに詳細な認知機能の評価ができるCOGNISTAT認知機能検査などがある．

3）作業療法士

作業療法士とは，身体または精神に障害のあるものに対し，その主体的な生活の獲得を図るため，諸機能の回復，維持及び開発を促す作業活動を用いて，治療，指導及び援助を行う，厚生労働省が認める国家資格である．なお，作業とは，仕事，遊び，日課，休息などの日常生活におけるさまざまな行動を指し，これらを適切にこなすよう指導すること，適切にこなせる環境をサポートすることなどで，患者がより充実感をもった日々を過ごせるようになり，ひいては生活機能を高めるなどの効果がある．

精神疾患で入院している患者は，認知機能の低下から日常生活にさまざまな障害を来していることが多い．簡単な家事でも行うことが困難になったり，編み物や工作などの作業が苦手になっている人もめずらしくない．そのため，入院治療が開始となって精神状態が落ち着いた段階で，早期に作業療法の導入を行い，その人が持っている日常生活動作能力や作業能力

の評価を行うと同時に，その能力の低下を抑止し，維持・改善を行っていくことが大切である．また，それらの作業を通じて，人との関わり方も同時に練習していくことができる．作業療法は医師の指示で施行され，またその結果は医師へ報告されるため，医師が診察場面だけでは知り得ない患者情報を知ることができる．

なお対象患者は，統合失調症をはじめとした精神疾患から認知症を患った高齢者までさまざまであり，それぞれの特性にあった作業療法を行っている．

4）管理栄養士

管理栄養士とは，厚生労働大臣の免許をうけた国家資格である．業務内容としては，患者に対する療養及び健康の保持増進のための栄養の指導や，給食管理及び栄養改善上必要な指導等を行うことなどである．一般的な病院においても，患者の状態にあわせた食事指導や，患者の咀嚼・嚥下能力に合わせた食形態への変更などの業務を行っているが，精神科病院においてもその役割は重要である．

精神障がい者の中には，食生活の習慣が悪化している人が少なくない．また，精神症状を改善するために使用される薬剤の一部には食欲が増進する副作用があるため，食生活のコントロールへの支援がないと，精神状態は改善しても糖尿病や脂質異常症をはじめとする生活習慣病に罹患することがめずらしくない．そのため，医師は患者に対して定期的に血液検査や体重，血圧などの検査を行い，管理栄養士と協力してメタボリックシンドロームにならないよう努めることが大切である．また，単に医師が食生活を改めるようにと簡易に指導するよりも，管理栄養士が患者の個々の生活や食習慣に合わせて具体的に食事内容の変更を指導したほうが効果的である．

また，最近の精神科病院においては入院患者層が高齢化してきている．加齢に伴い，咀嚼能力や嚥下能力が低下する人も多く認められることから，管理栄養士は定期的に患者の血液検査結果をチェックし，医師に対してより食べやすい食形態への変更や栄養を維持するための添付食品などについて助言することもある．栄養士と連携をとって患者の栄養状態を適切に管理することは，精神状態だけではなく全身状態を含めてその人をよりよく治療できることにつながる．

5）精神科訪問看護

精神科訪問看護とは，家庭や地域社会で安心して日常生活を送ることができるよう訪問看護師が定期的に住居へ訪問し，相談や必要な支援などを行うものである．服薬が規則正しくできているかを確認したり，実際の生活の場で困っていることに対して個別に相談を行うなどが可能になる．また，医師と訪問看護が連携をとることで，精神症状以外の生活の実態を知ることができる．

II．病院内及び病院外における施設について
A．病院内施設
1）作業療法室

前述した作業療法士が入院患者を対象として作業療法を行う施設である．生産的な作業，楽しみとしての作業，休息としての作業などを取り入れており，料理，手工芸，スポーツ，体操，話し合い，音楽，ゲームなどを通じて，本人が価値を感じられる意味のある作業を行っている．またこのような作業を行うため，炊事場やカラオケ，手工芸のための道具など，さまざまな備品が設置されている．

2）精神科デイケア

精神疾患に罹患した患者は，地域での生活に戻っても他人との交流が乏しかったりし，自宅に引きこもることが多い．また引きこもることによって生活リズムがずれてしまい，昼夜逆転・不眠から精神症状の再燃や再入院ということがおこりやすくなる．昼間にレクリエーションなどの活動で人と接する時間をもつようにすれば社会復帰や再入院の予防につながるという理由で，デイケアに通っている患者は多い．一般的には統合失調症に罹患している患者が多く，デイケアに通うことによって決まった生活リズムを維持し，仲間と一緒に何かをすることで自主性と協調性を養ったりしている．また，ゲームや簡単な手作業を通して作業能力を維持・向上することもデイケアの役割である．精神科デイケアへの通所，医師の指示で行われ，またデイケアでの患者の様子も医師へ報告されることから，診察場面以外での患者の対人交流や様子を知ることができる．

3）歯科治療室

精神疾患を抱えている人は，日常の歯磨きをはじめとした口腔内の清掃

をきちんと行えていない人が多く，そのため歯槽膿漏やう歯に罹患している人が多い．このため，精神科病院では歯科治療室を設置し，歯科医師往診のもとで入院患者の歯科治療を行っているところも多い．歯科治療や義歯の作成・調整などにより，患者の食形態の向上や嚥下能力の維持・改善を図ることができる．

B. 病院外施設
1）精神障がい者グループホーム

長年，わが国の精神科病院においては精神症状が安定して退院できる状態にある患者でも，日常生活に指導や援助が必要なため，また家族の援助が得られないなどのさまざまな要因のため，長期入院を余儀なくされ，結果として社会復帰が遅れる患者が多くみられるという実状があった．そのため，精神障がい者の社会復帰促進を目的として，地域で自立した生活を送ることができるようにするため精神障がい者グループホームが設置された．建物は一般の住宅であり，世話人による介助・援助を受けながら，精神障がい者が少人数で自立生活を目指している．医師がこれらの施設を理解して世話人と連携をとることにより，長期入院患者の地域への社会復帰を促進させることができる．

以上のように，精神科病院には精神科医師や看護師以外に，さまざまな職種のスタッフや特有の施設を有している．それらは全て，精神疾患領域のより質の高い治療を目指すものであり，ひいては精神障がい者の社会復帰を目標としている．医師は，これらのスタッフや施設の特性を理解し，チームワークで治療を行うことが望ましい．

（文責：森本一成）

第2章
予防医療・地域保健の現場

1 地域保健

　保健（health）を地域保健，産業保健，学校保健の3分野に分けると，地域保健の対象は産業保健（事業場の被雇用者）や学校保健（学校の児童生徒学生，教職員）のいずれにも該当しない者ということになり，妊産婦，乳幼児，自営業者，引退した高齢者などとなる．2008年から導入された特定健康診査，特定保健指導によりこれらの区分が複雑化してきている．

　産業保健（厚生労働省）や学校保健（文部科学省，教育委員会）とは異なり，地域保健は厚生労働省－都道府県－保健所－市町村という組織体系はあるものの，保健所を設置する市があったり，同じ市でも政令指定都市や中核市と一般の市とは権限や業務が異なるなど，複雑である．

　産業保健における産業医，学校保健における学校医に相当する，地域保健を医学的に統制するのが保健所長であるが，前二者と比較すると守備範囲は対人保健のみならず対物保健や環境保健など多岐にわたっている．

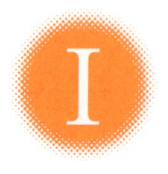

（文責：中村好一）

I 保健所

1 保健所の特徴と役割

概　要

　地域保健を担う組織は市町村保健センターなどさまざまであるが，中心を担うのは医師，薬剤師，獣医師，保健師などの専門職が勤務し，基本的

には医師が所長を務める保健所である．しかしながら，対人保健サービスのほとんどが市町村事業となり，都道府県が設置する保健所の直接の対象でなくなった現在では，医師でなければ行うことができない業務は限定的である．しかし，医師としての医学的な知識と経験が必要な業務は数多くあり，地域保健活動を実践していくにあたって，いかにして他職種をリードしていくかが問われる技量となる．

研修目標(SBOs)

①地域保健，健康増進を説明できる．
②保健所医師の役割を説明できる．
③地域保健活動に医師として参画できる．
④地域の健康増進のための啓発活動に参画できる．
⑤性感染症（STD）予防を指導できる．

研修にあたっての留意事項

①保健所の活動を見学したり話を聞いたりするということでなく，実際に参加する．
②他職種との協同作業が重要であることを認識する．
③現場の専門職からのみならず，住民からも学ぶという謙虚な姿勢は重要である．
④実際に行われている業務に疑問を感じても，そこには必ず理由があるので，安直な批判は避ける．しかし，問題点についての原因と改善の方策の検討は必要であるので，まず指導者に相談する．
⑤住民からは「保健所職員＝公務員」という視線で見られるので，服装，態度などには充分留意する．
⑥特に規制行政の現場では，求められた場合を除いては，状況を観察するだけに留めるのが賢明である．
⑦各事業について，公の権限や責任で実施する理由を充分に考える．
⑧研修に関係する人たちとの人間関係を大切にするために，求められた仕事については積極的に参画する．

2章 予防医療・地域保健の現場

> 解　説

　保健所は地域保健法によって都道府県，東京都23特別区，及び一部の市（政令指定都市，中核市，地域保健法で指定された市）で設置されている．基本は都道府県が設置する保健所（県型保健所）であり，特別区や市が設置する保健所（市区型保健所）は県型保健所の業務に加えて市町村の業務を行っていると考えてよい．

　最近の大きな流れとして，①保健所の統合と広域化，②福祉事務所との統合，③名称の変更，④対人保健サービスの市町村への移行などがある．以前（1994年までの保健所法時代）は，保健所は人口10万人に対して1ヵ所設置するという指標があったが，現在の地域保健法では2次医療圏に1ヵ所が目標となった．以前は800ヵ所以上あった保健所が，現在では500ヵ所弱まで減少しているが，それでも2次医療圏の数よりは多い．保健と福祉の統合ということで，福祉事務所と統合され，そのために名称も「保健所」ではなくなっているところもある．たとえば栃木県では「健康福祉センター」という名称で，この組織の一部が保健所や福祉事務所として機能している．対人保健サービス（検診など．詳細は後述）は，以前は保健所の業務であったが，現在ではその多くが基礎的な自治体である市町村に移管され，保健所には精神保健や難病対策などの一部の業務と，市町村への連絡調整などが固有の業務として残っている．

　保健事業を，その対象に焦点を当てて，対人保健と対物保健に区分することがある．人間を対象とする事業と，それ以外（動物を含む）を対象とするものである．後者には食品保健，環境保健，動物衛生などが含まれる．もう一つの切り口として，行政作用に視点を当てると，給付行政と規制行政に区分することができる．前者は住民に対して何らかのサービスを提供（たとえば検診など）する行政，後者は公共の福祉のために規制を行う行政である．対人保健の多くは給付行政であり，"対人保健サービス"といった言葉もあるのに対して，対物保健の多くは規制行政である．たとえば食品保健の根幹となる食品衛生法では，飲食店の営業には都道府県知事（一部市長）の許可が必要である．これは不特定多数に安全な食べ物を提供するためには一定の要件を備えている必要があり，まず基本として飲食店の営業を一般的には禁止し，要件を満たした者にのみ禁止を解除（＝許可）して，営業を認めているのである．給付行政は，法律に反しない，住民に対

表2-1 保健所の業務（地域保健法）

6条	次にあげる事項につき，企画，調整，指導及びこれらに必要な事業を行う

- 地域保健に関する思想の普及及び向上に関する事項
- 人口動態統計その他地域保健に係る統計に関する事項
- 栄養の改善及び食品衛生に関する事項
- 住宅，水道，下水道，廃棄物の処理，清掃その他の環境の衛生に関する事項
- 医事及び薬事に関する事項
- 保健師に関する事項
- 公共医療事業の向上及び増進に関する事項
- 母性及び乳幼児並びに老人の保健に関する事項
- 歯科保健に関する事項
- 精神保健に関する事項
- 治療方法が確立していない疾病その他の特殊の疾病により長期に療養を必要とする者の保健に関する事項
- エイズ，結核，性病，伝染病その他の疾病の予防に関する事項
- 衛生上の試験及び検査に関する事項
- その他地域住民の健康の保持及び増進に関する事項

7条	地域住民の健康の保持及び増進を図るため必要があるときは，次にあげる事業を行うことができる

- 所管区域に係る地域保健に関する情報を収集し，整理し，及び活用すること
- 所管区域に係る地域保健に関する調査及び研究を行うこと
- 歯科疾患その他厚生労働大臣の指定する疾病の治療を行うこと
- 試験及び検査を行い，並びに医師，歯科医師，薬剤師その他の者に試験及び検査に関する施設を利用させること

8条	所管区域内の市町村の地域保健対策の実施に関し，市町村相互間の連絡調整を行い，及び市町村の求めに応じ，技術的助言，市町村職員の研修その他必要な援助を行うことができる（都道府県が設置する保健所）

して公平平等であるなどの条件はあるが，予算があれば基本的に何を行っても構わない（問題点もあるが，後述の特定疾患治療研究事業がよい例である）．一方で，規制行政は法律などの規定を厳格に遵守することが求められる．すなわち，行政が法律で規定された範囲を超える規制を行うと，その分，人々の権利を侵害することになるからである．

地域保健法に示された保健所の業務を表2-1に示す．保健所におけるそれぞれの事業がこのうちのどの部分に該当するのかを常に確認すると，理解が深まる．

（文責：中村好一）

② 精神保健

解 説

　身体疾患と異なり，精神疾患では患者の病識が欠落していて，患者本人が病気の治療を望まない（場合によっては拒否する）ことがある．また，疾患そのものによって自分を傷つけたり（自傷），他人に害を及ぼす（他害）こともある．このために「精神保健及び精神障害者福祉に関する法律」（略称「精神保健福祉法」）では，患者本人の同意が得られない場合の入院形態などが規定されている．なお，精神保健は前節で紹介した対人保健ではあるが，本人の同意がない入院制度は規制行政に相当するため，この部分では法に従った厳密な対応が求められる．

　わが国では元来，精神病患者を隠蔽する傾向があった．家庭の中の座敷牢などに幽閉し，社会にその存在を知られないようにした．当然，治療も行われず，世間一般からの患者/家族への人権侵害に加えて，家族による患者の人権侵害の例も数多く存在した．このような状況を改善するために，第2次世界大戦後に制定された精神衛生法（現在の精神保健福祉法）では，精神病患者の精神病床以外への収容を禁止した．このために精神病患者は精神科病棟に入院することになったが，今度は逆に病院に収容することで，家族，病院，行政の3者（すなわち，患者の視点が欠落している）で安定が得られ，長期に亘る入院や，先進諸外国と比較して人口あたりの病床数の多いことなどが問題となった．加えて，1980年代前半の宇都宮病院事件などを契機に，精神科病院における患者の人権侵害が明るみに出て，患者の人権保護や通院医療の充実などを目指した現在の法体系となり，保健所もこれに即した業務を行っている．

　とはいうものの，必要な患者に適切な入院医療を提供することも重要で，表2-2に示すような精神保健福祉法で規定された入院形態に関する事務手続き（措置入院等の精神保健指定医の診察，都道府県知事への届け出など）は保健所で行っている．患者の退院後の社会復帰の支援や外来通院/服薬の補助などは重要な業務である．このほか，精神保健福祉に関する実態把握，精神保健福祉相談，訪問指導，患者家族会などの活動に対する援助と指導，教育・広報活動と協力組織の育成，関係諸機関との連携活動，医療

3. 難病

表2-2 精神保健及び精神障害者福祉に関する法律(精神保健福祉法)に規定される入院形態

名称	条文	主体	要件
任意入院	22条の3	精神科病院の管理者	本人の書面による同意 第1選択の入院形態 退院の申し出に対して指定医が入院継続の必要性を認めた場合には72時間に限り継続可
措置入院	29条	都道府県知事	精神病による自傷他害のおそれについて2人以上の指定医の診断が一致(本人の同意不要) 国立,都道府県立または指定病院にかぎる 指定医による都道府県知事への定期的な病状報告
緊急措置入院	29条の2	都道府県知事	精神病による自傷他害のおそれについて1人の指定医の診断(本人の同意不要) 72時間に限る(通常はこの間に他の指定医の診察を行い,措置入院に移行)
医療保護入院	33条	精神科病院の管理者	指定医の入院の必要性の診断+保護者の同意(本人の同意不要) 10日以内に都道府県知事への届出 指定医による都道府県知事への定期的な病状報告
応急入院	33条の4	精神科病院の管理者(厚生労働大臣指定)	保護の依頼+保護者の同意が得られない+指定医による直ちに入院させる必要性の診断(本人の同意不要) 72時間に限る(この間に他の入院形態に切り替える) 直ちに都道府県知事に届出

指定医=精神保健指定医(精神保健福祉法18条〜19条の6)

と保護に関する事務など,業務は多岐にわたっている.その際に市町村や訪問看護ステーションなど地域の他の組織との連携が必要となるが,その際の医学的見地からの助言や支援も重要となる.

(文責:中村好一)

③ 難病

解説

難病はわが国独特の「疾患(集合体)の概念」で,医学用語ではなく,行政的な対応のためにつけられた名称である.①原因不明,治療法未確立であり,かつ,後遺症を残すおそれが少なくない疾病,②経過が慢性にわ

たり，単に経済的な問題のみならず，介護などに著しく人手を要するために家庭の負担が重く，また，精神的にも負担の大きい疾病のいずれかに該当する疾患とされている．そもそもは薬害スモンの患者救済に端を発しており，対象疾患が徐々に拡大して現在のような体制となっている．行政的な対応としては，研究の推進と医療費補助を中心とした患者に対するサービスの給付が2本柱となっている．保健所は後者のサービス給付の中心的役割を担っている．

特定疾患治療研究事業は，そもそもの端緒は難病患者が経済的理由により医療機関を受診しないと研究も進まないという理由により，公的医療保険の自己負担分を公費で負担するということでこのような名称が付いているが，実態は医療費の公費負担制度である．現在の対象疾患は表2-3に示す56疾患だが，2012年8月に厚生労働省の難病対策委員会は対象疾患を拡大する方向での中間報告をまとめた．申請の受付窓口は保健所であり，医師の診断書，臨床調査個人票を添えて申請し，専門医で構成される審査委員会で認定されると，医療費の自己負担が解消される（一部の疾患では自己負担があるものもある）．本制度についてはいろいろと問題点も指摘されている．疾患名で本制度の対象となるか否かが決定することよりも，いずれの疾患であっても重症度に応じて対象とする方が公平の観点からは正しいのではないかという意見がある．患者（家族）の経済的負担が軽減され

表2-3　特定疾患治療研究事業対象疾患

1	ベーチェット病
2	多発性硬化症
3	重症筋無力症
4	全身性エリテマトーデス
5	スモン
6	再生不良性貧血
7	サルコイドーシス
8	筋萎縮性側索硬化症
9	強皮症，皮膚筋炎及び多発性筋炎
10	特発性血小板減少性紫斑病
11	結節性動脈周囲炎
12	潰瘍性大腸炎
13	大動脈炎症候群
14	ビュルガー病（バージャー病）
15	天疱瘡
16	脊髄小脳変性症
17	クローン病
18	難治性肝炎のうち劇症肝炎

3. 難病

19	悪性関節リウマチ	
20	パーキンソン病関連疾患	進行性核上性麻痺 大脳皮質基底核変性症 パーキンソン病
21	アミロイドーシス	
22	後縦靱帯硬化症	
23	ハンチントン病	
24	モヤモヤ病（ウィリス動脈輪閉塞症）	
25	ウェゲナー肉芽腫症	
26	特発性拡張型（うっ血型）心筋症	
27	多発性萎縮症	線条体黒質変性症 オリーブ橋小脳萎縮症 シャイ・ドレーガー症候群
28	表皮水疱症（接合部型及び栄養障害型）	
29	膿疱性乾癬	
30	広範脊柱管狭窄症	
31	原発性胆汁性肝硬変	
32	重症急性膵炎	
33	特発性大腿骨頭壊死症	
34	混合性結合組織病	
35	原発性免疫不全症候群	
36	特発性間質性肺炎	
37	網膜色素変性症	
38	プリオン病	クロイツフェルト・ヤコブ病 ゲルストマン・ストロイスラー・シャインカー病 致死性家族性不眠症
39	肺動脈性肺高血圧症	
40	神経線維腫症	
41	亜急性硬化性全脳炎	
42	バット・キアリ（Budd-Chiari）病	
43	慢性血栓塞栓性肺高血圧症	
44	ライソゾーム病	ライソゾーム病 ファブリー病
45	副腎白質ジストロフィー	
46	家族性高コレステロール血症 （ホモ接合体）	
47	脊髄性筋萎縮症	
48	球脊髄性筋萎縮症	
49	慢性炎症性脱髄性多発神経炎	
50	肥大型心筋症	
51	拘束型心筋症	
52	ミトコンドリア病	
53	リンパ脈管筋腫症（LAM）	
54	重症多形滲出性紅斑（急性期）	
55	黄色靱帯骨化症	
56	間脳下垂体機能障害	PRL分泌異常症 ゴナドトロピン分泌異常症 ADH分泌異常症 下垂体性TSH分泌異常症 クッシング病 先端巨大症 下垂体機能低下症

るのはよいが，そのために，致死的な疾患に対しても一部では過度の医療が提供されている可能性も指摘されている．高額医療費の負担については公的医療保険の制度によって解消する方が合理的であるという考え方もある．さらに，申請によって保健所は患者に関する多くのデータを保有しているが，医療費以外の患者支援には保健所によって差がある．また，法に基づかない，毎年の予算措置で実施している制度で，頑強な制度ではない側面も有している．いずれにしても，検討課題の多い制度である．

一方で，在宅難病患者への支援なども保健所の大きな業務である．これは保健所単独では不可能なので，訪問看護ステーション，地域包括支援センターなどの地域組織の連携が必要となり，このような場合のリーダーシップが保健所には求められる．

なお，小児の難病を対象とした医療費公費負担制度である「小児慢性特定疾患治療研究事業」も従来は予算措置であったが，2005年度からは児童福祉法の中で規定されたため，保健所でなく，福祉事務所などの福祉関係の部署で取り扱っている自治体も多い．

(文責：中村好一)

④ 感染症（エイズ，結核，性感染症など）

解説

感染症対策は「感染症の予防及び感染症の患者に対する医療に関する法律」（以下，感染症法）が中心であり，特殊な部面で予防接種法や検疫法がある．感染症法に基づく患者の届出（感染症に関する情報収集）や患者の入院手続等は保健所の業務である．表2-4に感染症法で規定されている感染症を示す．

特別な配慮が必要な感染症として，HIV/AIDSがある．世界中で新規患者数増加に頭打ち傾向が見られる中，わが国では依然として増加傾向にあり，今後も状況を見守る必要がある．保健所では相談やHIV抗体検査が無料・匿名で行われており，これをさらに促進するために夜間・休日窓口の開設や，当日結果が判明する迅速検査の導入などを行っている．しかしな

4. 感染症（エイズ，結核，性感染症など）

表2-4 保健所への届出が必要な感染症
　　　（感染症の予防及び感染症の患者に対する医療に関する法律）

感染症法上の分類	根拠条項	疾　　患
1類感染症	6条2項	エボラ出血熱 クリミア・コンゴ出血熱 痘そう(天然痘) 南米出血熱 ペスト マールブルグ病 ラッサ熱
2類感染症	6条3項	急性灰白髄炎(ポリオ) 結核 ジフテリア 重症急性呼吸器症候群(病原体がコロナウイルス属SARSコロナウイルスであるものに限る) 鳥インフルエンザ(H5N1)
3類感染症	6条4項	コレラ 細菌性赤痢 腸管出血性大腸菌感染症 腸チフス パラチフス
4類感染症	6条5項	E型肝炎 A型肝炎 黄熱 Q熱 狂犬病 炭疽 鳥インフルエンザ〈鳥インフルエンザ(H5N1)を除く〉 ボツリヌス症 マラリア 野兎病 (以下は政令で指定) ウエストナイル熱 エキノコックス症 オウム病 オムスク出血熱 回帰熱 キャサヌル森林病 コクシジオイデス症 サル痘 腎症候性出血熱 西部ウマ脳炎 ダニ媒介脳炎 チクングニア熱 つつが虫病 デング熱 東部ウマ脳炎 ニパウイルス感染症 日本紅斑熱 日本脳炎 ハンタウイルス肺症候群 Bウイルス病 鼻疽

2章 予防医療・地域保健の現場

		ブルセラ病 ベネズエラウマ脳炎 ヘンドラウイルス感染症 発しんチフス ライム病 リッサウイルス感染症 リフトバレー熱 類鼻疽 レジオネラ症 レプトスピラ症 ロッキー山紅斑熱
5類感染症	6条6項	インフルエンザ(鳥インフルエンザ及び新型インフルエンザ等感染症を除く)(*) ウイルス性肝炎(E型肝炎及びA型肝炎を除く) クリプトスポリジウム症 後天性免疫不全症候群 性器クラミジア感染症(*) 梅毒 麻しん メチシリン耐性黄色ブドウ球菌感染症(*) (以下は厚生労働省令で指定) アメーバ赤痢 RSウイルス感染症(*) 咽頭結膜熱(プール熱)(*) A群溶血性レンサ球菌咽頭炎(*) 感染性胃腸炎(*) 急性出血性結膜炎(*) 急性脳炎(4類感染症に指定されているものは除く) クラミジア肺炎(オウム病を除く)(*) クロイツフェルト・ヤコブ病 劇症型溶血性レンサ球菌感染症 細菌性髄膜炎(*) ジアルジア症 水痘(水疱瘡)(*) 髄膜炎菌性髄膜炎(流行性脳脊髄膜炎) 性器ヘルペスウイルス感染症(*) 尖圭コンジローマ(*) 先天性風しん症候群 手足口病(*) 伝染性紅斑(*) 突発性発しん(*) 破傷風 バンコマイシン耐性黄色ブドウ球菌感染症 バンコマイシン耐性腸球菌感染症 百日咳(*) 風しん ペニシリン耐性肺炎球菌感染症(*) ヘルパンギーナ(*) マイコプラズマ肺炎(*) 無菌性髄膜炎(*) 薬剤耐性アシネトバクター感染症(*) 薬剤耐性緑膿菌感染症(*) 流行性角結膜炎(*) 流行性耳下腺炎(おたふくかぜ)(*)

4. 感染症（エイズ，結核，性感染症など）

		淋菌感染症（＊）
新型インフルエンザ等感染症	6条7項	新型インフルエンザ 再興型インフルエンザ
指定感染症	6条8項	（1年以内の期間で政令で指定。現在，指定なし）
新感染症	6条9項	（1年以内の期間で政令で指定。現在，指定なし）

5類感染症以外は患者の住所，氏名などの個人を特定する情報を含めて届け出る
5類感染症のうち（＊）がついていないものは診断した医師はすべての患者について患者の個人を同定する情報を含めずに届け出る
5類感染症のうち（＊）がついているものは，指定された医療機関が定期的に患者数を報告する

がら，法に基づく届出も相談・検査も匿名であるため，①重複の届出の確認ができず，患者数の過大評価がなされている可能性があること，②抗体陽性の判定を受けた者が確実にエイズ治療拠点病院を受診しているかどうかの確認ができていないこと等，問題点も多い．性感染症（梅毒，クラミジアなど）も同時に検査しているところも多く，HIVよりも陽性者が多いが，陽性者に対しては，自然治癒はないので医療機関での治療が必要なことを充分理解させることなどが重要となる．

伝統的に保健所で取り扱ってきている結核は，以前は結核予防法で対応されてきたが，2007年から感染症法に統合され，2類感染症として対応している．保健所では医師の届出を端緒として患者の登録を行い，入院を含む医療，退院後の指導，在宅での服薬指導，管理健診などの多面的な患者の支援を行っている．退院後の治療については地域DOTS（directly observed treatment, short-course：医療従事者などの面前で服薬させることにより，怠薬を防止する）を中心として進められてきている．いずれの場面においても医師による医学的な管理や指導は欠かすことができない．

（文責：中村好一）

⑤ 医療監視業務，食品衛生，環境衛生

Ⅰ．医療機関への立ち入り検査（医療監視）

解説

1. 目的

　医療機関への立入検査は，医療法第25条第1項の規定（図2-1）に基づき，医療機関が法令により規定された人員及び構造・設備を有し，かつ，適正な管理を行っているか否かを検査し，不適正な場合は指導等を通じて改善を図り，良質で適正な医療が住民に提供されることを目的に実施される．

医療法第25条第1項

都道府県知事，保健所を設置する市の市長又は特別区の区長は，必要があると認めるときは，病院，診療所若しくは助産所の開設者若しくは管理者に対し，必要な報告を命じ，又は当該職員に，病院，診療所若しくは助産所に立ち入り，その有する人員若しくは清潔保持の状況，構造設備若しくは診療録，助産録，帳簿書類その他の物件を検査させることができる．

図2-1　医療法第25条第1項の規定

---

2. 実施方法

　都道府県知事，保健所を設置する市の市長または特別区の区長が任命した医療監視員により実施されることから，一般に医療監視とよばれている．医療監視員として多くは保健所の医師，保健師，薬剤師，診療放射線技師，事務職員などが任命されている．

　病院については原則年1回，診療所，助産所については開設の際，医療法上の変更申請がなされたときに実施されることが多い．

3. 検査内容

　医師，看護師等の医療従事者数，病室，レントゲン診療室などの構造設備，診療録の保存，薬剤の管理，病院食，職員の健康管理，防火・防災体制など多岐にわたっている．そのため，多職種の医療監視員によりそれぞれの専門職種の知識を活した監視・指導が行われている．

　検査により問題点が発見された場合は，管理者・院長に事実を通知する

とともに，改善計画書の提出を含め，必要な改善指導が行われる．

> **研修にあたっての留意点**

①医療監視の目的，主な検査内容を理解する．
②検査は医療監視員が分担して実施することから全てに立ち会うのは無理なので，医師としての専門性と関連が深い，院内感染対策，医療事故等の医療安全対策について立ち会うのが望ましい．院内感染対策，医療安全対策については，院内に対策委員会を設置し，対応マニュアルを作成することが規定されている．マニュアルが必要に応じて更新され，現実に即したものになっているのか，必要な場合には臨時に委員会が開催され，院内感染，医療事故に関して事実関係の把握，原因の究明，再発防止策，必要な情報共有と研修が実施されているかなどについて，委員会の議事録，関係者からの聴取により，その医療機関に応じた適切な対応という視点で確認することが重要である．

II．食品衛生

> **解　説**

1．概要

地域保健法及び食品衛生法の規定に基づき，保健所は地域における食品の安全性を確保し，飲食に起因する健康被害の発生を防止するため，必要な監視・指導，調査，営業停止などの行政処分を実施する役割を担っている．

保健所における食品衛生関連業務は，健康被害の未然防止のための平時における食品衛生監視・指導業務と，健康危機管理対応としての食中毒処理とに分けられる．

2．食品衛生監視員

保健所における食品衛生監視は，食品衛生監視員が行っている．食品衛生監視員は，都道府県知事，保健所を設置する市の市長または特別区の区長が，医師，歯科医師，薬剤師，獣医師及び大学において所定の課程を修めた者等から任命する．

3. 食品衛生監視

各都道府県等は，食品衛生監視指導計画を策定し，夏季，年末の一斉取り締まりのほか，地域の実情に応じ，重点項目としてノロウイルス対策，毒キノコ対策などを取り上げ食品監視を実施している．具体的には，食品衛生監視員が，飲食店や食品製造・加工施設等の立ち入り調査等の監視指導を行うとともに，販売食品等を収去し，微生物，添加物，残留農薬等の検査を行う．

4. 食中毒

1）発生状況

最近では冬期に患者発生が多く，原因食品では魚介類に起因するものが多い．病因物質としては，ノロウイルス，サルモネラ属菌，ウェルシュ菌，カンピロバクターなどが多く，原因施設では，飲食店，家庭，旅館が多くなっている．

2）届出

食品衛生法第58条により，食品，添加物，器具若しくは容器包装に起因して中毒した患者若しくはその疑いのある者を診断し，またはその死体を検案した医師は，直ちに最寄りの保健所長にその旨を届け出なければならない．

3）調査

医師からの届出により，医師への聞き取り，患者検体の確保の依頼等とともに，患者及び施設に対する調査を実施する．この時点では，食中毒か，感染症かの判断がつかないので，食中毒と感染症との両面から調査を実施することが重要である．

(1) 患者，喫食者及び関係者の調査

患者，原因施設として疑われる施設で食事をした者には可能な限り面会し，聞き取りを行う．

①症候学的調査

発症の有無，症状，発症年月日，発症前の行動などを調査する．併せて，患者，喫食者の検便，患者の吐物，家庭での食中毒が疑われる場合は家庭に残っている食品等を検査する．

②喫食状況調査

患者等グループの共通の飲食物を喫食した機会の有無を確認し，共通食のメニューにより喫食調査を実施する．共通食が特定されない場合は，原則として発症時からさかのぼって72時間以上，必要に応じて2週間程度まで食事内容について調査を行う．

(2) 施設調査

原因施設として疑われる施設に対しては，速やかに立ち入り調査を行い，検食（食材を含む）及び施設の衛生状態把握のための拭き取り検体を採取するとともに，食材の仕入元，販売先，調理及び製造に関する記録の資料を確保する．調理従事者については，健康状態の把握，健康診断の実施状況について確認するのに加え検便を実施する．

4）食中毒の判断

医師の診断，発症数，患者の発症の範囲（時間，地域，集団），喫食状況，施設調査による疫学的調査結果，微生物学的，理化学検査の結果を総合的に考慮し，保健所長が判断する．

5）拡大防止策

食中毒の原因施設については営業停止，原因食品の販売，使用，移動の禁止の行政処分を行うとともに，調理従事者が保菌者の場合は，原因菌が除去されるまで，食品に直接触れる作業への従事禁止措置を行う．

また，再発防止策として，施設設備に問題がある場合はその補修改善を命じるとともに，原因施設の関係者に対して衛生管理の徹底，食中毒再発防止のための衛生教育を行う．

研修にあたっての留意点

①食中毒の原因となる細菌，ウイルス，フグ毒などの自然毒の潜伏期間，症状，主な原因食品について理解する．
②食中毒が発生した場合の対応・手順について理解する．特に，病因物質，原因施設，原因食品などについて，疫学的調査から推定または決定する方法を学ぶ．

III. 環境衛生

> 解　説

1. 概要

　地域保健法，理容師法・美容師法，興行場法，旅館業法などの法律の規定に基づき，保健所は安全な衛生環境を確保するため，必要な監視・指導を行っている．

2. 環境衛生監視員

　保健所における環境衛生監視は，環境衛生監視員が行っている．環境衛生監視員は，都道府県知事，保健所を設置する市の市長または特別区の区長が，医師，歯科医師，薬剤師，獣医師及び大学において所定の課程を修めた者等から任命する．

3. 環境衛生監視

　環境衛生監視員は，各法令においてそれぞれ公衆衛生上遵守すべき一定の基準が定められている理美容所，クリーニング所，興行場，旅館・ホテル，公衆浴場などへ立入検査を行い，施設の構造設備，衛生確保状況，有資格者就業などの基準の遵守状況を確認し，必要な助言・指導を行う．

> 研修にあたっての留意点

　不特定多数が利用する施設の安全な衛生環境を確保するために実施する環境衛生監視の目的，主な検査内容を理解する．

（文責：藤井　充）

> 参考文献

厚生労働省：食中毒調査マニュアル 2003. wwwhourei.mhlw.go.jp/hourei/doc/tsuchi/151002bb.pdf

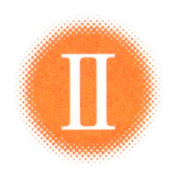

II 市町村保健センター

① 市町村保健センターの特徴と役割

概要

　わが国における公衆衛生活動は，保健所が中心的な役割を果たすことによって推進されてきた．しかし，高齢化社会が到来し，疾病構造も変化すると共に，住民のニーズも多様化，高度化してきたため，保健所だけではその需要に対応することが困難となってきた．市町村保健センターは，地域住民に身近な対人保健サービスを総合的に行う拠点として，昭和53年から整備が進められた．市町村レベルにおける健康づくりを推進するための「場」であったが，従来法律的な位置づけを持っていなかった．そこで地域住民に対して健康診査，健康相談，保健指導，その他地域保健に関するきめ細かな事業を行い，医療・福祉との密接な連携をも図ることを目的とする施設として，平成6年に制定された「地域保健法」により新たに法制化され，事業内容も拡大することになった．

　地域保健法の改正により設置基準が改められたこと等により保健所が全国的に設置数が減少しているのに対し，市町村保健センターは，年々設置数が増加している．保健センターの職員については法令上の根拠はないが，「地域保健対策の推進に関する基本的な指針」の中で，保健師，管理栄養士等の地域保健対策に従事する専門技術職員の計画的な確保を推進すること，とされている．

1．市町村保健センターの役割

　市町村保健センターは，住民に対し，健康相談，保健指導および健康診査その他，地域保健に関し必要な事業を行うものとされている．住民に身近で総合的な対人保健サービスを提供していくには，次の4点が重要である．

　①地域保健に関する計画の策定：市町村は地域保健に関する計画を策定

すること等により，市町村保健医療センター等において住民のニーズに応じた計画的な事業の実施を図る．

②保健・医療・福祉の連携：保健・医療・福祉の連携を図る観点から，社会福祉施設等との連携，総合相談窓口の設置，保健師とホームヘルパーに共通の活動拠点としての運営など，保健と福祉の総合的な機能を備える．

③保健所，医師会等との連携協力：保健所からの専門的な援助及び協力を求めることや，地域医師会等との充分な連携及び協力を図る．

④精神障がい者の社会復帰対策や母子保健施策の推進：市町村は，精神障がい者の社会復帰対策のうち，身近なサービスについて，保健所の協力の下に行ったり，子育て支援の拠点として母子保健施策の推進を図る．

保健所との比較を表2-5に示す．

2. 市町村保健センターで行われている事業

茨木市を例にとって表2-6に示す．

表2-5　保健所・市町村保健センターの比較

区分	保健所	市町村保健センター
設置主体	都道府県・政令指定都市 中核市・保健所政令市・特別区	市町村
主な機能	広域的・専門的・技術的拠点としての機能	住民に身近な保健と福祉の総合的機能
主な事業	難病患者の専門的相談・支援 障がい児(者)の専門的相談・支援 感染症対策，栄養改善指導 食品衛生，環境衛生，医事，薬事 精神保健(専門的領域) 試験検査 市町村との連絡調整 市町村への技術的支援	健(検)診事業 妊産婦・新生児の訪問指導 母子健康手帳の交付 妊産婦健康診査 乳幼児健康診査 一般的な栄養指導 健康増進事業 精神保健福祉相談
主な職員	医師・薬剤師・獣医師・保健師 診療放射線技師・臨床検査技師 衛生検査技師・管理栄養士 精神保健福祉相談員・ケースワーカー等	保健師・管理栄養士等

（文献1）より

1. 市町村保健センターの特徴と役割

表2-6 茨木市保健医療センターで行われている事業概要

(1) 健康増進事業
① 健康手帳の交付
② 健康教育
③ 健康相談・訪問指導
④ 健(検)診事業
・若年健康診査
・がん検診(胃がん,肺がん,大腸がん,子宮がん,乳がん)
・前立腺(PSA)検査,ペプシノゲン胃検査
・歯周疾患健診,骨粗鬆症,肝炎検査
(2) 特定健康診査・特定保健指導
(3) 後期高齢者医療健診
(4) 食育推進事業
・離乳食講習会
・幼児食講習会
(5) 地域支援事業
① 一次予防事業
・介護予防普及啓発事業
・地域介護予防活動支援事業
② 二次予防事業
・通所型介護予防事業
・訪問型介護予防事業
(6) 母子保健事業
① 健康診査
・妊婦一般健康診査(公費助成)
・乳児一般健康診査,乳児後期健康診査
・4ヵ月児健康診査,1歳8ヵ月児健康診査,3歳6ヵ月児健康診査
・経過観察健診,3歳6ヵ月児視聴覚検診
・歯科健診(2歳3ヵ月児,2歳5ヵ月児)
② 保健指導
・母子健康手帳の交付
・パパ&ママクラス,赤ちゃんと保護者のつどい
・母乳相談,乳幼児保健相談
・妊産婦・乳幼児・未熟児訪問指導
(7) 予防接種事業
① 乳幼児,児童(BCG,麻疹・風疹,ポリオ,三種混合,日本脳炎,ジフテリア2期)
② 65歳以上:季節性インフルエンザ
③ 子宮頸がん予防,Hib,小児用肺炎球菌の予防接種(任意接種)費用の一部公費助成
(8) 休日などの急病診療事業(内科,小児科,歯科)
(9) 訪問看護事業

2章　予防医療・地域保健の現場

研修目標(SBOs)

①市町村保健センターの役割を説明できる．
②保健所と市町村保健センターとの違いを説明できる．
③地域保健活動に参加できる．

研修にあたっての留意事項

①医師という前に社会人としての礼節と基本的マナーを順守する．
②市町村保健センターの活動をただ見学するだけではなく，実際に参加する．
③現場で働いている専門職からだけではなく，住民から学ぶという謙虚な姿勢が大切である．
④健康診断や健康教育・相談などでは，自分が行うつもりで保健師や栄養士の説明を聞く．
⑤健康教育・相談では，病気だけをみるのではなく，年齢，性別，家族，生活環境，心理社会的背景等の個人的背景をも含めた病人の全体をみるように心がける．
⑥現在行われている事業について疑問に感じたことがあれば，職員に質問するとともに，どのようにしたらよいかを自ら考えることが大切である．
⑦どのようなことであっても，協力を依頼されたことについては積極的に協力する．
⑧研修に関わる人達との人間関係を大切にする．

（文責：深尾篤嗣）

② 精神保健福祉事業

解 説

日本の精神保健福祉対策は「精神保健福祉法」に基づいて展開されている．この法律は，「精神衛生法（昭和25年）」に始まり，「精神保健法（昭和62年）」に改正され，さらに平成7年に改正されたものである．平成14

年からは，従来保健所が行ってきた業務の一部が市町村に移管され，市町村において精神保健福祉業務が開始されている．平成18年以降に，市町村に役割分担されている項目は以下の通りである．保健所は主に医療・保健的部分を，市町村は主に福祉的部門を担っている．なお，大阪府では，市町村の担当部署は障がい福祉担当部署となっている．

＜普及啓発＞
　精神障がい者に対する正しい知識の普及啓発
＜相談＞
　社会復帰相談・福祉サービス利用相談（手帳所持者等）
＜訪問指導＞
　社会復帰援助・生活支援（手帳所持者）
＜社会復帰及び自立と社会参加への支援＞
　社会復帰施設・社会適応訓練等の利用の調整及び関係機関の調整
　作業所等整備促進・運営支援
　精神障がい者福祉手帳の普及，申請の受理
＜入院及び通院医療関係事務＞
　自立支援医療申請受理・通達
＜障がい者自立支援法に基づく自立支援給付事業の実施＞

(文責：深尾篤嗣)

③ 母子保健事業

解説

　日本の母子保健は，昭和40年に制定交付された母子保健法に基づき，母性，父性並びに乳幼児を中心とする児童を対象として，健康診査や保健指導をはじめとする母子保健事業が体系化され，充実して進められてきた．
　平成9年の母子保健法改正に基づき，住民に身近で頻度の高い母子保健対策（基本サービス）は都道府県から市町村に移譲され，母子に対する対人サービスは市町村へ一元化された（図2-2）．

2章 予防医療・地域保健の現場

一元化の理由
① 住民に身近な市町村での基本的サービスの提供 ② 妊婦および乳幼児に対する一貫した母子保健事業の実施 ③ 都道府県(保健所), 市町村の役割分担の明確化

都道府県	市町村
○市町村の連絡調整・指導・助言 ○専門サービス 　①未熟児訪問指導 　②養育医療	○基本サービス 　1. 母子健康手帳の交付 　2. 健康診査 　　①妊産婦　②乳幼児 　　③1歳6ヵ月　④3歳児 　3. 訪問指導 　　①妊産婦　②新生児

図 2-2 母子保健事業の市町村への一元化

加藤則子：母子保健 シンプル衛生公衆衛生学 (鈴木庄亮, 他編集). 南江堂, p.213, 2012 [4])

1. 健康診査

1) **妊産婦健康診査**

2) **先天性代謝異常等検査**：生後5〜7日の新生児を対象に, 以下の先天性代謝異常の検査が行われている.

- フェニールケトン尿症
- メープルシロップ尿症
- ホモシスチン尿症
- ガラクトース血症
- 先天性甲状腺機能低下症（クレチン症）
- 先天性副腎過形成症

3) **乳幼児健康診査**：乳幼児健康診査の目的として以下のようなものが考えられる.

- 身体的, 精神的及び社会的な成長・発達のチェック
- 疾病（特に障がい児）の早期発見
- 疾病の予防（予防接種の勧奨も含む）
- 健康の維持・増進（保健指導）
- 育児支援（育児不安, ストレスへの対応）
- 食物アレルギーへの対応
- 被虐待児症候群の予防

- ・保護者（特に母親）の禁煙指導
- ・事故防止の指導
- ・歯の衛生
4) 1歳6ヵ月児健診
    - ・心身障害の早期発見
    - ・視聴覚障害の早期発見
    - ・う歯の予防
    - ・栄養状態のチェック　など
5) 3歳児健診
    - ・対人関係等の社会的発達
    - ・視聴覚障害の早期発見
    - ・う歯の予防　など
6) **B型肝炎母子感染防止対策**：B型肝炎ウイルスを保有している妊婦（キャリア妊婦）から生まれる子供たちへの垂直感染の予防を目的に，妊婦のHBs抗原検査を公費で行っている．

2. 保健指導

妊娠した者はすみやかに妊娠の届け出をすることになっており，それにより市町村から母子保健手帳が交付される．
1) **母子保健手帳**：各自治体に共通である記録部分（医学的記録，保護者等の記録）と，自治体の実情に応じて内容を変えることのできる情報部分（行政情報，保健・育児情報）の2つから構成されている．
2) **保健指導**：婚前学級，新婚学級，母（両）親学級，育児学級等の手段指導とともに，必要に応じ保健師・助産婦等による妊産婦・新生児に対する訪問指導のような個別指導が行われている．

3. 医療援護

1) **妊娠高血圧症候群**：妊産婦死亡やハイリスク児発生の原因となるため，訪問指導や入院療養のための医療援護が行われている．
2) **低出生体重児**：2,500g未満の新生児は低出生体重児として届け出ることになっており，保健所は保健師等により訪問指導を行っている．
3) **養育医療**：入院が必要な重症未熟児を対象に，指定養育機関に委託

されて行われる．
4） **自立支援医療**：身体障がい児で確実に治療効果が期待できる場合には障がい者自立支援法により行われる．
5） **小児慢性特定疾患**：医療の負担が高額になる悪性新生物，慢性腎疾患，喘息，慢性心疾患，内分泌疾患，膠原病，糖尿病，先天性代謝異常，血友病等の血液疾患，神経筋疾患，慢性消化器疾患に対しては，負担の軽減を図るため，児童福祉法により医療費の援助が行われている．

4. 健やか親子21

平成12年には，これまでの母子保健の取り組みの成果を踏まえ，残された課題と新たな課題を整理し，21世紀の母子保健の主要な取り組みを提示するビジョンである「健やか親子21」が示された．健やか親子21では，乳幼児虐待による死亡が多いことから，乳幼児虐待を早期発見できる地域保健の現場である保健所・市町村保健センターの主要事業の1つとして，これまで明確になっていなかった乳幼児虐待対策を位置付けることになった．また，健やか親子21の計画期間についても，策定当初は2010年までの10年間を計画期間としていたが，次世代育成支援対策推進法に基づく都道府県行動計画及び市町村行動計画の後期計画と一体的に推進することが目標達成に効果的であると考えられることから，計画期間を，2014年（平成26年）まで4年間延長することとなった．

1） **基本的視点**
   a. 母子保健水準の維持（母子保健システムの質・量の維持等）
   b. 20世紀に達成できなかった課題の克服（乳幼児の事故死亡率，死亡率等の世界最高水準の達成等）
   c. 20世紀終盤に顕在化し，21世紀にさらに深刻化することが予想される新たな課題への対応（思春期保健，育児不安と子どもの心の発達の問題，児童虐待への取組みの強化等）
   d. 新たな価値尺度や国際的な動向を踏まえた斬新な発想や手法により取り組むべき課題の探求

2） **主要な課題**（2014年までに解決・改善すべき4つの課題）
   ・思春期の保健対策の強化と健康教育の推進
   ・妊娠・出産に関する安全性と快適さの確保と不妊への支援

- 小児保健医療水準を維持・向上させるための環境整備
- 子どもの心の安らかな発達の促進と育児不安の軽減

(文責：深尾篤嗣)

参考文献

1) 市町村保健センター 地域保健ノート．(財)大阪公衆衛生協会．p.14，2011
2) 佐野郁生：市町村保健センター コア・ローテイション 地域保健・医療／予防医療（河野公一，他編）．金芳堂，p.51，2005
3) 精神保健福祉 地域保健ノート．(財)大阪公衆衛生協会．p.74，2011
4) 加藤則子：母子保健 シンプル衛生公衆衛生学（鈴木庄亮，他編）．南江堂，p.213，2012
5) 山縣然太朗：子どもの心身の発達・健康と母子保健対策．NEW予防医学・公衆衛生学（岸 玲子，他編）：187，2003

④ 健康増進事業

　平均寿命が80歳を超え，世界有数の長寿国となった日本において，急速な人口の高齢化とともに，生活習慣病やこれに起因して認知症，寝たきり等の要介護状態になる者の増加は深刻な社会問題となっている．そこで，二次予防（健康診査等による早期発見・早期治療）・三次予防（疾病が発症した後，必要な治療を受け，機能の維持・回復を図ること）に留まらず，一次予防（生活習慣を改善して健康を増進し，生活習慣病等の発病を予防すること）に重点をおいた対策を推進し，単に寿命を延伸するだけではなく，健康で生きがいを持ち，認知症や寝たきりにならない状態で生活できる期間（健康寿命）をいかに延伸するかということが重要となっている．

　このため，「国民の健康の増進の総合的な推進に関し基本的な事項を定めるとともに，国民の健康の増進を図るための措置を講じ，国民保健の向上を図る」ことを目的として健康増進法（平成14年）が定められ，これに基づいて，各地方自治体が，独自の健康増進事業を行っている．

＜健康増進法概要＞
　①健康日本21の法制化（第7条）

②健康増進計画の策定（第8条）………都道府県・市町村

③健康診査の実施，健康手帳の交付（第9条）

④国民健康・栄養調査の実施（第10条）

⑤生活習慣病の発生状況の把握（第16条）

⑥健康増進事業の実施（第19条）………歯周病検診，がん検診，肝炎ウイルス検診，骨粗鬆症検診など

⑦特定給食施設の管理（第21条）

⑧受動喫煙の防止（第25条）

⑨特別用途食品（乳幼児・幼児・妊産婦用・病者用等）に関すること（第26条）

＜高槻市における健康増進事業[1]＞

健康増進には，生活習慣病予防のため個々人の行動変容・一次予防に重点をおく必要があり，市町村はそれぞれ独自の事業を行っている．ここでは，高槻市における健康増進事業の例について述べる．

1)「第2次・健康たかつき21」

高槻市では，平成16年9月に健康増進計画「健康たかつき21」を策定し，市民の健康増進に取り組んできた．その後平成23年度より，これまでの取組・計画を評価し，市民一人ひとりが自らの生活習慣を見直すことで，健康づくりに取り組み，健康で生き生きと共生できる社会を目指し，「第2次・健康たかつき21」を策定している．

基本目標として，①健康寿命の延伸，②3大死因（がん，心疾患，脳血管疾患）による年齢調整死亡率の減少，③10万人当たりの自殺者数（自殺率）の減少，④「第2次・健康たかつき21」を知っている人の増加，をあげている．また，①栄養・食生活（朝食を欠食する人の減少，適正体重を維持している人の増加），②身体活動・運動（運動習慣者の増加，何らかの地域活動をしている人の増加），③休養・こころの健康づくり（ストレスを解消できていない人の減少，睡眠による休養を充分にとれていない人の減少），④歯の健康（定期的な歯科健康診査の受診者の増加，80歳で20歯以上自分の歯を有する人の増加），⑤たばこ（未成年者の喫煙をなくす，喫煙率の減少），⑥アルコール（未成年者の飲酒をなくす，「適度な飲酒（1日1合）」の知識の普及），⑦健康チェック（がん検診受診率の向上，特定健

診査受診率・特定保健指導実施率の向上）などの分野別にそれぞれ重点目標と目標値を設定し，取り組みを重点化している．

2) 成人保健事業

成人保健事業において，健康手帳の交付や健康教育・相談，健康診査・各種がん検診（胃がん，大腸がん，前立腺がん，子宮がん，乳がん，肺がん）・肝炎ウイルス検診，骨の健康度測定などの健康増進事業を実施している．

3) 健康づくり推進

一次予防に重点をおき，市民の健康フェア（年1回）においては，体力測定，血圧・血糖値測定，禁煙相談，血管年齢測定，薬の相談，骨密度測定，歯科健診，唾液テスト，咬合力テスト，ブラッシング指導，救急蘇生法，介護用品の展示，産業医の相談，講演会などを実施している．また，健康づくり事業として，①健康料理教室，②リズム体操，③健康ウォーキング，④健康づくり講演会，⑤親子ふれあい教室，⑥乳児歯科教室，などを実施している．他に，健康に対する啓発・受診率の向上のため，健（検）診や健康相談の日程を刷り込んだ健康カレンダーを，各コミュニティ組織を通じて全戸配布する，なども行っている．

（文責：津田侑子）

参考文献

1) 高槻市保健衛生事業概要　平成22年度版

⑤ 予防接種事業

1. はじめに

世界保健機関（World Health Organization：WHO）の推定によると，毎年約250万人の5歳未満の子ども達がワクチンで予防可能な病気（vaccine preventable diseases：VPD）で死亡しているとされ，これは毎日6,800人の子ども達がVPDにより死亡している可能性を示している．予防接種は，生命を脅かす感染症を制御し，回避するための証明，科学的根拠のある，最も対費用効果の高い公衆衛生上の介入の一つである[1]．

2. 予防接種の目的

ある疾患（感染症）に罹患しないように，あるいは重症化しないように，あらかじめ予防する．

- 個人の健康を守る（個人予防）．
- ある疾患が社会全体に広がることを防ぐ（集団免疫）．
- その病気を人類から追放する（天然痘，ポリオ，麻疹）．
- 次世代の人々の健康を守る（風疹の先天性風疹症候群）．

主なワクチンで予防可能な疾患（vaccine preventable diseases：VPD）

結核，ポリオ，ジフテリア，百日咳，破傷風，麻疹，風疹，流行性耳下腺炎，水痘，ロタウイルス，インフルエンザ菌b型（Hib）感染症，肺炎球菌感染症，B型肝炎，日本脳炎，A型肝炎，ヒトパピローマウイルス（HPV）感染症，季節性インフルエンザ，狂犬病，黄熱病，髄膜炎菌感染症，腸チフスなど

3. 日本の予防接種制度

日本の予防接種制度には，予防接種法に基づいて市町村が原則無料で行っている定期予防接種と，任意で受ける有料の任意予防接種がある．わが国で予防接種が確立されたのは，1948年（昭和23年）の予防接種法の制定からである．当時は伝染病が流行し，疾病による社会的，国家的損失を防ぐ観点から，国民への「義務」として始まった．1994年（平成6年），予防接種法が改正され，予防接種は健康被害が生じるおそれがあることから，「義務」であった定期の予防接種が，予防接種を受けるよう努めなければないとされる「努力義務」に変更された（予防接種法第8条）[2]．定期接種は国が接種を勧奨し，接種期間や対象者について設定したうえで，国の責任を明示している．しかし，予防接種法で決められていない予防接種や，定期接種の年齢枠から外れて接種する予防接種については任意接種とされている．

4. 定期予防接種

- 予防接種法に基づき，市町村が原則無料で行う．
- 対象ワクチンは，BCG，ポリオ，DPT（ジフテリア，百日咳，破傷風，

麻疹，風疹，日本脳炎．
- 平成24年秋より，ポリオワクチンが経口生ポリオワクチン（oral poliovirus vaccine：OPV）から不活化ポリオワクチン（inactivated poliovirus vaccine：IPV）に切り替えられる予定となっている．

5. 任意予防接種
- 個々人がそれぞれ任意で受ける，有料（自治体により公費負担の有無は異なる）．
- 流行性耳下腺炎，水痘，Hib，肺炎球菌，ロタウイルス，B型肝炎，インフルエンザ，HPV（これまで，HPVは未承認ワクチンであり個人輸入で各医療機関において実施されており，平成24年5月に承認されている）．
- Hib，肺炎球菌，HPVの3ワクチンに対しては，平成23年より3ワクチン事業として一部公費負担が本格的に開始されており，現在は国（行政）の一部関与があるワクチンである．
- B型肝炎ワクチンは，HBs抗原陽性の母親からの出生児においては健康保険適用がある（母子感染防止事業）．
- その他，海外渡航時のワクチンとして，狂犬病，黄熱病，日本では未承認ではあるが，髄膜炎菌，腸チフスワクチンなどもある[3]．

6. 接種スケジュール
- 日本小児科学会が推奨する小児予防接種スケジュールを図2-3に示した．
- 平成24年9月より，経口生ポリオワクチン（OPV）が廃止され，不活化ポリオワクチン（IPV）が導入された．引き続き同年11月より，DPT-IPV4種混合ワクチンが導入されている．

7. 生ワクチンと不活化ワクチン
ワクチンは主に生ワクチンと不活化ワクチンに大別される．

生ワクチン
弱毒化した病原微生物（ウイルス，細菌など）を生きたまま接種し，自然感染と同様に体内で増殖することで細胞性免疫，液性免疫を誘導でき

2章　予防医療・地域保健の現場

ワクチン	種類	乳児期						
		6週	2カ月	3カ月	4カ月	5カ月	6〜8カ月	9〜11カ月
インフルエンザ菌b型(Hib)	不活化		①	②	③			
肺炎球菌(PCV)	不活化		①	②	③			
B型肝炎(HBV)	不活化		①	②			③	
ロタウイルス	生		①	②			生後24週まで	
			①	②	③		生後32週まで	
三種混合(DPT)	不活化				①	②	③	
BCG	生					①		
ポリオ	不活化				①	②	③	
麻疹, 風疹(MR)	生							
水痘	生							
流行性耳下腺炎	生							
日本脳炎	不活化							
季節性インフルエンザ	不活化							
二種混合(DT)	不活化							
ヒトパピローマウイルス(HPV)	不活化							

図2-3　小児予防接種スケジュール

（日本小児科学会ホームページ：小児予防接種スケジュール参照にて作成
http://www.jpeds.or.jp/saisin/saisin_110427_2.pdf　2012.8）

る．不活化ワクチンに比べ，原則，1回の接種で強固な免疫を長期に獲得できる．しかし，免疫不全者などには病原性を持つことが懸念され，禁忌となることが多い．
（例：BCG，経口生ポリオ，麻疹，風疹，水痘，流行性耳下腺炎，黄熱病）

　不活化ワクチン

病原微生物を死滅させ，抗原部分を精製するなどしたものや，細菌の産生する毒素を不活化したトキソイドなどがある．生体内で増殖せず，通常では細胞性免疫の誘導は期待できないが，抗原を接種することで抗体

5. 予防接種事業

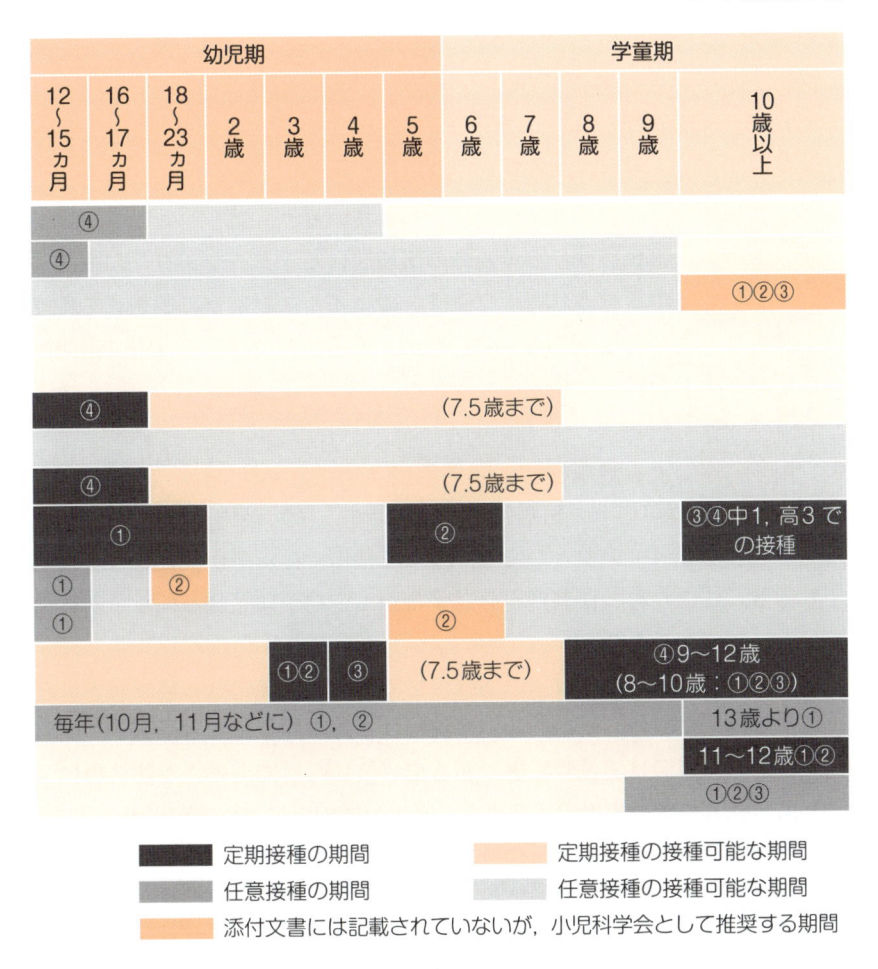

	幼児期						学童期				
12〜15カ月	16〜17カ月	18〜23カ月	2歳	3歳	4歳	5歳	6歳	7歳	8歳	9歳	10歳以上

- ■ 定期接種の期間
- ■ 任意接種の期間
- ■ 定期接種の接種可能な期間
- ■ 任意接種の接種可能な期間
- ■ 添付文書には記載されていないが，小児科学会として推奨する期間

を誘導し，液性免疫で感染・発症を予防する．有効な抗体を産生するためには，複数回の追加接種（ブースター）が必要となる．
（例：日本脳炎，DPT，Hib，肺炎球菌，B型肝炎，HPV，A型肝炎，狂犬病，インフルエンザ，不活化ポリオ）

8. 接種間隔

日本の予防接種では，「生ワクチン接種後は27日以上，不活化ワクチン・トキソイド接種後は6日以上の間隔をおく」とされている．さらに，「2種類のワクチンの同時接種は医師が必要と認めた場合に行うことができる」

とされている．

　欧米諸国では，多価混合ワクチン（DPT+IPV+Hib+HBV，HAV+HBV）やMMRV（麻疹＋風疹＋ムンプス＋水痘）などが広く使用され，利便性を高めている．また，同時接種であれば，生-生，生-不活化の接種は可能であり，数種類の同時接種が一般的に行われている[4]．

　生ワクチンの接種後は，ウイルスの増殖期にインターフェロンが血清中に産生され，後で接種された生ワクチンのウイルス増殖が抑制されて免疫能が獲得されないことがある．このため，ある生ワクチン接種後4週間は次の生ワクチンの接種は控える必要がある．

9. 予防接種による健康被害と救済制度

　100％安全の保障された医療行為は存在せず，予防接種も例外ではない．万全の注意を払っていたとしても，極めて稀にではあるが，健康被害は起こり得る．このため救済制度が存在するが，定期予防接種と任意予防接種では救済制度が異なる．

　定期予防接種に対しては，予防接種法で，予防接種による健康被害に対する救済制度が設けられている．個別接種でも集団接種でも，万一の健康被害対応の当事者は実施責任者である市（区）町村である．予防接種によると思われる健康被害の因果関係が，厚生労働大臣により認定された場合，市町村長が健康被害に対する給付を行う．

　一方，任意予防接種や，予防接種法で定められた予防接種を定期接種の年齢枠以外で受けて健康被害が生じた場合には，「独立行政法人医薬品医療機器総合機構法」による救済制度の対象となる．

（文責：津田侑子）

参考文献

1) World Health Organization (a brochure)：An introduction to the Global Immunization Vision and Strategy, 2009
2) 木村三生夫，平山宗宏，堺晴美：予防接種の手引き（第13版）．近代出版，2011
3) 日本渡航医学会：海外渡航者のためのワクチンガイドライン，2010
4) Centers for Disease Control and Prevention (CDC)：General Recommendations on Immunization: Recommendations of the Advisory Committee on Immunization Practices (ACIP). MMWR Recomm Rep 60: 1-64, 2011

III 介護老人保健施設 社会福祉施設

① 介護保険サービスの概要

概　要

　平均寿命の延伸に伴い，寝たきりや認知症など介護を必要とする高齢者が増加してきた．このような状況の中，社会全体で介護を支える仕組みとして介護保険制度が創設され，平成12年4月に施行された．この制度は，介護が必要になっても，住み慣れた地域や住まいで尊厳ある自立した生活を送ることができるように「要介護認定」を受け，「ケアプラン（介護計画書）」を作成し，本人自身の選択による保健・医療・福祉の「サービスの給付」を受けるものである．

　介護保険制度は，市町村が保険料を徴収する保険者となり，40歳以上の国民を被保険者（強制加入）とした社会保険方式で運用され，5年ごとに改正される．平成17年の改正では，要支援・要介護1の急増に対応し，予防給付や地域支援事業が創設され，予防に重点を置いた制度に改革された（表2-7, 2-8）．要介護認定者数は，年々増加し，平成12年介護保険がスタートした時点では65歳以上人口の10.1％であったが，平成22年では16.8％となり，特に要支援が増加している．

　介護保険サービスの利用は，介護が必要な被保険者が市町村に申請を行い，要介護状態に応じて要支援（1・2）及び要介護（1〜5）と認定されると各種サービスが給付される．要支援や要介護に認定された者は現物給付（介護予防サービス，施設サービス・居宅サービス）を受け，介護サービス費用の1割を自己負担する．要支援者には予防給付が，要介護者には介護給付が給付される（図2-4）．予防給付や介護給付は都道府県が指定・監督を行うサービスである．最近，市町村が指定・監督を行う「地域密着型サービス」が増加し，居宅でのサービスとして利用されている．

2章　予防医療・地域保健の現場

表2-7　介護保険制度における保険者と被保険者

制度開始	平成12年(2000年)4月施行 (平成17年に改正：予防を重視)	
保険者	市町村・特別区	
被保険者	第1号被保険者	第2号被保険者
	65歳以上の人	40〜64歳医療保険加入者
給付	要介護者(1〜5)【介護給付】 要支援者(1・2)【予防給付】	加齢に伴う特定疾患(16疾患) の要介護者・要支援者

表2-8　加齢に伴う16疾患

①がん(がん末期)	②関節リウマチ	③筋萎縮性側索硬化症
④後縦靱帯骨化症	⑤骨折を伴う骨粗鬆症	⑥初老期における認知症
⑦パーキンソン病関連疾患	⑧脊髄小脳変性症	⑨脊柱管狭窄症
⑩早老症(ウェルナー症候群)	⑪多系統萎縮症	⑫糖尿病性神経障害，糖尿病性腎症，糖尿病性網膜症
⑬脳血管疾患	⑭閉塞性動脈硬化症	⑮慢性閉塞性肺疾患
⑯両側の膝関節または股関節に著しい変形を伴う変形性関節症		

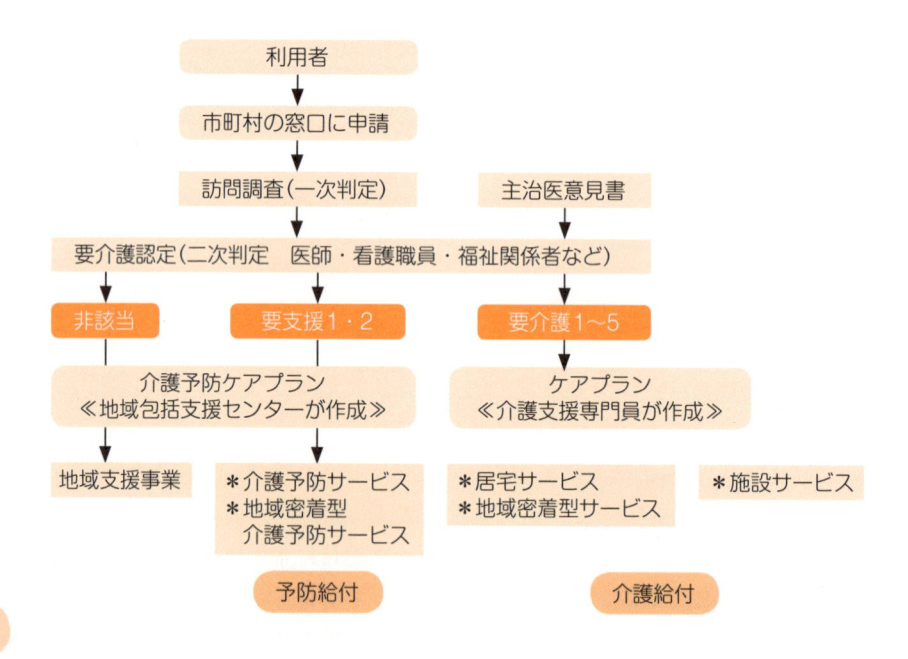

図2-4　介護保険サービスの利用と給付

1. 介護保険サービスの概要

研修目標SBOs

①要介護状態を説明できる．
②介護保険の給付やサービスについて説明できる．
③ケアプラン作成の留意点を説明できる．
④介護保険制度に係わっている専門職を列記できる．
⑤介護が必要になった原因と死亡原因を比較し，その差異を説明できる．

研修にあたっての留意点

①介護保険施設：介護老人福祉施設・介護老人保健施設・介護療養型医療施設での研修では，施設の特性を理解し，利用者の生活の場であることに留意し，プライバシーを尊重する．
②要介護の原因：利用者の病態と要介護に至った原因を個別に理解する．
③生活支援：利用者は機能低下を発生した障がい者である．各種の機能の自立やQOLを高めるために，保健・医療・福祉のサービスが給付される．サービスの提供には生活支援の視点を持つようにする．
④行事への参加：各行事に積極的に参加し，スタッフや利用者と一緒に楽しむようにする．

解説

　介護保険サービスを受ける場合，サービス内容や量は，利用者の機能の低下（身体機能・生活機能・認知機能・精神行動機能・社会生活への適応）と，その機能低下を支える介助（生活介助・問題行動関連行為・機能訓練関連行為・医療関連行為）の時間によって決まる．この介助の時間の多寡が要介護度の判定となる．機能低下を予防するための介助（サービス）の内容や回数を決めるのがケアプランである．介護保険は機能低下を予防するために「給付（サービス）」が行われ，住み慣れた地域や住まいで「尊厳ある自立した生活」を送ることをゴールとした制度である．そのため，サービスを利用者本人が選択できるという特徴を持っている．

留意事項など

①礼節：挨拶など好感のもてる態度で研修する．
②容姿：清潔で活動的な服装，清潔感のある容貌で研修する．

③対応：利用者は高齢者で障がい者である．敬いながら，丁寧にはっきりとした言葉で対応する．
④感染：介護保険の現場は高齢者の集団である．感染症の発症も高い．「あなた」が「高齢者」を感染させる危険もある．睡眠・栄養・消毒に努め，感染源にならないように努める．

（文責：渡辺美鈴）

参考文献

1) 厚生労働統計協会：国民衛生の動向　2011．p.236-248，2012

② 居宅サービス，介護予防サービス

居宅介護

概　要

　介護保険制度で利用できる「居宅サービス」は"在宅で受けるもの"，"施設に通って受けるもの"，"居宅での介護環境をより良くするもの"等がある．
　要介護認定の申請後に決定された要介護状態区分により，利用可能なサービスが異なる．すなわち要介護1～5は，日常生活における介助の必要性が高いと考えられ，介護サービス計画（ケアプラン－居宅介護支援事業所のケアマネジャーによる）に基づいた在宅サービスを受けることができる．要支援1～2と認定された場合は，要介護の状態が軽く，介護予防サービス計画（介護予防ケアプラン－地域包括支援センターの職員による）に基づいた介護予防サービスを受けることができる．
　平成24年4月に改正介護保険法が施行され，介護予防事業の充実及び推進のための対策強化が図られた．今回の改正では，要支援，要介護になる可能性の高い高齢者（二次予防事業対象者＝介護予防事業対象者）の選定が簡易化された．介護保険の対象とはならないが，介護予防の観点から，体操やトレーニング，計算や読み書きなどを日常生活に組み込みことが推奨されている．

Ⅰ. 居宅介護サービス
A. 在宅で受ける"訪問サービス"
1. 訪問介護（ホームヘルプ）

訪問介護は介護福祉士やホームヘルパー（訪問介護員）が，利用者の自宅を訪問して，「身体の介護」や「生活の援助」を行うサービスである．目的は利用者の自立支援のみならず，介護者としての家族の負担軽減を目指している．

身体介護は，身体に直接触れて行う「介助」であり，下記のような援助を行う．

①起床，就寝介助
②排泄介助（トイレ使用時の介助，おむつ交換）
③食事介助
④身体の清拭，入浴介助
⑤身体整容介助
⑥更衣介助
⑦体位変換
⑧移乗，移動介助
⑨服薬管理
⑩通院，外出介助（通院などのための介護タクシー利用時の乗降介助もあり）

生活援助は，利用者も家族も，家事を行うことが困難な場合に行われる．下記のような援助を行うが，直接利用者の援助にあてはまらない行為は非該当とみなされる（例えば，利用者以外の調理，家族に対する買物などや，利用者の日常生活の援助にあてはまらない家の掃除や，住居メンテナンスに関することなどは除外される）．

①掃除
②洗濯
③調理や配下膳
④生活必需品の買物
⑤衣類の整理やベッドメイクなどの家事
⑥薬の受け取り

利用者は身体介護または生活援助を選ぶことができるが，身体介護の方

が料金が高く，時間帯では日中よりも深夜の方が高くなる．以前は1時間程度の滞在で，何種類もの援助を行うことが主流であった．しかしこれからは，短時間で目的を絞った介助をこなしながら何軒も回っていく，24時間対応の巡回型が増加する方向性にある．

2. 訪問入浴介護

介護士と看護師（計3人）が訪問入浴車で家庭を訪問し，車に乗せてきた簡易浴槽を家庭内へ持ち込み，入浴介護を行うサービスである．

入浴介助は，訪問入浴介護以外でも訪問介護，訪問看護，通所リハビリテーション，通所介護などでも行われている．その選択については，利用者の心身状態，本人，家族の意向に寄り添いながら，介護支援専門員，ホームヘルパー，医師等が相談の上で決定する．訪問介護での入浴は比較的症状が安定しており，介助は要するが，自宅の浴槽に入ることができる利用者に行われるサービスである．

3. 訪問看護

主治医が「必要である」と認めた場合に受けられるサービスであり，疾患や障害をもっているが，病状が安定している人の自宅を訪問して行う看護サービスである．主に，看護師や保健師などの看護職員が訪問し，療養上の相談を受けたり，主治医の指示のもとに，医療的ケアを行う．サービス内容により，理学療法士や作業療法士がリハビリを担当することもある．

支援内容は療養上の世話として下記がある．

①食事援助（誤嚥予防のための食事指導）
②排泄介助（自立した排泄を目指し，工夫や指導をする）
③整容（身体清拭，更衣介助－食べ物や排泄物で汚れた時の，洗髪，入浴介助，陰部洗浄，口腔ケア）
④移動（体位変換，歩行の援助）

医療的ケアとは，①服薬管理，②創傷部処置，③褥瘡処置，④排便コントロール（浣腸，摘便），⑤胃瘻，人工肛門の管理，⑥喀痰吸引，⑦膀胱カテーテル交換，⑧在宅酸素療法援助，その他，利用者の精神的支援（高齢者のうつ症状は多い），家族支援（家族の介護負担軽減のみならず，よりよい介護の実現のための家族環境の整備も行う）．リハビリテーションの目標

2. 居宅サービス，介護予防サービス

設定（理学療法士，作業療法士との連携）及び，療養指導（本人，家族への介護，処置の指導をする）などを指している．

サービス内容は訪問介護と重なる部分が多いが，訪問介護との相違は，訪問看護は「医療中心」という点である．訪問介護では医療行為は行えないので，医療の依存度が高い利用者の場合は，訪問看護でのサービスを利用することになる．利用者の心身状態及び要望により，両者を使い分けたり，組み合わせて利用される．

4. 訪問リハビリテーション

在宅療養が可能となった利用者の自宅を，医師の指示に基づき訪問し，心身機能の維持回復，自立した日常生活を目標としたリハビリテーションを行うサービスであり，理学療法士（PT），作業療法士（OT），言語聴覚士（ST）が行う維持期リハビリテーションである．

① Activity of Daily Life：ADL（食事，排泄，更衣，入浴などの日常生活動作）と Instrumental ADL：IADL の維持，回復（炊事，洗濯，買物などの手段的日常生活動作）
② 廃用症候群の予防と改善
③ 基本的動作能力の維持回復（自宅に帰るとうまくできないことの多い起き上がり，立ち上がり，座位，立位保持，歩行など）
④ 住宅改修や福祉用具利用へのアドバイス（PTやOTが直接現場をみて介助を行う）また，家族の介護負担軽減に対する努力をすることも重要なサービスである．

5. 居宅事業管理指導

在宅療養中の利用者の自宅へ，医師や薬剤師などが訪問し，療養中の指導や援助をするサービスである．訪問できるのは，医師，歯科医師，歯科衛生士，管理栄養士，薬剤師などであり，投薬や注射等の医療行為は医療保険が対象となる．

B. "施設に通って受けるサービス"
1. 通所介護（デイサービス）

通所介護施設（特別養護老人ホーム，デイサービスセンター）などへ通

所し，食事，入浴，健康チェック，リハビリテーションを受けるサービスである．主に利用者の心身機能の維持，向上と家族の介護負担の軽減を目的としている．また，レクリエーションを他の利用者とみんなで行うことにより，利用者が他者との交流を深め，"精神的な安定がもたらされたり"，"社会的な孤立を予防する"というような結果が得られることもある．通所介護の利用により，利用者の生活リズムが改善され，家族の介護負担も減り，訪問介護，訪問看護，短期入所などの在宅サービスを組み合わせて利用することで，さらによりよい状態の維持がしやすくなる．また，通所中に発熱などの体調変化が起こることも多いため，通所介護の職員は家族との密な情報交換（一般的には家族と通所介護職員が，ノートに利用者の変化や報告を記入する）や，主治医との連携を心掛ける必要がある．

2. 通所リハビリテーション（デイケア）

通所リハビリテーションは心身機能の維持，回復のために主治医が必要と判断した場合に受けられるサービスである．介護老人保健施設，病院，診療所などに通い，日常生活の自立のための機能訓練（理学療法，作業療法，その他リハビリテーション）を日帰りで受けることができる．

デイケアの目的は，通所介護と同様に利用者の外出の促進，"社会的な交流"及び"家族の負担軽減"である．相違はリハビリテーションがメインであるということである．内容は維持期リハビリテーションであり，心身機能の維持向上に重点がおかれ，日常生活を維持，さらには改善を目標として支援が行われる．

介護予防については，通所介護と同様に，多職種の関わりにより（リハビリ職，栄養士，言語聴覚士，歯科衛生士など）運動機能向上，栄養改善，口腔機能向上などの介護予防サービスを提供している．また通所介護と同様に，家族やその他のサービス事業者間との密な情報の共有と交換が大切である．

C. "施設を利用するサービス"
1. 短期入所生活介護（福祉施設でのショートステイ）

福祉施設に短期入所して，食事や入浴などの日常生活の介護や機能訓練を受けるサービスである．特別養護老人ホームや老人短期入所施設でサー

ビスが受けられる．期間は平均的には7週間位である（滞在費，食費は実費負担）．

2. 短期入所療養介護

保健医療施設に短期間滞在し，医師，看護師，理学療法士から医学的管理を受けながら，リハビリテーションなどを受ける医療サービスである．介護老人保健施設，介護療養型医療施設，療養型病床群のある病院や診療所でサービスが受けられる．日常生活の介助より，医療サービスに重点がおかれている（滞在費，食費は実費負担）．

3. 認知症対応型共同生活介護（グループホーム）

認知症のため介護が必要な高齢者が共同生活をする住居である．5〜9名程度の少人数で，日常生活の介助（食事，入浴，排泄等）やリハビリを受けるサービスである．個室が原則であり，入居者やスタッフで食事の用意をするなど，自然で普通の暮らしを目指している．また，指定を受けた「共同生活住居」を運営する事業者が提供できるサービスである．

4. 特定施設入所者生活介護

介護付き有料老人ホームや，介護対応型軽費老人ホーム（ケアハウス）や養護老人ホーム等に入所している高齢者に，日常生活上の支援（食事，入浴，排泄など）や介護やリハビリを提供するサービスである．入所している施設が，特定施設入所者生活介護を行う事業者として，都道府県知事の指定を受けている必要がある．施設により，対応やサービス内容が異なり，対応する職員は看護師，介護職員，機能訓練指導員などである．

D. 在宅での介護環境をより良くするもの

1. 福祉用具貸与

車椅子，特殊寝台，床ずれ防止用具，認知症老人徘徊感知機器，歩行器，手すり，移動用リフトなど日常生活の自立を助けるための補助具の貸与をするサービスである．

2. 特定福祉用具販売

腰掛便座，入浴補助用具，簡易浴槽など，入浴や排泄に使用する福祉用具を販売し，その購入費を支給するサービスである（10万円／年を上限とする）．

3. 住宅改修費支給

手すりや段差の解消などの，住宅改修をした際の費用が支給されるサービスである（事前申請が必要．20万円が上限）．

介護予防

介護予防は次のように分類され，地域包括支援センターが中心となって取り組むことになっている．
一次予防 − 元気な人が要介護にならぬように
二次予防 − 要介護になりそうな方の早期発見と予防
三次予防 − 介護を受けている人の悪化の予防
注：介護保険の認定を受けている人＝三次予防→最も期待されているのは通所ケアサービス

Ⅰ．介護予防サービス

要介護認定で「要支援1～2」と認定された人は，心身の状態の維持や改善の可能性が高いと考えられ，要介護状態にならないように「自立」するため，ケアプラン（地域包括支援センターの職員による）に基づいた介護予防支援が受けられる．

各種居宅サービスと地域密着型サービスを受けることができる．
注：認知症対応型共同生活介護グループホームは要支援2の該当者のみ．地域密着型特定施設入居者生活介護，地域密着型介護老人福祉施設入所者生活介護は除外

また，介護予防事業は包括的支援事業，任意事業とともに，地域支援事業の3事業の一つである．特定高齢者向けのサービスと，一般高齢者向けサービスに分けられている．特定高齢者向けサービスは，要介護，要支援

状態になることを予防するために，悪化する可能性の高い虚弱な特定高齢者に対して，あらかじめ介護予防に関するサービスを提供する事業である．特定高齢者の早期発見，早期対応を行い，同時に要介護状態の軽減，もしくは悪化の防止のための支援も行う．

通所型サービスでは，①運動器の機能向上，②栄養改善，③口腔機能の向上が選択的サービスとして，単独もしくは複数の組み合わせで利用可能である．

訪問型サービスとしては，上記に加えて，閉じこもり予防事業，認知症やうつ病等の予防事業がある．

一般高齢者向けサービスは，全ての高齢者を対象としており，具体的には介護予防の知識を学ぶパンフレットの配布や，介護予防手帳の配布等がある．

(文責：島本淳子)

③ 施設サービス

施設入所サービスは，要介護1〜5の人が受けることのできる施設サービスであり，下記の施設に入所することができる．

1. 介護老人福祉施設（特別養護老人ホーム）

老人福祉法による特別養護老人ホームは，介護保険では介護老人福祉施設となる．都道府県知事の許可が必要であり，許可を受けた施設は，指定介護老人福祉施設と呼ばれる．要介護1〜5の人で，常時介護が必要なことに加え，在宅での介護が困難な高齢者が入所する．費用は介護サービスを利用した1割と，食費，住居費，日常生活費が必要となる．食事，排泄，入浴などの日常生活の介護のほかに，自立支援としての機能訓練や，生活におけるリハビリテーションなどのサービスが受けられる．医師の人員配置は入所者100に対し，1人（非常勤可能）である．高齢者は複数の身体疾患を持っているのみならず，認知症，うつ病等精神疾患を合併していることが多い．さらに身体の不調を自ら訴えることが難しい人も多く，また，不

調が身体所見として表れにくいという高齢者の特徴もあるため，異常の発見が遅れがちである．「なんとなく元気がない」「いつものように食べていない」「いつものような活気がない」など，日常の状態と比較して，その変化をいち早く感じ，対応することが大切である．

　原則的には，在宅復帰が可能となれば，退所することになっているが，現状は家庭の諸事情，その他種々の要因により，退所困難なケースが増えている．平成24年の介護保険法改正に伴い，医療と介護の役割分担と連携強化の取組みとして「介護施設における医療ニーズへの対応」「看取りへの対応強化」が行われる．

　具体的には，医療ニーズの高い利用者を受け入れた場合は「重度療養管理」として評価される．また，看取りの充実を図るため，配置医師と在宅療養支援診療所等の医師が連携して看取りを行った場合は，診療報酬において評価が行われることになっている．

2.　介護老人保健施設

　状態が安定している高齢者が，在宅復帰を目指し，リハビリテーションを中心とした医療，看護，介護のサービスを受けながら，日常生活動作の改善のための個別のメニューを日々行う施設である．

　創設の当初は医療機関と自宅の間の「中間施設」として位置づけられ，医療と福祉を合わせたサービスを提供し，「家庭へ帰れるように指導」をし，さらに「家庭生活の継続を支える役目」も課せられていた．すなわち，家族や地域住民や各自治体，事業者機関と連携することにより，より良いサービスを目指す，リハビリテーション施設，在宅復帰施設，在宅生活支援施設，地域に根ざした施設として位置づけられていた．

　要介護1以上の人で，状態が安定しているが，リハビリテーション，看護，介護が必要な方が入所できる．入所決定は施設に設置された，多職種による「入所判定委員会」等の場で，可否が検討される．ケアプラン（施設サービス計画：介護支援専門員が中心として作成）に基づき，各部署で目標の達成を目指し，実行していく．医師，栄養士，看護師，介護士，リハビリ職員，支援相談員等のチームでケアサービスを提供しているのである．

　サービス計画書は定期的にモニタリングをする必要があり，そのためにカンファレンスが行われる．退所が決定した際には，事前に退所前訪問（支

援相談員，リハビリ職員）を行い，退所に向けての準備をすすめる（住宅改修，福祉用具の検討，生活指導など）．

また，要であるリハビリテーションは，在宅生活をゴールに残存機能を生かした，より安全な家庭生活の実現を目指している（維持期リハビリテーション）．費用は要介護度別に決まっている額の1割と，居住費，食費，日常生活費が必要である．

医師の人員配置は，入所者100人に対し常勤医師が1人必要である．医師の責務は入所者や通所リハビリテーション利用者の健康管理である．病状急変時や施設での対応が困難な場合は，近隣の医療機関への受診，もしくは入院を依頼する．このため協力医療機関をあらかじめ決定しておくことが必須である．平成24年の介護保険法改正に伴い，重要なポイントの一つに「医療と介護の連携」があげられ，急性期病院，回復期病院から脳卒中や大腿骨骨折治療後の患者を受け入れ，計画管理病院に文書で診療情報を提供した場合に，介護報酬の加算という形で評価が行われることが追加された．

また，介護人材の確保とサービスの質向上というポイントにおいては，介護福祉士による医療的ケアや，資格取得方法の見直し延期等が決定された．具体的には「社会福祉士及び介護福祉士法」の改正により，一定の条件のもとで研修を受けた介護職員等が，下記の医療行為を行うことが可能となった．

①喀痰の吸引（口腔内，鼻腔内，気管内カニューレ内部）
②経管栄養（胃瘻，腸瘻，経鼻経管栄養）

ただし，「登録喀痰吸引等事業者」として登録されている事業者での実施が可能で，登録できる機関も決まっている．すなわち介護関係施設，障害者支援施設，及び在宅で可能であり，介護療養型医療施設では行えない．

3. 介護療養型医療施設（介護療養病床）

急性期の治療を終え，長期の療養が必要な高齢者が対象となる．医療ケアのみならず，介護やリハビリテーション（回復期，維持期）が提供される．介護保険適用型の病床である．療養病床群と老人性認知症療養病棟があり，前者は，病状は落ち着いているが専門的な治療が長期に必要な患者を，後者は，認知症による周辺症状が著しい患者を主な対象としている．

療養病床は漸次廃止され，医療機能強化型老人保健施設などで，医療的ケアが行われることになる方向にあり，平成24年3月には制度廃止の予定であったが，平成30年まで期限が延長となった．また，平成37年を目指した医療の機能分化（病床再編）と在院日数短縮化に伴い，軽症救急や介護施設の急変等についての対応等，療養病床の役割も広がる方向にある．

まず患者・家族の意向や心身状態を踏まえて医師，看護師等多職種でカンファレンスを行い，介護支援専門員が中心となって施設サービス計画書が作成され，患者，家族の同意を得て，それに基づいた介護支援が行われる．食事，入浴，おむつ交換，整容，離床などの日常生活の介助のほかに，レクリエーション，リハビリテーション，そして検査，投薬，注射処置などの医療ケアを行い，やむを得ない場合を除けば身体拘束や行動制限は行わないことになっている．

入所者の状態は，介護老人福祉施設と比較して，病状が不安定でさらに慢性疾患を合併していることも多いため，濃厚な治療が必要なケースも多い．在宅への復帰も厳しく，極めて困難な場合が多い．

（文責：島本淳子）

④ 地域密着型サービス

地域密着型サービスとは

2005年に介護保険法の見直しが行われ，市町村長が指定権限を有する地域密着型サービスが新予防給付として創設された．これは住み慣れた自分の地域で，家族からあまり離れず，自分らしく最後まで生活をしたいという高齢者の基本的ニーズに応えて制度化したものである．

地域密着型サービスは，原則として当該市町村の被保険者のみが利用できるため，利用者が身近なサービスとして受けることができるという利点がある．また，利用者が住み慣れた地域を離れずに給付を受けられるように，市町村が自ら必要な整備量を策定し，事業者の指定も行い，その上，地域の実情に応じた基準・報酬などの設定もできる．

地域密着型サービスは，表2-9に示すように予防給付サービスである地

4. 地域密着型サービス

表2-9 地域密着型サービスの種類

地域密着型サービス		
予防給付サービス	地域密着型介護予防サービス	
	介護予防小規模多機能型居宅介護	
	介護予防認知症対応型通所介護	
	介護予防認知症対応型共同生活介護（グループホーム）	
介護給付サービス	地域密着型サービス	
	小規模多機能型居宅介護	
	認知症対応型通所介護	
	認知症対応型共同生活介護（グループホーム）	
	夜間対応型訪問介護	
	地域密着型特定施設入居者生活介護	
	地域密着型介護老人福祉施設入所者生活介護	

域密着型介護予防サービス3種類と，介護給付サービスである地域密着型サービス6種類に分けることができる．

1. 介護予防小規模多機能型居宅介護

居宅要支援者を対象に通い（デイサービス）を中心に利用しながら，必要に応じて訪問（ホームヘルプ）や泊まり（ショートステイ）を組み合わせ，在宅生活を続けるための介護給付サービスのことである．対象者が要支援者であり，サービスの目的が介護予防であるという点を除けば，小規模多機能型居宅介護と同じである．

2. 介護予防認知症対応型通所介護

居宅の認知症要支援者を，特別養護老人ホームや老人デイサービスセンターなどの施設に通わせ，介護職員，看護職員等が必要な日常生活上の支援及び機能訓練を行うサービスを指す．利用者の心身機能の維持回復及び生活機能の維持または向上を目指すもので，認知症対応型通所介護との相違点は対象者が要支援者であり，サービスの目的が介護予防であるという点である．

3. 介護予防認知症対応型共同生活介護（グループホーム）

　認知症の要支援2を対象に，共同生活を営むべき住居において，その介護予防を目的として，入浴，排せつ，食事等の介護その他の日常生活上の支援及び機能訓練を行うサービスを指す．家庭的な環境と地域住民との交流の下で利用者の心身機能の維持回復を図り，生活機能の維持または向上を目指すためのサービスとなる．対象者が要支援2の者で目的が介護予防であるという点が認知症対応型共同生活介護と異なる点である．

4. 小規模多機能型居宅介護

　居宅要介護者を対象に，通い（デイサービス）を中心に利用しながら，必要に応じて訪問（ホームヘルプ）や泊まり（ショートステイ）を組み合わせ，在宅生活を続けるためのサービスのこと．利用者の能力に応じて，自立した日常生活を送ることができるように，入浴，排せつ，食事等の介護，調理，洗濯，掃除等の家事，生活等に関する相談及び助言，健康状態の確認，その他の日常生活上の世話及び機能訓練を提供する．

　小規模多機能型居宅介護には，利用定員が定められており，1つの事業所当たり25人の登録制となっている．1日に利用できる通所定員は15人以下，泊まりは9人以下となっている．

　通いと訪問と泊まりのサービスを同じスタッフから受けることができるため，安心して利用でき，連絡の手間がかからず，3種類のサービスを臨機応変に選定することができる．また，1ヵ月当たりの利用料が定額なので，毎月の介護費用が膨らみすぎないという利点もある．その反面，利用者側にはサービスをあまり利用しない場合でも定額を払わなければならない，事業者側にはサービス料が増加すればするほど経営を苦しくするという問題がある．

5. 認知症対応型通所介護

　居宅の認知症要介護者（原因疾患が急性の状態にある者は除く）を，特別養護老人ホームや老人デイサービスセンターなどの施設に通わせ，介護職員，看護職員等が入浴・排泄・食事などの介護や日常生活上の世話や機能訓練を行うことである．利用者の社会的孤立感の解消や心身の機能の維持，及び家族の心身の負担を軽減するための介護給付サービスである．

認知症対応型通所介護は認知症の特性に配慮したサービス形態であることから，一般の通所介護と一体的な形で実施することは認められない．

特別養護老人ホーム等（養護老人ホームや病院，診療所，介護老人保健施設，社会福祉施設など）に併設されている場合は併設型指定認知症対応型通所介護といい，併設されていないものを単独型指定認知症対応型通所介護という．

6. 認知症対応型共同生活介護（グループホーム）

認知症の要介護者を対象に，共同生活を営む住居において，家庭的な環境と地域住民との交流の下で，利用者が有する能力に応じて自立した日常生活を営むことができるように，入浴，排せつ，食事等の介護その他の日常生活上の世話及び機能訓練を行う介護給付サービスのことである．認知症の原因となる疾患が急性の状態にある者は，共同生活を送ることに支障があると考えられるために，認知症対応型共同生活介護の対象にはならない．共同生活住居（ユニット）の入居定員は5人以上9人以下であり，事業所には1または2の共同生活住居（ユニット）がある．

7. 夜間対応型訪問介護

居宅の要介護者を対象に，能力に応じて自立した日常生活を営めるよう，夜間において定期的な巡回訪問や通報により利用者の居宅を訪問し，排せつの介護，日常生活上の緊急時の対応を介護福祉士または訪問介護員などが行う介護給付サービスのことである．

指定夜間対応型訪問介護は，定期巡回サービス，オペレーションセンターサービス及び随時訪問サービスを一括して提供しなければならないが，利用者の人数が少なく，かつ，指定夜間対応型訪問介護事業所と利用者の間に密接な関係が築かれている場合には，オペレーションセンターの設置を省略できる．サービスの提供時間は最低限22時〜6時までを含む必要があり，8時〜18時までの間は訪問介護の利用時間となるため，サービスの提供は認められない．

8. 地域密着型特定施設入居者生活介護

有料老人ホームやケアハウスなどのうち，その入居者が要介護者や配偶

者に限られる介護専用型特定施設で，かつ，入居定員が29人以下の施設に入居している要介護者を対象に，地域密着型特定施設サービス計画に基づき，利用者の能力に応じて自立した日常生活を営むことができるよう，入浴，排せつ，食事等の介護その他の日常生活上の世話，機能訓練及び療養上の世話を行う介護給付サービスのことである．

9. 地域密着型介護老人福祉施設入居者生活介護

入居定員が29人以下の特別養護老人ホームを地域密着型介護老人福祉施設とよび，そこに入居する要介護者に対して地域密着型施設サービス計画に基づき，可能な限り居宅における生活への復帰を念頭に置いて，入浴，排せつ，食事等の介護，相談及び援助，社会生活上の便宜の供与，その他の日常生活上の世話，機能訓練，健康管理及び療養上の世話を行う介護給付サービスのことである．

（文責：谷本芳美）

参考文献
1) 一般社団法人厚生労働統計協会：厚生の指標 増刊 国民の福祉の動向 vol.58 2011/2012．p128-144，一般社団法人 厚生労働統計協会，2011
2) 高橋茂樹，西 基：Step 公衆衛生 第12版．p155-164，海馬書房，2011
3) 山崎麻耶：新版ケアマネジャーバイブル 第2版．p78-125，（株）日本看護協会出版会，2006

⑤ 地域包括支援センター

2005年の介護保険法の改正に伴い，高齢者が住み慣れた地域で安心して過ごすことができるよう，公正・中立な立場から，地域における介護予防マネジメントや総合相談，権利擁護などを担う中核機関として地域包括支援センターが創設された．介護保険法では「地域住民の心身の健康の保持及び生活の安定のために必要な援助を行うことにより，その保健医療の向上及び福祉の増進を包括的に支援することを目的とする施設」と定義されている．

5. 地域包括支援センター

地域住民が住み慣れた地域で，安心して尊厳ある，その人らしい生活を継続することができるように，介護保険制度による公的サービスのみならず，その他の多様な社会資源を本人が活用できるように，包括的および継続的に支援することを地域包括ケアという．そして，この地域包括ケアを実現するためには，①医療との連携強化，②介護サービスの充実強化，③予防の推進，④見守り，配食，買い物など，多様な生活支援サービスの確保や権利擁護，⑤高齢期になっても住み続けることができるバリアフリーの高齢者住居の整備（国土交通省）の5つのサービスが，利用者のニーズに応じて適切に組み合わされ，継続的に提供される体制が必須である．この体制を地域包括ケアシステムといい，おおむね日常生活圏内（30分で駆け付けられる圏域）で行われる．

地域包括ケアシステムの構築は市町村の責務である．その構築に向けての中心的役割を担う地域包括支援センターは，主に保健師，社会福祉士，主任介護支援専門員（主任ケアマネジャー）等がその専門知識や技能を互いに活かしながらチームで活動し，地域で暮らす高齢者を保健・福祉・医療・介護などの視点から総合的に支援するための拠点となっている．

1. 設置・運営主体

市町村，または市町村から委託を受けた法人（在宅介護支援センターの設置者，社会福祉法人，医療法人，公益法人，NPO法人その他市町村が適当と認める法人）である．

設置体制

①**直営方式**：地域包括支援センターのすべての機能が市町村の直営になる．
②**委託方式**：地域包括支援センターのすべての機能が市町村の委託となる．
③**直営と委託方式**：単数または複数の直営機能と単数または複数の委託機能で地域包括支援センターが構成される．

2. 職員配置基準

市町村がそれぞれの地域包括支援センターに担当させる区域を設定し，

65歳以上の高齢者3,000～6,000人ごとに保健師（または地域ケア，地域保健等に関する経験のある看護師），社会福祉士，主任ケアマネジャーをそれぞれ1名ずつ計3名配置しなければならない．

地域包括支援センターでは保健師等は保健医療，社会福祉士はソーシャルワーク，主任ケアマネジャーはケアマネジメントといったそれぞれの専門性を発揮することが期待されていて，この配置は地域包括ケアの提供を可能にするために不可欠なものといえる．そして，地域住民に対して地域包括ケアを提供するためには，それぞれの専門職が縦割りで業務を行うのではなく，地域包括センター全体で，情報の共有や相互の助言等を通じ，各専門職が支援の目標に向かって連携して対応することが必須となる．

3. 機関の運営

中立性の確保，人材支援確保などの観点から，市町村が事務局となり，地域のサービス事業者，関係団体，被保険者の代表などにより構成される地域包括支援センター運営協議会が機関の運営に関わっている．

4. 事業内容（表2-10）

必須事業

地域包括支援センターが行う必須事業には，地域支援事業のうちの包括的支援事業と指定介護予防支援事業とがある．

1）包括的支援事業

①介護予防ケアマネジメント事業（担当：保健師）

介護予防ケアマネジメント事業は，二次予防事業の対象者（主として要介護状態等となるおそれの高い状態にあると認められる65歳以上の者）が要介護状態等になることを予防するため，その心身の状況等に応じて，対象者自らの選択に基づき，介護予防事業やその他の適切な事業が包括的かつ効率的に実施されるように必要な援助を行うものである．

例：一次アセスメント，介護予防ケアプラン作成，サービス提供後の再アセスメント，事業評価など

②総合相談・支援事業（担当：社会福祉士）

総合相談・支援事業は，高齢者が住み慣れた地域で，安心してその人らしい生活を継続していくことができるようにするため，どのような支

5. 地域包括支援センター

表2-10 地域包括支援センターの業務内容

A 必須事業
地域支援事業 （介護保険法）
包括的支援事業
①介護予防ケアマネジメント事業 　例：介護予防や新予防給付のケアマネジメント業務など ②総合相談・支援事業 　例：相談対応及び専門的・継続的な相談支援，地域ネットワークの構築など ③権利擁護事業 　例：高齢者虐待や消費者被害の防止および対応など ④包括的・継続的ケアマネジメント支援事業 　例：地域におけるケアマネジャーのネットワークの構築・活用など
指定介護予防支援事業
B 任意事業
地域支援事業
①介護給付などに要する費用の適正化のための事業 ②介護方法の指導その他の要介護被保険者を現に介護する者を支援するために必要な事業 ③その他介護保険事業の運営の安定化及び被保険者の地域における自立した日常生活の支援のため必要な事業
厚生労働省が定める事業
①二次予防事業の対象者把握事業 ②介護予防普及啓発事業 ③地域介護予防活動支援事業 ④二次予防事業評価事業および一次予防事業評価事業の一部

援が必要かを把握し，適切なサービスや関係機関及び制度の利用につなげる等の支援を行うものである．

　例：初期段階での相談対応及び専門的・継続的な相談支援，地域ネットワークの構築，地域の高齢者の実態把握，社会資源の実態把握，情報提供など

③権利擁護事業（担当：社会福祉士）

　地域の住民や民生委員，介護支援専門員（ケアマネジャー）などの支援だけでは充分に問題が解決できない場合や，適切なサービス等につながる方法が見つからない等の困難な状況にあり，権利侵害を受けている，または受ける可能性が高いと考えられる高齢者が，地域で安心して尊厳

のある生活を行うことができるように，権利侵害の予防や対応を専門的に行うものである．

例：高齢者虐待の防止及び早期発見，消費者被害の防止及び対応，成年後見制度の活用促進，老人福祉施設等への措置の支援など

④包括的・継続的ケアマネジメント支援事業（担当：主任ケアマネジャー）

包括的・継続的ケアマネジメント支援事業は，地域の高齢者が住み慣れた地域で暮らすことができるよう，個々の高齢者の状況や変化に応じた包括的・継続的なケアマネジメントをケアマネジャーが実践することができるように，主任ケアマネジャーが個々のケアマネジャーに対してサポートを行うものである．

例：ケアマネジャーの地域ネットワークの構築・活用，ケアマネジャーに対する日常的個別指導・相談，ケアマネジャーが抱える支援困難事例等への指導・助言，地域の社会資源との連携・協力体制の整備

2）指定介護予防支援の事業

指定介護予防支援とは，介護保険における予防給付の対象となる要支援者が，介護予防サービス等の適切な利用等を行うことができるよう，予防給付に関するケアマネジメント業務を行うことをいう．具体的には，要支援者の心身の状況や置かれている環境等を考慮して介護予防サービス計画を作成し，計画に基づいた指定介護予防サービス等の提供が行われるように，介護予防サービス事業者等の関係機関との連絡調整などを行う．

この指定介護予防支援の業務は，センターの設置が直営や委託に関係なく市町村の指定を受けてセンターが行う業務とされている．

任意事業

任意事業とは市町村が地域包括支援センターに委託することが可能な事業のことで，地域支援事業の中の任意事業と，厚生労働省が定める事業の2つがある．

1）地域支援事業の任意事業

①介護給付等に要する費用の適正化のための事業
②介護方法の指導その他の要介護被保険者を現に介護する者の支援のため必要な事業

③その他介護保険事業の運営の安定化及び被保険者の地域における自立した日常生活の支援のため必要な事業

2）厚生労働省が定める事業
①二次予防事業の対象者把握事業
　生活機能が低下しているおそれのある65歳以上の高齢者を早期に把握し，二次予防事業の対象者として決定を行う．対象者の選定は，日常生活で必要となる機能の確認のための質問票（基本チェックリスト）や医師が行う医療面接，身体計測等を実施し，関係機関との連携を通じて二次予防事業の対象者の情報の収集を経て行う．
②介護予防普及啓発事業
　介護予防の普及啓発として効果があると市町村が認める事業（パンフレット等の作成および配布，有識者等による講演会や相談会等の開催など）を実施する．
③地域介護予防活動支援事業
　地域における介護予防に関する活動の支援として市町村が効果があると認める事業（介護予防に関するボランティアを育成するための研修など）を実施する．
④二次予防事業評価事業及び一次予防事業評価事業の一部
　二次予防事業及び一次予防事業それぞれの施策に対する評価を行う事業であり，介護保険事業計画において定める目標値の達成状況等の検証を通じ，各施策の事業評価を行うものである．

（文責：谷本芳美）

参考文献
1) 一般社団法人 厚生労働統計協会：厚生の指標 増刊　国民の福祉の動向vol.58 2011/2012．p128-144，一般社団法人　厚生労働統計協会，2011
2) 髙橋茂樹，西　基：Step 公衆衛生 第12版．p155-164，海馬書房，2011
3) 山崎麻耶：新版ケアマネジャーバイブル 第2版．p78-125，(株)日本看護協会出版会，2006
4) 一般財団法人 長寿社会開発センター：地域包括支援センター業務マニュアル．2011

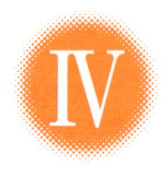

IV 精神保健福祉センター

① 精神保健福祉センターの特徴と役割

1. 精神保健福祉センターの特徴と役割

概　要

　精神保健福祉センターとは「精神保健及び精神障害者福祉に関する法律」第6条に定められた，精神障害者の福祉の増進を図るために都道府県（指定都市）が必ず設置しなければならない機関であり，精神保健及び福祉に関する総合技術センターとして，地域精神保健福祉活動推進の中核となる機能を備えなければならないとされている．また，地域分権推進計画を踏まえた名称の弾力化により，こころの健康センターといった名称が用いられているところもある．

　かつて，精神保健福祉行政は都道府県及び保健所で中心に行われてきたが，近年は地域で生活する精神障がい者をより身近な地域できめ細かく支援していく体制を整備する観点から，市町村の役割が大きくなっている．このような状況を踏まえて，精神保健福祉センターは保健所及び市町村の地域精神保健活動を技術面から支援するための行政組織といえる．

　精神保健福祉センター運営要領（平成18年改正）によれば，センターの目標は，地域住民の精神的健康の保持増進，精神障がいの予防，適切な精神医療の推進から，社会復帰の促進，自立と社会経済活動への参加の促進のための援助に至るまで，広範囲にわたっている．

　この目標を達成するためには，保健所及び市町村が行う精神保健業務が効果的に展開されるよう，積極的に技術指導及び技術援助を行うほか，その他の医療，福祉，労働，教育，産業等の精神保健福祉関係諸機関と緊密に連携を図ることが必要とされている．

　主な業務は，①企画立案，②技術指導及び技術援助，③人材育成，④普及啓発，⑤調査研究及び必要な統計資料の収集整備，⑥精神保健福祉相談，

1. 精神保健福祉センターの特徴と役割

⑦組織育成，⑧精神医療審査会の審査に関する事務，⑨自立支援医療（精神通院医療）ならびに精神障害者福祉手帳の判定等の業務に大別される．

職員として，精神科の診療に充分な経験を有する医師，精神保健福祉士（PSW），臨床心理士，保健師，看護師，作業療法士，その他センター業務を行うために必要な事務職員等を置くこととなっている．

研修目標（SBOs）

①精神保健福祉センターの役割を説明できる．
②精神医療審査会の役割を説明できる．
③精神保健福祉手帳及び通院医療費公費負担制度の申請の流れが説明できる．
④精神保健福祉医療施策について説明できる．

研修にあたっての留意事項

①さまざまな専門職員がいるのでどのような仕事をしているのかみること．
②精神障がい者の偏見解消の啓発がどのようにされているかみること．
③人材育成研修があれば実際に参加してみること．
④保健所，市町村支援に職員が出向くことがあれば同行すること．
⑤精神保健福祉センター独自の取り組みについて知ること．
⑥東日本大震災をはじめとする災害や事故後の精神保健福祉センターでの取り組みを知ること．

解説

日本は従来高齢者の自殺が多いとされてきたが，1998年にそれまで約2万2,000人であった自殺者が一挙に3万人を越え，そのまま高い水準で今日まで推移している．自殺者急増は当初中高年男性の自殺者増加によるものであったが，最近は若者の自殺者が増えている．ポストバブル期の社会構造の急変など，自殺者増加には社会経済的要因があることは事実だが，精神的に追い詰められてうつ病，アルコール・薬物依存症などの精神疾患になり自殺に至るケースも多いと考えられており，自殺問題は精神保健の重要な課題である．

一次予防は自殺が起きない社会作りである．長らく語られ難かった「自

殺が誰にでも起こりうること」を啓発する必要がある．精神保健福祉センターでは講演会を行ったり，自殺予防に資するリーフレットを作成・配布し，情報発信に努めている．

　二次予防は，自殺のリスクのある人々の相談に乗ってサポートしたり，精神疾患に罹患している人が気楽に精神医療にかかれる環境を整備することである．自殺を考えるまで追い詰められている人は，仕事，多重債務，家族，性など多様な問題で苦しんでいる．精神保健福祉センターでは，こうした問題に対応できる人材養成研修を行い，電話相談などの相談体制の充実を図っている．

　三次予防は遺された人々へのこころのケアである．自殺により重要な人を失った家族や職場の同僚，学友が受ける精神的影響は計り知れず，とりわけ家族は長期にわたって苦しみ続けることになる．そのため，自死遺族の会への支援や自死遺族が相談できる専門職の養成などの取り組みが精神保健福祉センターでは行われている．

　自殺問題に加え，ひきこもり，思春期，発達障害，嗜癖など対応の難しい課題が山積している．これらの課題に解決法を見いだすべく，精神保健福祉センターでは調査研究をして政策立案に関わるとともに，地域精神保健活動の第一線機関である保健所での実践に技術支援をしている．

　また，精神医療の大きな変化への対応に精神保健福祉センターは取り組んでいる．先進国が精神科病床を減らして精神科地域医療を推進してきたのに反し，日本は昭和40年頃から病床を増やし，入院中心の精神医療を行い，精神科病床34万床のうちの約7万人を社会的入院患者とする結果になった．平成16年に厚生労働大臣が精神保健対策本部長となって提出した「精神保健福祉施策の改革ビジョン」では，国民の理解の深化，精神医療の改革及び地域生活支援の強化を今後10年間で進め，受け入れ条件が整備されれば，退院可能な社会的入院患者約7万人の解消を図ることとした（図2-5）．そのため，精神保健福祉センターにおいても，社会的入院患者の退院促進支援，精神障がい者への偏見の解消に向けた啓発活動，地域生活支援体制を充実するために作業所やグループホームの整備支援，家族会，当事者グループ支援，医療従事者への研修などを積極的に行っているが，目標年を間近にしながら目標達成が困難な厳しい現実がある．

　平成23年発生の東日本大震災でも大きな課題となった甚大な災害や事故

1. 精神保健福祉センターの特徴と役割

```
精神保健福祉施策について，「入院医療中心から地域生活中心へ」改革を進めるため，
①国民の理解の深化，②精神医療の改革，③地域生活支援の強化を今後10年間で進める．
```

国民の理解の深化
「こころのバリアフリー宣言」の普及等を通じて精神疾患や精神障害者に対する国民の理解を深める

精神医療の改革
救急，リハビリ，重度などの機能分化を進めできるだけ早期に退院を実現できる体制を整備する

地域生活支援の強化
相談支援，就労支援等の施設機能の強化やサービスの充実を通じ市町村を中心に地域で安心して暮らせる体制を整備する

基盤強化の推進等
- 精神医療・福祉に係る人材の育成等の方策を検討するとともに，標準的なケアモデルの開発等を進める
- 在宅サービスの充実に向け通院公費負担や福祉サービスの利用者負担の見直しによる給付の重点化等を行う

↓

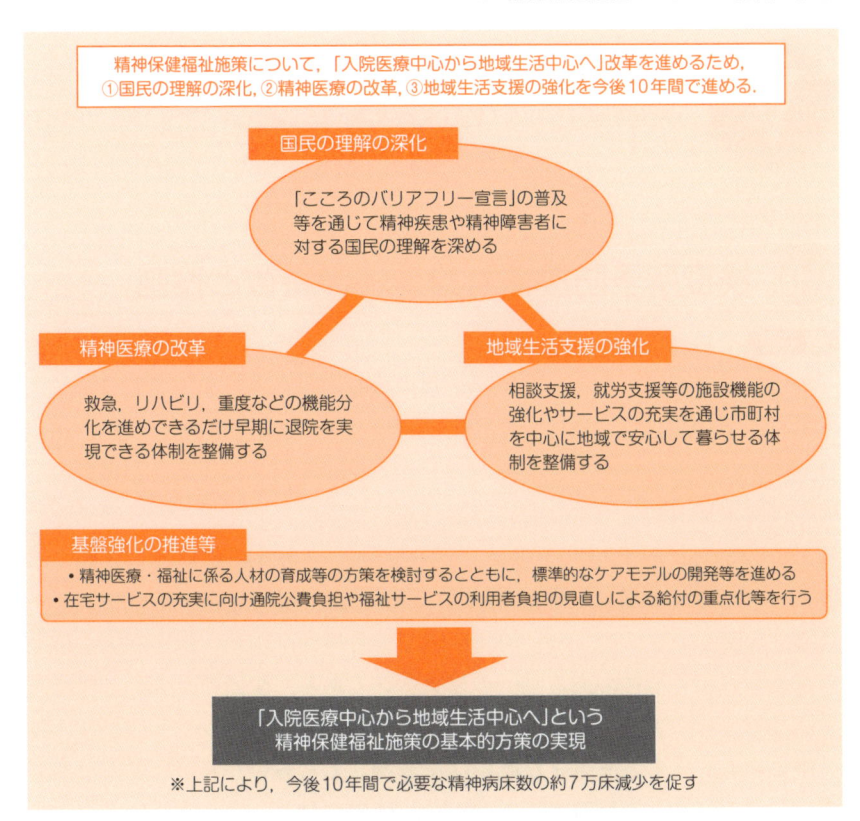

「入院医療中心から地域生活中心へ」という精神保健福祉施策の基本的方策の実現

※上記により，今後10年間で必要な精神病床数の約7万床減少を促す

図2-5 精神保健医療福祉の改革ビジョン（H16.9）の枠組み

後のこころのケアが，平成7年の阪神・淡路大震災後重視されるようになり，精神保健福祉保健センターは災害精神保健の要の役割も担っている．

このように，めまぐるしく変化する精神保健福祉医療の課題に，精神保健福祉センターは取り組んでいる．

留意事項

都道府県（指定都市）によって精神保健福祉センターは規模も内容も異なる．都道府県（指定都市）ごとにさまざまな精神保健福祉センターがあると考えるべきである．

（文責：野田哲朗）

V 検疫所予防接種センター

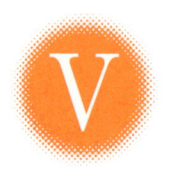

① 検疫所予防接種センターの特徴と役割

概　要

　海外には日本には存在しない，または稀にしか存在しない感染症が数多くあり，その中にはワクチンで予防可能な疾患（vaccine preventable disease：VPD）も含まれる．トラベラーズワクチンは，このような疾患の予防や国際伝搬を防ぐためなどに，海外渡航にあたり必須あるいは推奨されるものである．黄熱ワクチンは，アフリカや中南米の黄熱リスク国（表2-11）へ渡航する場合，国際保健規則（International Health Regulations：IHR）に則り，ワクチンの接種及び国際予防接種証明書の携帯を相手国から求められる可能性のある唯一のワクチンである．全国の検疫所と検疫衛生協会で接種が実施されている．検疫所で予防接種を行うことにより，渡航中に遭遇し得るさまざまな感染症を認識してもらい，渡航者本人が感染症にかかるリスクを軽減するとともに，国内に持ち込まれる感染症を減少させることが期待される．他にもワクチンが必須となる場合として，欧米での就学の際などに接種歴の証明が求められた場合がある．一方，必須ではないが，渡航先によっては推奨されるワクチンとしてA型肝炎，破傷風，狂犬病などがあげられる．

表2-11　黄熱リスク国2012年

アフリカ	アンゴラ，ウガンダ，エチオピア，カメルーン，ガーナ，ガボン，ガンビア，ギニア，ギニアビサウ，ケニア，コンゴ共和国，コンゴ民主共和国，コートジボワール，シエラレオネ，スーダン，セネガル，赤道ギニア，中央アフリカ，チャド，トーゴ，ナイジェリア，ニジェール，ブルキナファソ，ブルンジ，ベナン，マリ，南スーダン，リベリア，ルワンダ，モーリタニア
中南米	アルゼンチン，エクアドル，ガイアナ，コロンビア，スリナム，パナマ，フランス領ギアナ，ブラジル，ペルー，ベネズエラ，ボリビア，トリニダード・トバゴ，パラグアイ

（厚生労働省検疫所ホームページ「FORTH」より）

1. 検疫所予防接種センターの特徴と役割

> **研修目標（SBOs）**
> ①トラベラーズワクチンの接種スケジュールを立てることができる．
> ②黄熱リスク国を確認し，国際予防接種証明書の必要な場合を説明できる．
> ③黄熱ワクチンの有効性及び副反応から，接種の可否の判断ができる．
> ④黄熱ワクチンに関する問診，接種ができる．

1. 黄熱ワクチンについて

黄熱は，蚊（主にネッタイシマカ）により媒介されるウイルス性疾患であり，その流行地域は，サハラ以南のアフリカと中南米の熱帯・亜熱帯地方である．

一部の黄熱リスク国はすべての入国者に対し国際予防接種証明書の携帯を求めており，また，多くの熱帯・亜熱帯の国は，黄熱リスク国からの入国者に対し証明書を要求している．黄熱リスク国や，証明書要求の有無については，世界保健機関（WHO）が毎年更新している「International Travel and Health」（http://www.who.int/ith/en/）に掲載されており，厚生労働省検疫所のホームページ「Forth」（http://www.forth.go.jp/）で確認することもできる．

日本で使用される黄熱ワクチンは，黄熱ウイルス（17D-204株）をニワトリ胚で培養増殖後精製し，安定剤としてD-ソルビトール，ゼラチンを加え凍結乾燥した弱毒生ワクチンである．軽微な副反応として，接種部位の腫脹や紅斑，発熱や全身倦怠感などが10～30%程度の被接種者に認められる．また，重篤な副反応として，アナフィラキシーショック，脳炎（20万人に1人程度），熱性多臓器不全（40万人に1人程度）などを起こし得ることが知られている．接種不適当者として，9ヵ月齢未満の乳児，免疫機能異常のある疾患を有する者及び免疫抑制をきたす治療を受けている者，発熱を呈している者，重篤な急性疾患にかかっている者，本剤の成分によってアナフィラキシーを呈したことがある者などがあげられ，いずれかに該当すると認められた場合には接種を行わない．妊娠または妊娠している可能性がある婦人に対しても，接種しないことが原則である．また，授乳中の婦人にも接種しないことが望ましく，やむを得ず接種する場合には授乳を避けさせる．65歳以上の高齢者では，重篤な副反応がより高率に起こることが報告されており，接種に注意が必要である．なお，黄熱ワクチンに対

2章 予防医療・地域保健の現場

病院名、アドレスの入った公式用箋を使用し、診察した医師が記入すること

CERTIFICATE OF EXEMPTION FROM VACCINATION

発行の日付
__(Date of issue)__

渡航者氏名　　　　　生年月日　　　　　　　　性別
__(Name)__　　　__(Date of birth)__　　　__(Sex)__

住所
__(Address)__

This is to certify that the medical examination given to the above person by

診察日（12 th Nov. 2010）
the undersigned on __(Date of examination)__ revealed the following

ワクチンの種類（Yellow Fever）
contraindication against __(Nature of vaccine)__ vaccination.

診断（egg allergy）
Suffering from／Having condition of __(diagnosis)__

__医師氏名英文タイプ__

__同上自筆の署名　　M.D.__

医師の公式所属名を英文で入れ、承認印を押す

__(xxxx Quarantine Station)__

__or (xxxx Branch Office of Quarantine Station)__

図2-6　予防接種禁忌証明書
（様式例及び参考例）

する国際予防接種証明書は1回接種で，接種後10日～10年間有効である．接種不適当者と判断した場合には，かかりつけ医または検疫所で，予防接種に対する禁忌証明書を発行することもある（図2-6）．

2. その他のトラベラーズワクチンについて

　優先順位の高いトラベラーズワクチンとしてA型肝炎ワクチンがあげられる．A型肝炎は，経口感染するウイルス性肝炎であって，発展途上国において感染のリスクが最も高いVPDの1つである．日本で通常用いられるワクチンは，培養したA型肝炎ウイルスを精製し，不活化後安定剤を加え凍結乾燥した不活化ワクチンであり，アジュバントを含まない．2～4週間隔で2回，及び初回接種後6ヵ月後に追加で筋肉内または皮下に接種する．

　破傷風は，嫌気性菌である破傷風菌が外傷などにより経皮的に感染するものである．世界中で感染の可能性があるが，特に発展途上国では外傷を負うことも多く，接種が勧められる．破傷風トキソイドは，破傷風菌を培養し得られた毒素を精製濃縮後，ホルマリンを加えて無毒化したトキソイドに，アジュバントとしてアルミニウム塩が加えられている．日本では1968年から，DPTワクチンの定期接種が開始されており，基礎免疫終了後は10年おきの追加接種が望まれる．DPTワクチンを接種していないなどの理由で基礎免疫を持たない場合は，3～8週間隔で2回，6～18ヵ月後に追加で筋肉内または皮下に接種する．

　狂犬病は，狂犬病ウイルスに感染した哺乳動物に咬まれたり，粘膜をなめられたりすること（以下，曝露という）によって感染する．発症すれば致命率はほぼ100％である．日本で一般に用いられる狂犬病ワクチンはニワトリ胚細胞で増殖させた狂犬病ウイルスを不活化し，濃縮，精製して安定剤を加えた後，凍結乾燥したものである．狂犬病のリスクは，日本やニュージーランドなどの先進島嶼国などを除く世界中に存在する．リスクのある国で曝露を受けた場合は，曝露後のワクチン接種を行う．曝露後接種のスケジュールは，曝露後すぐの第1回目の接種日を0日として，0，3，7，14，30，90日の計6回である．WHOでは6回目の接種を除く計5回の接種を推奨している．インドなど狂犬病の発生が多くリスクが高い国に渡航する場合，動物に接触する機会が多い場合，曝露後の処置ができる医療機関へのアクセスが悪い場合などは，曝露前の接種によりあらかじめ免疫をつ

けておくことが勧められる．曝露前接種は，4週間隔で2回，6ヵ月〜12ヵ月後に追加で皮下に接種を行う．

研修にあたっての留意事項

①問診票を用いて面接を行い，禁忌事項に該当しないか確認する．特に鶏卵・ゼラチンなどに対するアレルギー歴の有無，併用禁忌の薬剤（副腎皮質ステロイド，抗がん剤など）使用の有無，妊娠・授乳の有無，他のワクチン接種歴などに注意する．また，37.5℃以上の発熱者には接種を行わない．
②ワクチン接種のリスクと黄熱感染のリスクを比較し，接種のリスクが高いと考えられる場合には接種を行わないことも考慮する．
③国際予防接種証明書の携帯が要求されるルートでの渡航予定があり，接種を実施できない場合，接種禁忌証明書の発行を考慮する．
④接種部位は原則として利き腕と反対側の上腕外側下1/3の部位とする．
⑤接種後，アナフィラキシーに備えて接種施設において30分程度経過観察を行う．

（文責：朝尾直介）

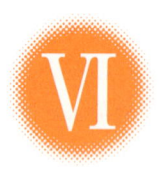

VI 各種検診・健診の実施施設

① 各種検診・健診の実施施設

概　要

実施施設は，実施主体や受診者の加入保険，就労状況及び個人的要望などにより一律でない．したがって実際に研修の機会を得た現場で，後述する法律による個々の実施状況を修得する．根拠法は，がん対策基本法，健康増進法，高齢者の医療の確保に関する法律（以下，高齢者医療確保法），

介護保険法，労働安全衛生法，学校保健安全法である．
- がん対策基本法は2007年施行され，「がん対策推進基本計画（以下，基本計画）」が閣議決定された．「がん予防重点健康教育及びがん検診実施のための指針」（厚生労働省）に基づき胃，子宮，肺，乳房，大腸に対して実施される．
- 健康増進法に基づく健康増進事業としてがん検診が位置づけられ，市町村が実施している．他に歯周疾患や骨粗鬆症，肝炎ウイルスなどの検診や，健康教育，健康相談，機能訓練，訪問指導などの事業がある．
- 高齢者医療確保法に基づき特定健康診断（以下，特定健診）・特定保健指導が2008年から「特定健診・特定保健指導の円滑な実施に向けた手引き」（厚生労働省）に沿って施行されている．40～74歳までの被保険者，被扶養者全員が健診義務対象となり，メタボリックシンドローム（以下，MetS）の判定基準及び特定健診・特定保健指導の判定基準により保健指導を実施する．特定健診受診率や保健指導実施率，2012年度までの目標到達度によって後期高齢者医療制度への財政負担が保険組合や自治体に対して最大10％内で増減される．
- 介護保険法に基づき介護予防健診が介護保険を利用していない65歳以上を対象に市町村により実施される．
- 労働安全衛生法に基づき事業者により，常勤の労働者への定期健康診断（以下，定期健診）が1年以内ごとに1回実施される．また学校保健安全法に基づき学校の設置者により，毎学年定期に，職員の定期健診が実施される．

研修目標（SBOs）

① 各種法令に基づく検診・健診の目的，種類，内容を解説できる．
② 健康管理，疾病管理，就労管理に必要な判定ができる．
③ 検診・健診の結果を分析し，その意義を説明できる．
④ 受診者に対して検診・健診の結果に基づき適切な保健指導を実施できる．

解説

がん対策基本法の基本計画は，国及び地方公共団体はがんの予防，早期発見，がん検診の質の向上を推進することである．アウトカムの目標とし

ては「がんによる死亡者数の減少」と「すべてのがん患者及びその家族の苦痛の軽減並びに療養生活の質の向上」があげられている．7つの分野別施策のうち，がんの早期発見の主な数値目標は「がん検診の受診率を5年以内に50%以上とする」である．

そのための責務として，医療保険者は国及び地方公共団体が講ずるがんの予防に関する啓発及び知識の普及，がん検診に関する普及啓発等の施策に協力するよう努めなければならない．次に国民は喫煙，食生活，運動その他の生活習慣が健康に及ぼす影響等，がんに関する正しい知識を持ち，がんの予防に必要な注意を払うよう努めるとともに，必要に応じ，がん検診を受けるよう努めなければならない．そして医師その他の医療関係者等は国及び地方公共団体が講ずるがん対策に協力し，がんの予防に寄与するよう努めるとともに，がん患者の置かれている状況を深く認識し，良質かつ適切ながん医療を行うよう努めなければならないとされている．

がん対策基本法と基本計画ががん医療にもたらした変化は「包括的がん医療」モデルへの転換である．特徴として一次予防から緩和ケアまで系統的な切れ目のない医療サービスの提供があげられる．がん検診の実施は従来どおり，市町村の単独事業となっており，特定健診と実施主体が異なるために，受診者の利便性や受診費用等に関する自治体，保険者，健診実施機関での調整が重要になる．

特定健診では，まず医学会によるMetS診断基準検討委員会の基準（以下，学会基準）により，受診者をMetS，MetS予備群，該当しないのいずれかに判定する．次に特定健診・特定保健指導の判定基準（以下，特健基準）で3段階に階層化（積極的支援，動機付け支援，情報提供のみ）する．同じ内臓脂肪量の指標も学会基準ではウエスト周囲径，特健基準では腹囲と称している．

学会基準の目的は，血糖，脂質，血圧で2つ以上基準を満たすとともに，内臓脂肪が顕著な受診者を抽出することである．つまり学会基準は内臓脂肪を減らす対策が必要な対象を選ぶための指標である．したがって内臓脂肪を減らす指導をすると，単に動脈硬化のリスクが減るだけでなく糖尿病，高脂血症，高血圧症も一網打尽に改善できる利点がある．一方，特健基準は早期発見・早期治療のために脳心血管イベントのリスク者を網羅することが目的である．したがって内臓脂肪の項目である腹囲に，腹囲基準未満

でもリスク者を選出するためにBMIを追加し，さらに血糖値に加えHbA1cも併用し，喫煙歴とともに判定に利用される．労働安全衛生法に基づく事業主健診や他の介護保険法に基づく介護予防健診，学校保健安全法に基づく職員の健康診断は，特定健診よりも実施を優先すると高齢者医療確保法に定められている．しかし，これら3つの健診内容が一定の条件を満たせば特定健診を実施したことに代えられる（実施義務は免除される）．すなわち，特定健診の基本的な項目（特に階層化に必要な検査項目は必要不可欠）について記録されていることが条件であり，項目が欠損している場合は，欠損分については医療保険者にて追加実施することが必要となる．

　他の健診と特定健診とを同時に実施する場合，特定健診と重複する健診項目の費用は，他の健診の実施主体が負担することとなる．また，現状でも一部の医療保険者で行われているが，医療保険者が事業主健診の実施委託を受ける場合は，事業主健診部分の実施費用は事業主負担となる．

研修にあたっての留意事項

　検診・健診の現場では短期間に多数の受診者を診察し，膨大な情報量を取り扱う．そのため情報の漏洩，紛失は社会的にも重大な問題となる．したがって個人情報の取り扱いについては，「医療・介護関係事業者における個人情報の適切な取扱いのためのガイドライン（厚生労働省）」を参照し，個人情報の保護と管理に関して厳重に対処する．

　また結果説明に関しては，平常時に健康に無関心な受診者ほどがん発見時の過反応のギャップが大きいとの報告がある．これは主に情報不足に起因すると考えられるが，医療不信につながりかねない．この意味からも検診の早期受診を啓発するとともに，それらの適応と限界について充分な説明をしておくことが必要である．

　特定健診は通称「メタボ健診」と呼ばれているが，解説に示したように内臓脂肪減量対象者と脳心血管疾患のハイリスク者を対象としている．したがってMetS判定基準で「該当しない」と判定されても，特定保健指導の階層化により積極的支援に該当する場合があり，各判定の意味を理解できるよう保健指導を実施することが重要である．

（文責：土手友太郎）

2章 予防医療・地域保健の現場

参考文献

1) 前田光哉：特集 がん対策の新たな展開―がん対策基本法に基づく総合的・計画的な推進にむけて―わが国におけるがん対策の現状と課題．保健医療科学57：304-307，2008
2) 志真泰夫：特集 がん対策基本法の前と後―何が変わり，何が変わらないか がん対策基本法と緩和ケア―包括的がん医療への転換と当面する課題―．緩和ケア20：14-17，2010
3) 門田守人：特集 がん診療の拠点化と均てん化―がん対策基本法成立から1年―アプローチ．最新医学63：1035-1040，2008
4) 内田健夫：特定健診・特定保健指導実施に当たっての問題点．日本医師会ニュース 第1095号（平成19年4月20日）http://www.med.or.jp/nichinews/n190420m.html
5) 厚生労働省 メタボリックシンドローム診断基準委員会：メタボリックシンドロームの定義と診断基準．日本内科学会雑誌94：794-809，2005

2 産業保健

　わが国における体系的な産業医の歴史は，1905年の「鉱業法」や1916年の「工場法」にさかのぼる．当時は鉱工業や重工業の黎明期であり，じん肺などの有害物質による健康障害や結核が最大の産業保健上の課題であった．その後太平洋戦争を経て，1947年に「労働基準法」が制定され，現在の安全衛生体系の礎となった．この時，"医師である衛生管理者"という名称が登場した．1972年には「労働基準法」の第5章である"安全及び衛生"が，「労働安全衛生法（以下，安衛法）」として独立し，上述の"医師である衛生管理者"は"産業医"という名称に改められた．さらに，1988年に「安衛法」の改正があり，心と体の健康づくり（THP）や安全衛生委員会の構成委員としての産業医の参加が義務付けられた．1996年の同法改正では，産業医の資格に一定の要件が課せられる代わりに，健診事後措置の徹底や産業医の勧告権が付与された．2006年の同法改正では，産業医の業務や事業場の施策に過重労働やメンタルヘルス対策が義務付けられ，高いレベルでの産業医の労務管理への関与が求められるに至っている．

　このように，安衛法が改正する度に，産業医の業務や役割が新たに積み重ねされ，その幅や種類が多岐にわたり拡大したことから，他の分野の医師にとって産業医業務が非常に判りにくくなっている．当該教科書を参考に，OJT（on the job training）で，産業保健の概要や産業医業務を理解しなければならない．

（文責：伊藤正人）

2章　予防医療・地域保健の現場

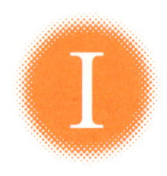

Ⅰ　事業場の労働衛生管理体制

① 産業保健の概要

概要

　産業保健の目的は事業者（事業主）責任において，労働者の健康障害の防止と健康増進を行い，心身両面から労働者を保護することである．専門的視点から労働者の状態を把握し，重要な助言を事業者に勧告し，労働者が安全かつ健康に仕事を継続できるように見守るキーパーソンが産業医である．2008年には労働契約法第5条で，事業者の雇用労働者に対する安全配慮が義務付けられ，業務上災害だけでなく業務上疾病の防止についても，事業者に高い安全配慮義務が問われている．一方，強制力はないものの，労働者も，自らの健康を保持する義務（自己保健義務）を有しており，事業者の安全配慮義務とバランスのとれた対策を行うことが求められている（図2-7）．

　産業保健活動を知る上で，労働安全衛生規則（以下，安衛則）第14条第1項（表2-12）に基づく産業保健の5管理について，整理して理解することが重要である．具体的には，①総括管理，②健康管理，③作業管理，④

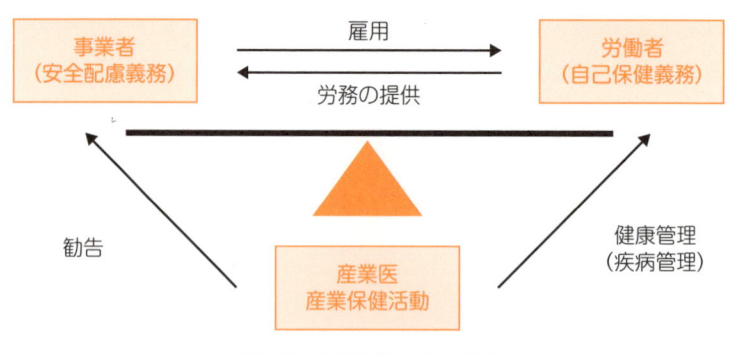

図2-7　産業保健活動の根幹

1. 産業保健の概要

表2-12　労働安全衛生規則第14条第1項

1. 健康診断の実施及びその結果に基づく労働者の健康を保持するための措置に関すること（健康管理）
2. 作業環境の維持管理に関すること（作業環境管理）
3. 作業の管理に関すること（作業管理）
4. 前3号に掲げるもののほか、労働者の健康管理に関すること
5. 健康教育、健康相談その他労働者の健康保持増進を図るための措置に関すること
6. 衛生教育に関すること（労働衛生教育）
7. 従業員の健康障害の原因の調査及び再発防止のための措置に関すること

作業環境管理，⑤労働衛生教育である．

　総括管理とは健康管理・作業環境管理・作業管理・労働衛生教育を整合性を持って推進するために調整し，産業保健業務を企業組織として効率的に展開するためのマネジメント活動であり，健康管理とは健康診断の実施とその事後措置や健康保持増進に関するさまざまな活動のことである．

　作業管理とは，作業自体を健康への影響や疲労として捉え，作業条件や作業態様を，個々の労働者に対し，好ましい状態に保つ活動がこの分野に含まれる．作業環境管理とは，作業環境を労働者にとって適正に保つことで，健康影響や作業関連疾患の発生を未然に防ぐ活動がその範疇に含まれる．労働衛生教育とは有害業務に関する教育以外に，メンタルヘルス教育や一般健康教育，健康保持増進に関する教育など，幅広い分野が存在する．産業保健だけを分離して考えずに，包括的に捉えることで，地域医療への理解にも役立つと思われるので，熱心な研修を期待したい．

研修目的

①産業保健は安衛法に則って体系化しているので，当該法規の概要を理解すること（図2-8）．

②産業保健の概要を把握し，事業者の安全配慮義務と労働者の自己保健義務の間でバランスの取れた産業医の立場を理解すること．

③産業保健の5管理を理解し，産業医として基本的な立場・知識・技能・態度を身につけること．

2章　予防医療・地域保健の現場

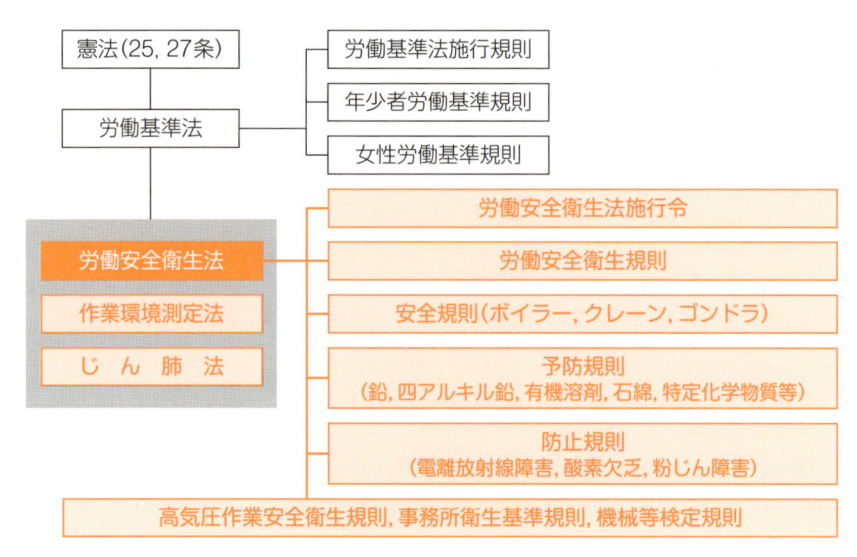

図2-8　安全衛生法体系

研修にあたっての留意事項

①病院などの医療機関と違い，事業場において，産業医をはじめとする医療職は極めて稀な存在である．特に，唯一無二の産業医は皆から観察されている．協働者として労働者と上手に接するためには，志は高く，目線は低く保つことが肝要である．そのため，行動規範も事業場に合わせ整える必要がある．身だしなみや態度を平素から正し，挨拶も積極的に行うことが重要である．

②安衛法に基づく事業者の産業医選任の趣旨は，ひとえに労働者の健康障害の防止と健康保持増進である．常に医療職の原点を忘れることなく，労働者（社員）と事業者（会社）の間で中立的な立場で，健康障害防止や健康保持に関する判断を行うことが求められる．

③産業医の業務は，一年を通してすべての行事を経験しないと，全体を把握できないのが特徴である．そのため，事業場での研修期間のみで，産業保健を分かったつもりにならず，短期間であっても真摯な気持ちで全体を把握する努力をすることが大切である．

④産業医は労働者と事業者の間に立ってバランスの取れた判断が求められる．大局的視点に立つ，いわゆる「鳥の目（マクロ面）」と，個々の

労働者と向き合う，いわゆる「蟻の目（ミクロ面）」の両方をバランスよく持つ必要がある．詳細は「産業医の業務」を参照．

解説

　昨今の労働態様の多様化に呼応し，労働者の生理的・心理的特性に適応するよう，作業や作業環境を整えることも重要な産業保健の業務である．従来，感受性の高い労働者が業務上疾患を発症することを防止する目的で労働適性というものが考えられてきたが，最近では労働者全体の労働適性や適応を考える取り組みも重要であると捉えられるようになった．深夜交替制勤務の拡大による疲労や睡眠対策，高齢化した労働者に配慮したラインづくり，ひいては事業場全体を対象にした快適職場への取り組みなど，「労働を人間に適したかたちに改善する」ことこそ究極の目標である．また，企業間競争激化による業務集中で，労働者の長時間残業が増加し，年功序列から成果主義へと評価制度が変わってきた．これに呼応し，組織も従来のトップダウンのピラミッド型からフラット型に変化し，柔軟な組織に変革したものの，他方ではこれらの変化についていけず不適応を起こす労働者も増えている．一方，管理監督者も業務量の増加で余裕がなくなり，上司-部下関係が希薄化してきており，活き活きとした職場風土が保てない事業場も散見される．これらの背景を受け，メンタルヘルス不調を訴える労働者も増え，その対策が，産業保健における大きな課題になっている．

〈文責：伊藤正人〉

② 産業医（専属産業医と嘱託産業医）の業務

解説

1. 産業医の選任・配置

　産業医の選任・配置については，安衛法上の配置基準に従って配置しなければならない．常時50人以上の労働者を使用する事業場においては，事業者は事業場ごとに産業医を選任しなければならない．さらに，常時1,000人以上の労働者を使用する事業場，または有害業務（表2-13）に常時500

2章　予防医療・地域保健の現場

表2-13　有害業務の一覧

1. 多量の高熱物体を取り扱う業務，および著しく暑熱な場所における業務
2. 多量の低温物体を取り扱う業務，および著しく寒冷な場所における業務
3. ラジウム放射線，X線その他の有害放射線にさらされる業務
4. 土石，獣毛等のじんあい，または粉末を著しく発散する場所における業務
5. 異常気圧下における業務
6. さく岩機，鋲打機等の使用によって，身体に著しい振動を与える業務
7. 重量物の取扱い等重激な業務
8. ボイラー製造等強烈な騒音を発する場所における業務
9. 坑内における業務
10. 深夜業を含む業務
11. 水銀，砒素，黄リン，弗化水素酸，塩酸，硝酸，硫酸，青酸，か性アルカリ，石炭酸，その他これらに準ずる有害物を取り扱う業務
12. 鉛，水銀，クロム，砒素，黄リン，フッ化水素，塩素，硝酸，塩酸，亜硫酸，硫酸，一酸化炭素，二酸化炭素，青酸，ベンゼン，アニリン，その他これらに準ずる有害物のガス，蒸気または粉じんを発散する場所における業務
13. 病原体によって汚染のおそれが著しい業務
14. その他，厚生労働大臣が定める業務

人以上の労働者を従事させる事業場では，厚生労働省令で定めるところにより，専属の医師を産業医（専属産業医）とすることが定められている．また，常時3,000人を超える労働者を使用する事業場にあっては，2人以上の産業医を選任することとされている．常時使用する労働者数のカウントには，派遣労働者を含まれることに留意しなければならない．これは「派遣労働者に係る労働条件及び安全衛生の確保について（基発第0331010号）」により，派遣先事業者が実施すべき重点事項として，派遣労働者を含めて常時使用する労働者数を算定し，それにより算定した規模により，産業医等を選任しなければならないと規定されているからである．また，嘱託（非常勤）産業医を配置すべき，政令で定める規模の事業場とは常時50人以上の労働者を使用する事業場とされているが，大拠点の専属産業医に地方拠点の嘱託産業医を兼任させる動きがあるものの，下記のごとく制約があるので，コンプライアンス上，注意を要する．

つまり，「専属産業医が他の事業場の非専属産業医を兼務することについて（基発第214号）」によると，専属産業医が非専属産業医を兼務することができる条件は，以下のすべての要件に該当する場合に限られる．

1) 専属産業医の所属する事業場と非専属事業場とが，①地理的関係で

密接であり，②労働衛生に関する協議組織が設置されている等，労働衛生管理が相互に密接し連携して行われており，③労働の態様が類似していること等，一体として産業保健活動を行うことが効率的であると認められる．
2) 専属産業医が兼務する事業場の数，対象労働者数については専属産業医としての趣旨を踏まえ，その職務の遂行に支障を生じない範囲内である．
3) 対象労働者数の総数については安衛則第13条第1項第3号の規定に準じ，3,000人（産業医1人あたり）を超えない．

2. 産業医の職務

　企業活動の4大資源とは人・物・金・情報であり，このうち最も根幹となる資源は人である．事業者は一般的に，労働者の健康を守り能力を育成することで労働者に最大限の力を発揮させ，事業や社会への貢献に結びつけることを経営理念とする．労働者は能力を開発し，会社へ貢献することで自己実現に繋げ，労働の対価により自身及びその家族が幸せになることを究極の目標とする．そのため心身の健康は最低限守らなければならない基本と考えられる．上記の根幹から，特に産業医のコアの役割を考えると以下の3点に集約される．
　1) 労働者の健康障害の防止と健康保持増進のための活動
　2) 事業者の安全配慮義務履行への支援や助言
　3) 働きやすい環境や風土づくりへの助言や協力
　前項でも述べたように，産業医は労働者と事業者の間に立って両者の利益を図らなければならない．いわゆる「鳥の目（マクロ面）」と「蟻の目（ミクロ面）」である．具体的には，マクロ面では，事業場で起こっている健康課題を抽出し，労使のニーズを加味して担当者と相談の上，優先順位を決めて企画を策定・実行・評価することである．ミクロ面では，労働者個々の事例相談に対して，事業者と労働者の間に入りコーディネートし，問題解決や収束への協力を行うことである．原則として，産業医自身の専門臨床分野的興味で産業保健を行ってはならない．このように産業医の役割とは，労働者と事業者（職制・人事）との間でうまく調整機能を果たし，両者がWin-Winの関係を築けるよう協力することである．そのためには常

に産業医自身が，立ち位置（中立，やや労働者側がよい）を明確にし，軸がぶれないことが大切である．成功事例の積み重ねが産業医に対する社内・社外の信頼醸成に繋がると確信する．

　また，産業医は健康管理室の長としての自覚を持ち，産業看護職等のスタッフと協働し，チーム一丸となって産業保健業務に邁進することが求められる．なお，業務については専属産業医と嘱託産業医で違うものはないが，嘱託産業医は出務頻度が少ないことが多いので，法定業務である安全衛生委員会出席と職場巡視を基本に，適宜，過重労働面接や有所見者及びメンタル不調者の対応を行うケースが多い．

　わが国における産業保健の課題は，職業病に代表される業務上疾病関連では，多くの化学物質による低濃度・長期曝露の問題があげられる．昨今，管理濃度が強化され，作業環境測定で第3管理区分となるケースも増えているので注意を要する．他方，健康管理面での課題としては，①メンタルヘルス不調者や過重労働による疲労困憊症状を有する者の増加，②メタボリックシンドローム等の生活習慣病有病者の増加，③これらの延長上にある，いわゆる過労自殺や過労死の予防，そして脳・心疾患発症予防に移行してきている．

　これらの状況に呼応し，産業保健の受け持つ分野も近年拡大してきており，業務上疾病の予防管理から健康保持・増進までと幅が広い．対象も個々の労働者の健康管理はもちろんのこと，職域集団としての評価や介入が必須であり，産業保健の専門家として，産業医はミクロ面からマクロ面までの種々の問題に柔軟に対応できる発想や管理能力をも必要とされている．産業医の業務は安衛則第14条第1項（表2-12）に規定されたとおりであるが，詳細は表2-14を参考にされたい．このような多様な産業保健活動を円滑に進めるうえで，健康管理室スタッフはもとより，人事や職場の衛生管理者などの事業場スタッフとも協力することも重要である．

　また法体系の理解は医師にとって「とっつきにくい」分野であるが，最低限度の理解は産業保健を推進するうえで重要である．法体系の概要は図2-8に示されている．なお，安衛法の精神は事業者の責任範囲を明確化し，従業員保護の最低基準を示したものである．法体系は以下の順番で重み付けを行い，より具体性をもたせている．安衛法⇒政令（安衛令など）⇒省令（安衛則，有機溶剤中毒予防規則など）⇒告示（労働大臣が公表，公示

表2-14　産業医の具体的業務

1. 業務上疾病・作業関連疾患の予防；各種健康診断，職場巡視，作業改善，環境改善など
2. 関連法令への対応；法定業務，勧告，労働基準監督署との対応，MSDS（安全データシート）・GHS（化学品の分類および表示に関する世界調和システム）の推進協力など
3. 作業適応への支援；事後措置，復職判定，適正配置，メンタルヘルス対策など
4. 労働生産性の向上；労災への対応，生活習慣病（メタボリックシンドローム）予防や慢性疾患管理など
5. 企業のホームドクター；よろず相談，専門医紹介，一次処置，救急処置，医療情報管理など
6. 産業保健サービス企画；THPや各種健康保持プログラム開発など
7. 産業保健活動評価；健診方法やプログラムの評価，経済分析など
8. 企業内施策への関与；各種委員会への出席，防災・安全衛生・社内行事・安全衛生啓発活動，各種教育活動など
9. 企業イメージの向上；労働基準協会・医師会・関連学会活動，看護学生実習や広報活動など
10. 産業保健の理論構築；研究活動など
11. 組織の運営と連携；産業保健組織の構築，業務連携など
12. その他；労働組合・健保事業協力，労働安全衛生マネジメントシステム，公害対策・ISO認証取得維持への協力など

より権威が高い）⇒公示（労働大臣が公表，例として健康保持増進）⇒通達（各労働基準局長名で公表，例としてVDT指針）⇒指導（各労働基準局・監督署からの行政指導）．個々の詳細を成書にあたることもよい学習の機会となる．

（文責：伊藤正人）

参考文献

1) 伊藤正人，他：健康診断ストラテジー（産業医学推進研究会編）．pp41-58，バイオコミュニケーション社，2005
2) 産業医活動のためのガイドライン-21年（産業医活動推進委員会作成）：産業医学振興財団HP，http://www.zsisz.or.jp/insurance/-21.html

3 安全衛生委員会

働く人々が安全かつ衛生的・健康的に働き続けるためには，職場に存在

2章 予防医療・地域保健の現場

表2-15 委員会の設置区分

	業種区分	常時使用する労働者数
安全委員会の設置	林業，鉱業，建設業，製造業のうち木材・木材製品製造業，化学工業，鉄鋼業，金属製品製造業及び輸送用機械器具製造業，運送業のうち道路貨物運送業及び港湾運送業，自動車整備業，機械修理業並びに清掃業	50人以上
	製造業(物の加工業を含み，上にあげる製造業を除く)，運送業(上にあげる運送業を除く)，電気業，ガス業，熱供給業，水道業，通信業，各種商品卸売業，家具・建具・じゅう器等卸売業，各種商品小売業，家具・建具・じゅう器小売業，燃料小売業，旅館業，ゴルフ場業	100人以上
衛生委員会の設置	全ての業種	50人以上
安全衛生委員会の設置	同一事業場において安全委員会及び衛生委員会を設けるべきときに，それぞれの委員会の設置に代えて安全衛生委員会を設置することができる．	

する安全衛生及び健康の問題を明確にし，よりよい労働環境を形成していく必要がある．事業者及び労働者が自主的に職場の安全衛生活動に参画する場として，安全委員会，衛生委員会があり，労働安全衛生法第17条，第18条によって定められている．表2-15に示すごとく，各委員会の設置が必要な事業場は一定の業種区分と常時使用する労働者数によって定められている．安全委員会は事業内容により50人以上または100人以上の事業場で設置しなければならない．一方，衛生委員会は，業種を問わず使用する労働者数が常時50人以上の場合に設置する．また，同第19条には安全衛生委員会について「事業者は安全委員会及び，衛生委員会を設けねばならないときは，それぞれの委員会の設置に替えて，安全衛生委員会を設置することができる」と規定されている．

1. 委員の構成に関して

議長（総括安全衛生管理者またはこれに準ずるもの）以外の委員の半数は，当該事業場に労働者の過半数で組織する労働組合があるときにおいて

はその労働組合，労働者の過半数で組織する労働組合がないときにおいては労働者の過半数を代表する者の推薦に基づき指名しなければならない．また，労働安全衛生法第19条第2項で示された安全衛生の専門的な資格と権限をもった安全管理者，衛生管理者，産業医が入っていなくてはならない（表2-16）．法規上，委員数の指定はないが事業場の規模に比べて委員の数が少なすぎたり，所属部署に偏りがあると，現場の安全衛生上の課題が抽出されにくく労働者からの意見が充分に反映されないため，事業場の総労働者数や部署に応じた人数を選任すべきである．

表2-16　安全衛生委員会の委員構成

1. 安全管理者	4. 安全に関し経験を有する労働者
2. 衛生管理者	5. 衛生に関し経験を有する労働者
3. 産業医	

2. 委員会の開催に関して

　事業場は委員会を毎月1回以上開催しなければならない．さらに，職場で労働災害や事故が起こった場合には，適切な事後処理や再発防止策の検討など迅速な対応を講ずるために，可能な限り委員を招集して臨時委員会を開催する．委員会の開催の都度，議事の概要を社内の掲示版やイントラネットを利用して労働者に周知しなければならない．また，議事録を作成し3年間保存する．

3. 委員会内で調査審議する内容に関して

　労働安全衛生法及び労働安全衛生規則で，安全委員会及び衛生委員会で調査審議すべき付議事項が定められている（表2-17，表2-18）．
　以下に，安全衛生委員会の中で，調査審議する具体的内容について示す．
①職場の安全衛生管理体制の確立及び安全衛生計画の策定
　職場の安全衛生管理体制を確立し，組織図などで担当者と役割を明確化し，事業場に掲示して労働者に周知する．また，年度を通して中長期的に取り組むべき安全衛生に関する計画を立て，それぞれの具体的な達成目標を設定し，plan（計画），do（実施），check（評価），act（改善）からなるPDCAサイクルを回し，事業場の安全衛生のスパイラルアップ

2章 予防医療・地域保健の現場

表2-17 安全委員会で調査審議する付議事項
（労働安全衛生法17条第1項及び労働安全衛生規則第21条）

1. 労働者の危険を防止するための基本となるべき対策に関すること
2. 労働災害の原因及び再発防止対策で，安全に係るものに関すること
3. その他，労働者の危険の防止に関する重要事項

- 安全に関する規定の作成に関すること
- 危険性または有害性等の調査及びその結果に基づき講ずる措置のうち，安全に関すること
- 安全衛生に関する計画の作成，実施，評価及び改善に関すること
- 安全教育の実施計画の作成に関すること
- 監督署長等からの文書による命令，指示，勧告，指導を受けた事項のうち安全に関すること

表2-18 衛生委員会で調査審議する付議事項
（労働安全衛生法18条第1項及び労働安全衛生規則第22条）

1. 健康障害を防止するための基本となるべき対策に関すること
2. 健康保持・増進を図るための基本となるべき対策に関すること
3. 労働災害の原因・再発防止対策で，衛生に係るものに関すること
4. その他，健康障害防止および健康保持・増進に関する重要事項

- 衛生に関する規定の作成に関すること
- 衛生教育の実施計画の作成に関すること
- 危険性または有害性等の調査及びその結果に基づき講ずる措置のうち，衛生に関すること
- 作業環境測定の結果及びその結果の評価に基づく対策の樹立に関すること
- 健康診断の結果に対する対策の樹立に関すること
- 労働者の健康の保持増進を図るために必要な措置の実施計画の作成に関すること
- 長時間にわたる労働による労働者の健康障害の防止を図るための対策の樹立に関すること
- 労働者の精神的健康の保持増進を図るための対策の樹立に関すること
- 監督署長等からの文書による命令，指示，勧告，指導を受けた事項のうち労働者の健康障害防止に関すること

を図る．
②労働災害に関すること

　直近の事業場内の労働災害発生事例の検討や，総労働時間に対する件数，経時的な累積数を過去のデータと比較するなどして労働災害の特徴や傾向を把握し，改善事項の確認，横展開による再発防止策を講じて労働災害撲滅に向け対策をすすめる．
③職場巡視に関すること

職場における危険性や有害性の調査・措置を進めていくうえで，産業医による職場巡視の結果を委員会で共有することも必要である．抽出された職場の問題箇所は画像を委員会で供覧し，"いつまでに，だれが管理者となって改善行動を実施するか"を明確にする．また，類似の問題が他の職場でも発生し得ないか意見交換を図ることで潜在している危険箇所を抽出し，労働災害の発生を未然に防ぐ．

④作業環境測定に関すること

有機溶剤，特定化学物質を取り扱う職場などでは，法令に基づき定期的な作業環境測定の実施が定められている．委員会では，測定結果及び管理区分等を確認し，改善対象となる第2管理区分及び第3管理区分の職場環境に対して，当該部署の担当者と意見交換をし，作業環境の改善をすすめる．

⑤健康診断の結果に対する対策

新たに産業医として選任された事業場では，事業内容に対応した健康診断が適切な時期に行われているか，全対象者が受診できているかを確認する．特に事業場で取り扱っている化学物質に関連した特殊健康診断や特定業務従事者健康診断などには注意が必要である．委員会では，全体的な健診結果の傾向や健康診断後の産業医による事後措置の実施状況を報告するなどして必要な情報を共有し，労働者の疾病予防対策につなげていく．

⑥過重労働対策

過重労働による健康障害を予防するために，長時間労働の発生の有無に拘わらず，全ての職場における過重労働に関する議題を委員会の場で話し合わなければならない．事業場における過重労働者の基準を設定，対象者の確実な抽出，医師面談による健康影響を評価するシステムを安全衛生の取り組みの中で運用していく．委員会内での報告事項として，長時間労働者の月当たり発生件数（発生はなくとも該当者0と報告すべき），医師面談実施状況などがあり，一部の社員や部署に過重労働が集中していないかなど各委員からの意見を求め，過重労働対策の本来の目的である長時間労働削減に努める．

⑦メンタルヘルス対策

事業場で進めるメンタルヘルス対策も委員会で審議すべき重要な議題

である．厚生労働省が示した「労働者の心の健康の保持増進のための指針」等を参考に事業場内メンタルヘルスの仕組みづくりをすすめる．また，同省の「心の健康問題により休業した労働者の職場復帰の手引き」に基づいてフローチャートを使用し，職場復帰の流れや注意事項を社員に周知しておくことが必要である．

4. おわりに

　事業場の安全衛生の取り組みを進める上で，安全衛生委員会の果たす役割は大きい．ひとくちに安全衛生委員会といってもその活動は事業場の業種や規模によってさまざまであり，生産ラインのある工場系職場では安全系の議題に，オフィス系の職場では衛生系の議題に偏る傾向にある．安全と衛生上の問題は，頻度の差こそあれどの職場でも発生するため，産業医は職場の安全と衛生の問題に精通し，安全面と衛生面のバランスを図りながら，時には軌道修正を図ることも必要である．委員会が事務局からの一方向性の報告で終って安全衛生に関する活動がマンネリ化しないよう，委員一人ひとりが積極的に参画して職場に潜在している安全衛生の問題を掘り起こし，安全快適な職場づくりを進めていくように指向していかなければならない．

（文責：川﨑隆士）

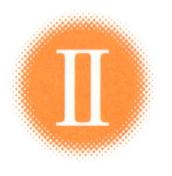

II 労働衛生管理業務

① 労働衛生の3管理（作業環境管理，作業管理，健康管理）

概　要

・労働者を有害因子から守り，健康障害を起こさないようにすることは重要なことである．そのためには有害因子に曝露しないことが大切で

1. 労働衛生の3管理（作業環境管理，作業管理，健康管理）

ある．
- 作業環境管理とは作業を行っている環境を整えることにより，作業者を有害因子から守る最も基本的な方法である．
- 作業管理とは作業方法，作業手順の改善や保護具により，作業者を守る方法である．
- 健康管理は健康診断の実施により，疾病や障害の早期発見が一つの目的であるが，結果に基づいて就業上の措置について意見を述べる事後措置が求められている．
- さらに結果によっては，作業環境，作業方法の改善等に結び付けることも重要である．
- 3管理は作業者を有害因子から守る基本的な考えである．研修医はこれらを理解し，今後，自身と勤務する職場における健康障害予防に役立てていただきたい．

研修方略

① 労働衛生3管理を理解し，職場巡視などを通じ，実際に見て基本的な管理方法を習得する．
② 作業環境管理を勉強させてもらう場合，有害因子の人体へ侵入経路を考慮し，環境整備の方法を考えてみる．
③ 有害物質の特徴（空気より重いか軽いかなど）により排気装置の形状などを考えてみる．
④ 保護具を使用してみて，その選択や適切な装着法について考えてみる．
⑤ 健康管理は医師として専門的な知識を問われる分野である．研修を受ける事業場の実態にあった健康管理を自分なりに考えてみる．
⑥ 有害物質の人体への影響は一様ではない．有害物質の種類ごとに集積する臓器や障害のあらわれる可能性の高い臓器を説明できるようになる．

研修にあたっての留意事項

① 産業医には事業所の安全衛生管理体制の構成員としての役割もあることを理解しておくことが大切である．
② 作業環境の整備は非常に重要ではあるが，作業者の意見などを考慮に入れない理想的な考えばかりでは改善が進まないことがある．

③保護具は興味本位で見るのではなく，保護具の構造にも留意して適切な選択や装着を考えるとよい．
　④健康診断結果は個人情報の中でも特に重要な問題である．個人情報の取り扱いにはくれぐれも注意を払う．

Ⅰ．作業環境管理

解　説

　作業環境中の有害物質の濃度を充分低下させることにより，作業者の健康を守るという考えである．
　作業者に障害を起こす可能性のある因子には次のものが考えられる．

1．作業環境因子
　①化学的因子：有機溶剤，特定化学物質，鉛，一酸化炭素など
　②物理的因子：暑熱，騒音，振動，気圧，電磁波など
　③生物的因子：細菌，ウイルスなど
　具体的な改善の方法には以下の事項が考えられる．

2．作業環境改善の基本方法
　①有害物の製造・使用の中止，有害性の少ない物質への転換

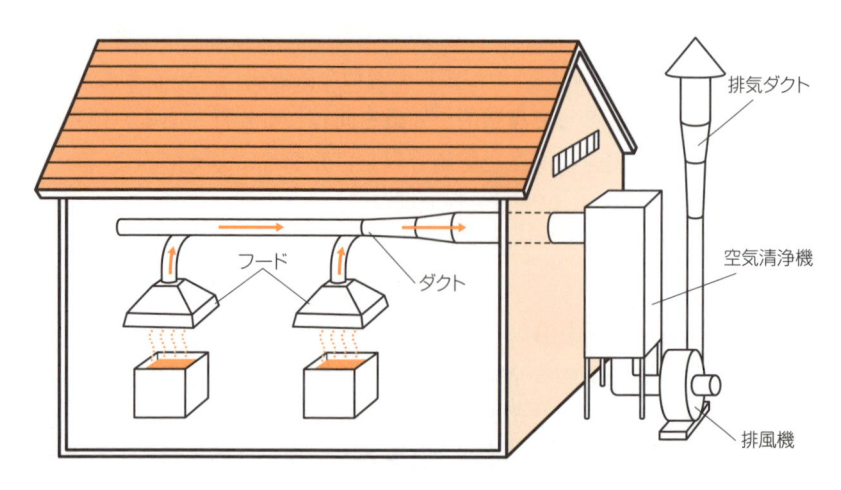

図2-9　局所排気装置の概略

②設備の密閉化，自動化
③有害な物質からの隔離，遠隔操作
④排気，換気装置の設置

図2-9に局所排気装置の概略を示した．

3. 作業環境測定

　局所排気装置などを設置している場合でも，1種・2種の有機溶剤や特定化学物質を使う場合は，作業場の該当物質の濃度測定が義務づけられている．測定は作業環境測定士が定期的に測定を行う．またそれぞれの有害物質には管理濃度が規定されている．測定結果と規定されている管理濃度から，作業場の管理区分が決められ，措置が求められている．表2-19にその概要を示した．詳細は法律等を参照のこと．

表2-19　作業環境測定による管理区分と必要な措置

第1管理区分	ほとんどの場所で管理濃度を超えない	現在の状態を維持する．
第2管理区分	平均が管理濃度を超えない	施設，作業工程の点検を行い，施設の設置または作業工程の改善，その他作業環境を改善するための措置を講じるよう努めなければならない．
第3管理区分	平均が管理濃度を超える	直ちに，施設，作業工程の点検を行い，施設の設置または作業工程の改善その他作業環境を改善するための措置を講ずる．有効な呼吸用保護具を使用させる．健康診断の実施その他，労働者の健康の保持を図るため必要な措置を講ずる．

留意事項

①作業環境を整えるためには，自動化などは非常に有効ではあるが，経済性などから難しい場合もある．そのような場合どのような方法があるか自分なりに考えてみる．
②局所排気装置などが使用されている場合，その使用方法や構造も可能な範囲で勉強させてもらう．
③管理濃度など基準が決められている物質にはその遵守が必要であるが，規定されていない物質でも健康に特に影響を及ぼすものはないか考え

てみる．

II．作業管理
解　説

　作業方法や作業工程の改善や，保護具により健康障害を防ぐのが作業管理である．
- 作業方法の改善：中腰などの姿勢は，腰痛をはじめとする，筋骨格系の障害の原因となる．作業台の高さの調節などで負荷が低減するように改善する．
- 作業工程の改善：同じ姿勢での作業が長時間続かないよう作業順序を工夫するなど，作業の工程を改善することにより負荷を軽減する．
- 保護具：保護具には赤紫外線から目を守る保護メガネ，有害物の吸入を防ぐ呼吸用保護具，落下物から足先を守る安全靴などがある．呼吸用保護具には粉じんの吸入を防ぐ防じんマスク，有機溶剤の吸入を防ぐ防毒マスクなどがある．図2-10に防じんマスクと防毒マスクを示した．防じんマスクや防毒マスクは性能が保障されている国家検定品を使用する．防毒マスクには，有害物に応じた吸収管を取り付ける必要がある．防毒マスクの吸収管には，吸収剤が飽和する破過時間が決まっている．これを超えての使用はできないのでそれが守られているか注意が必要である．

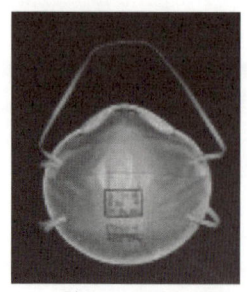

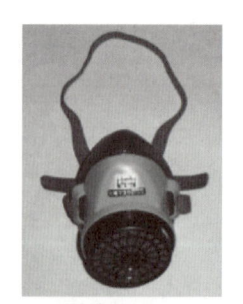

防じんマスク　　　防毒マスク

図2-10　呼吸用保護具

留意事項

①作業方法，作業工程は作業者自身が最もよく知っている．短時間の巡視で作業の流れすべてがわかることはない．まずは作業者などの意見

1. 労働衛生の3管理（作業環境管理，作業管理，健康管理）

を聞かせてもらう姿勢が大事である．
②粉じんを防ぐためマスクを装着していても，ガーゼのマスクでは充分効果が出ない．基準を満たしたマスクを正しく装着しなければならないことを理解する．
③作業姿勢を改善するだけで作業者の負担が軽減される場合もある．医学的見地から作業姿勢を検討してみる．

III. 健康管理

解説

　健康管理は健康診断を実施することが最終目標ではない．その結果に基づく事後措置こそが大切になる．これは一般健康診断だけでなく特殊健康診断においても同様である．また特殊健康診断で有所見者が多い場合，原因を追究し，早急に改善する必要がある．

　このように健康診断の結果から個人の健康管理を行うことはもとより，全体的な健康状態の把握も重要である．

　現在は疾病の早期発見のみならず，予防にも重点が置かれている．個々の健康状態に応じ，運動や休養などの生活指導を行う．職場における喫煙対策として，平成17年に「職場における喫煙対策のためのガイドライン」が策定された．禁煙指導とともに，受動喫煙対策など健康障害を防ぐ予防対策も重要視されている．

　長時間勤務，過重労働による健康障害防止のための総合対策が平成18年に策定され，長時間勤務者に対し，医師による面接指導が求められている．

　職場におけるメンタルヘルスケアも重要な事柄となっている．これについては，労働者の心の健康の保持増進のための指針が平成18年に策定され，事業者や産業保健スタッフは積極的にメンタルヘルスケアを推進しなければならない．

留意事項

①労働者の健康管理を行う上で，研修中に知り得た個人情報の取り扱いには充分注意する．
②労働者の健康上の異常の発見に留まらず，業務歴，作業方法，作業環境などについてPDCAを回すとどうなるかの視点で，労働者の労働衛

生管理全般について研修するとよい．

（文責：辰　吉光）

② 一般健康診断

　健康診断は総合的な健康状況を把握するため労働安全衛生法（安衛法）に基づいて実施される．安衛法第66条により，事業者は労働者に対し，厚生労働省令で定めるところにより，医師による健康診断を行わなければならないと定められている．さらに労働者は，事業者が行う健康診断を受けるか，希望しない場合は健康診断に相当する健康診断を受け，その結果を証明する書面を事業者に提出することを義務づけられている．健康診断は一般健康診断と業務別特殊健康診断（後述）の2種類に分類される．一般健康診断とは雇い入れ時健康診断（労働安全衛生規則43条），定期健康診断（同44条），特定業務従事者の健康診断（同45条），海外派遣労働者の健康診断（同45条の2），給食従業員の検便（同47条）さらに自発的健康診断（同66条の2）の6種類の健康診断を指す．事業者に対し，常時使用する労働者に対する一般健康診断の実施を義務づけるのは，①職場における健康阻害因子による健康影響の早期発見及び疾病予防，②労働者の健康や安全に配慮した適正配置，③労働者の就労の可否の判断を行うためである．一般健康診断の結果は，労働者が常に健康で適正な職場環境で就労できるよう，健康管理，作業管理，作業環境管理に使用される．常時使用する労働者とは表2-20の1及び2の要件を満たす者であり，この要件を満たせば

表2-20　常時使用する労働者

1. 使用期間
一般業務従事者は一年以上使用される予定の者 特定業務従事者（安衛生規則第45条関係）は六月以上使用される予定の者
2. 労働時間数
同種の業務に従事する労働者の一週間の所定労働時間数の四分の三以上であること 同種の業務に従事する労働者の一週間の所定労働時間数の四分の三未満であっても，概ね二分の一以上である者も健康診断の実施が望ましい

パート・アルバイトといった非正規雇用者でも常時使用する労働者に該当する．

1. 健康診断実施後の措置

定期健康診断の有所見者は年々増加傾向を示し（図2-11），平成22年度では53%に達している．これに伴い，脳血管及び虚血性心疾患による労災支給件数も高どまりしており，職場における健康管理の重要性がさらに高まっている．より迅速で的確な健康管理を実施するため，健康診断結果は労働者及び事業者に遅滞なく通知されるよう規定されており，健康診断実施後の措置については，厚生労働省により「健康診断結果に基づき事業者が講ずべき措置に関する指針」が示されている．また生活習慣病に関する検査結果がある一定の基準に達し，脳及び心疾患を発症する危険性が高いと判断される労働者は，二次健康診断給付制度により脳血管及び心臓の状態を詳しく把握するための検査を受けることができる．

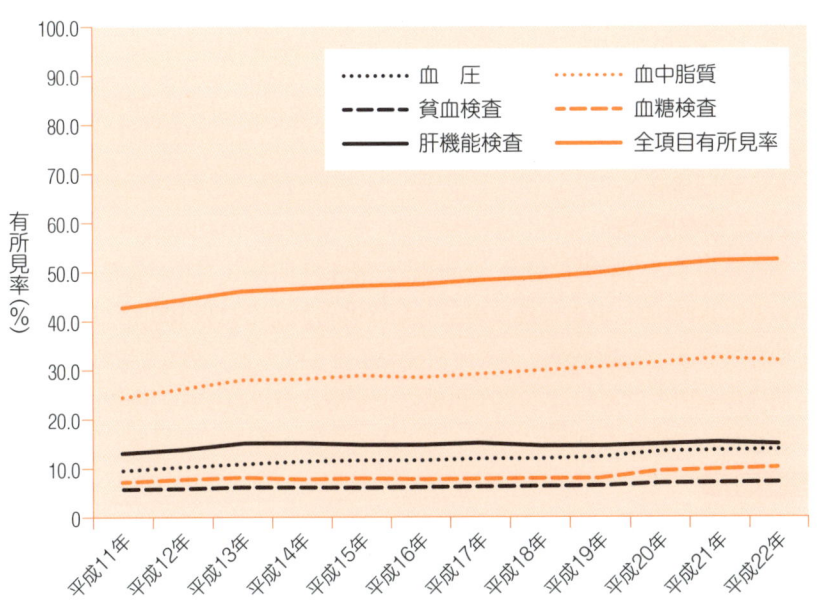

図2-11 年度別定期健康診断結果
（厚生労働省　平成22年度定期健康診断結果報告より）

2章　予防医療・地域保健の現場

1）雇い入れ時健康診断

常時使用する労働者を雇い入れた際における適正配置，就職後の健康管理に資するため，実施することが義務づけられている（就職時の採用診断には使用されない）．

> 実施項目

①既往歴及び業務歴の調査
②自覚症状及び他覚症状の有無の検査
③身長，体重，視力及び聴力（1,000Hz及び4,000Hzの音に係る聴力をいう）の検査
④胸部エックス線写真検査
⑤血圧の測定
⑥血色素量及び赤血球数の検査（貧血検査）
⑦血清グルタミン酸オキサロ酢酸トランスアミナーゼ（GOT＝AST），血清グルタミン酸ピルビン酸トランスアミナーゼ（GPT＝ALT）及びγグルタミルトランスペプチダーゼ（γ-GTP）の検査（肝機能検査）
⑧低比重リポ蛋白コレステロール（LDLコレステロール），高比重リポ蛋白コレステロール（HDLコレステロール）及び血清トリグリセライドの量の検査（血中脂質検査）
⑨血糖検査
⑩尿中の糖及び蛋白の有無の検査
⑪心電図検査

2）定期健康診断

常時使用する労働者に対し，1年以内ごとに1回行うことが義務づけられている．1,000人以上の大規模事業所では97％以上とほぼ100％に近くなる定期健康診断の実施率が，事業所規模が小さくなると，80％を切るように，定期健康診断受診率には事業所規模により格差が認められ，今後改善が必要とされる（図2-12）．

> 実施項目

①既往歴及び業務歴の調査
②自覚症状及び他覚症状の有無の検査
③身長，体重，腹囲，視力及び聴力の検査
④胸部エックス線写真検査及び喀痰検査

2. 一般健康診断

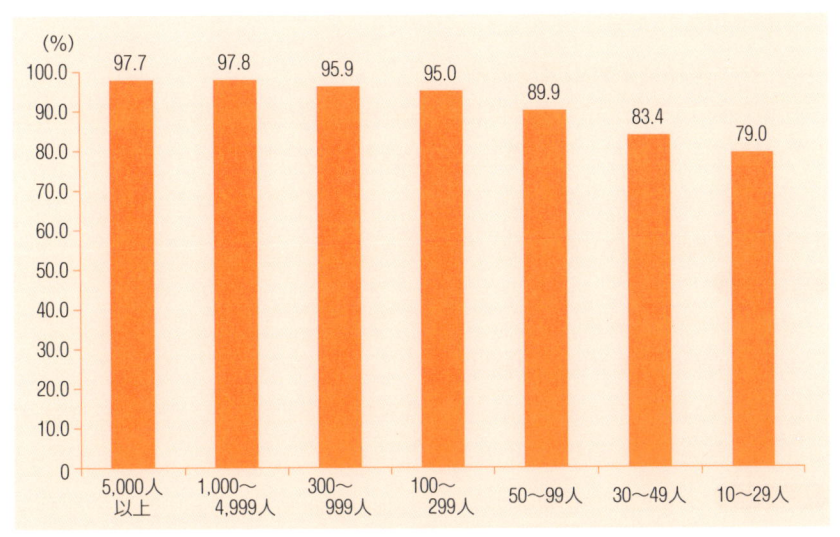

図2-12 2007年度事業所規模別的健康診断受診率
（厚生労働省 2007年度労働者健康状況調査より）

⑤血圧の測定
⑥貧血検査
⑦肝機能検査
⑧血中脂質検査
⑨血糖検査
⑩尿検査
⑪心電図検査

なお，次の項目は医師の判断で省略できる（安衛生規則第44条の3）．

①身長の検査（20歳以上の者）
②喀痰検査（胸部エックス線検査によって病変の発見されない者もしくは胸部エックス線検査によって結核発病のおそれがないと診断された者）
③貧血検査，肝機能検査，血中脂質検査，血糖検査及び心電図検査（40歳未満の者．但し35歳の者を除く）
④腹囲（35歳の者を除く40歳未満の者，妊娠中の女性その他の者であって，その腹囲が内蔵脂肪の蓄積を反映しないと診断された者，BMIが20未満である者，BMIが22未満であって，自ら腹囲を測定し，その

3）特定業務従事者の健康診断

安衛法第13条第1項第2号にあげる業務に常時従事する労働者（深夜業坑内労働等）に対し，当該業務への配置替えの際及び6ヵ月以内ごとに一回，定期に実施する事が義務づけられている．深夜業とは午後10時〜午前5時までの間における業務をいう．

実施項目

定期健康診断と同様

4）海外派遣労働者の健康診断

6ヵ月以上海外に派遣される労働者に対し，派遣前及び帰国後に実施することが義務づけられている．

実施項目

①既往歴及び業務歴の調査
②自覚症状及び他覚症状の有無の検査
③身長，体重，腹囲，視力及び聴力の検査
④胸部エックス線検査及び喀痰検査
⑤血圧の測定
⑥貧血検査
⑦肝機能検査
⑧血中脂質検査
⑨血糖検査
⑩尿検査
⑪心電図検査
⑫胃部エックス線検査，腹部超音波検査
⑬血液中尿酸の量の検査
⑭B型肝炎ウィルスの抗体検査
⑮ABO式及びRh式の血液型検査（派遣時のみ）
⑯糞便塗検査（帰国時のみ）

身長及び喀痰検査は，定期健康診断と同様医師の判断で省略できる．

5）給食従業員の検便

事業に附属する食堂または炊事場における給食の業務に従事する労働者

に対し，その雇入れの際または当該業務への配置替えの際，検便による健康診断が義務づけられている．

6）自発的健康診断
常時使用される労働者であって過去6ヵ月間を平均して1ヵ月当たり4回以上の深夜業に従事した労働者は，自ら受けた医師による健康診断の結果を，健康診断を受けた日から3ヵ月以内であれば事業者に提出することができる．

実施項目
定期健康診断と同様

（文責：林　江美）

3 特殊健康診断

前項の一般健康診断が総括的な健康状態を対象にしているのに対し，特殊健康診断は特定の業務による障害を対象としている．炭鉱やトンネル掘削作業後にじん肺患者が発生したことはよく知られている．じん肺は非可逆的な肺の変化であり，仕事から離れたあとも作業者を苦しめる．しかしそのような作業が必要である限り，障害を起こさないように作業環境管理を確実に行い，さらに特殊健康診断で早期発見し，対応していくことが重要である．特殊健康診断は，法により定められた法定の健康診断と，通達により定められた健康診断の2種類がある．

特殊健康診断を含めて，健康診断の時期や項目などは常に改定されている．実施については最新のものを確認する必要がある．

I．法定の特殊健康診断
法定の特殊健康診断対象業務には以下の8項目がある．

A．じん肺健康診断
（該当法令：じん肺法第3～9条，じん肺診査ハンドブック）（表2-21）
じん肺とは粉じんを吸入することによって肺に生じた線維増殖性変化を主体とする疾病と定義されている．

表2-21 じん肺健康診断

全ての受診者について行う検査
1. 粉じん作業についての職歴の調査
2. エックス線写真撮影による検査（胸部全域の直接撮影）

胸部X線写真にじん肺の所見が認められる者に行う検査
3. 胸部に関する臨床検査
   - 既往歴の検査
   - 胸部の自覚症状および他覚所見の有無の検査
4. 肺機能検査（一側の肺野の1/3を超えるじん肺による大陰影の認められる者と合併症のある者を除く）
   - **一次検査**：スパイロメトリー及びフローボリューム曲線による検査
   - **二次検査**：動脈血ガスを分析する検査（二次検査は所定の要件を満たす場合のみ）
5. 結核精密検査（結核またはその疑いのある者：医師が必要でないと認める一部の検査は省略することができる）
   - 結核菌検査
   - エックス線特殊撮影による検査
   - 赤血球沈降速度検査
   - ツベルクリン反応検査

   医師が必要でないと認める場合は一部の検査を省略することができる
6. その他の検査（肺結核以外の合併症の疑いがある者については次の検査のうち、医師が必要と認めた項目について行う）
   - 結核菌検査
   - 痰に関する検査
   - エックス線特殊撮影による検査

表2-22 じん肺健康診断の実施時期

種類	対象者	管理区分	時期
就業時	新たに常時粉じん作業に従事することになった労働者		就業時
定期	常時粉じん作業に従事する労働者 過去に、常時粉じん作業に従事したことがあり、現に非粉じん作業に常時従事する労働者	1 2, 3 2 3	3年以内ごとに1回 1年以内ごとに1回 3年以内ごとに1回 1年以内ごとに1回
定期外	常時粉じん作業に従事し、労働安全衛生法に基づく健康診断で、じん肺所見またはその疑いがあると診断されたとき。合併症により1年を超えて療養のため休業した労働者が、医師により療養のため休業を要しなくなったと診断されたとき		遅滞なく
離職時	常時粉じん作業に従事したものの中で離職をする際、じん肺健康診断を行うよう求めたもの		離職時　例外あり じん肺法第9条の2

3. 特殊健康診断

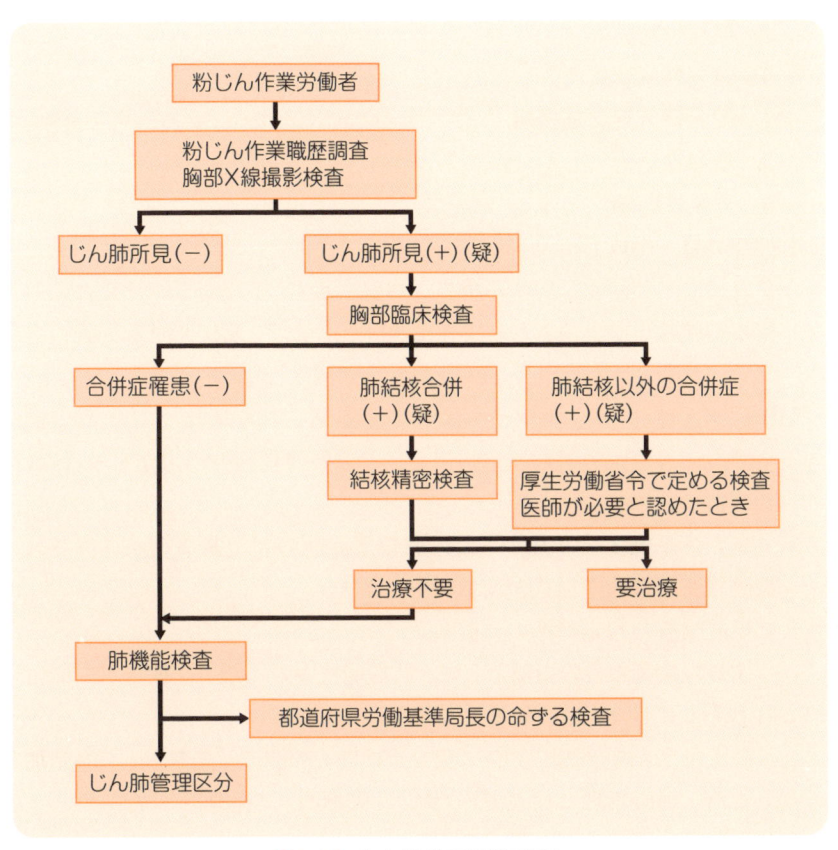

図2-13 じん肺健康診断の流れ

【対象】 作業者がじん肺にかかるおそれがあると認められる作業で，土石，岩石または鉱物を掘削する場所など，じん肺法施行規則別表に24の職場が規定されている．

【時期】 就業時，定期，定期外，離職時に実施されるが，対象者やそれまでの管理区分により異なる（表2-22）．以下，定期健康診断について概説する（就業時，定期外，離職時健康診断は成書を参照）．

【項目】 じん肺の検診は，職歴の調査及びエックス線写真撮影（直接撮影による胸部全域のエックス線写真）を施行し，その結果により以降の流れが決まる．流れを図2-13に示した．

【じん肺による合併症】

1. 肺結核

2. 結核性胸膜炎
3. 続発性気管支炎
4. 続発性気管支拡張症
5. 続発性気胸
6. 原発性肺癌

【注意事項】 平成15年4月から，じん肺の合併症に肺がんが含められた．これにより肺がんに関する検査〔胸部らせんCT検査（ヘリカルCT），喀痰細胞診〕が実施されるようになった．管理2及び管理3のものには毎年胸部らせんCT検査，喀痰細胞診を施行しなければならない．

【管理区分決定】 じん肺の所見があると診断された場合，エックス線写真等を都道府県労働局長に提出し，じん肺管理区分の決定を受けなければならない．

また，平成22年7月からじん肺健康診断の判定基準等が見直され，健康診断結果等の様式が変更になった．

・肺機能検査の判定基準の見直し

閉塞性換気障害の指標として，肺機能検査の「第一次検査」の欄に，「1秒率」に加え「％1秒量」を追加．

動脈血ガスの指標として，「第二次検査」の欄に「酸素分圧」を追加．また，健康管理に役立てるため，「喫煙歴」が追加された．

・じん肺健康管理手帳の様式の変更

じん肺健康管理手帳の記入欄についても，新たな肺機能検査の指標（％1秒量等）の記載欄が追加された．

肺機能検査のフローチャートを図2-14に示す．

【健康管理のための措置】（じん肺法第20, 21条）

じん肺管理区分と胸部X線分類の関係を表2-23に示す．

・管理2，3イの場合，粉じんの曝露の低減を図る．
・管理3イで勧奨を受けた場合またはロの場合，作業転換の努力義務がある．
・管理4及び合併症ありの場合，療養を要す．

【健康診断結果の記録】 エックス線フィルム及びじん肺健康診断の結果は7年間保存しなければならない．

3. 特殊健康診断

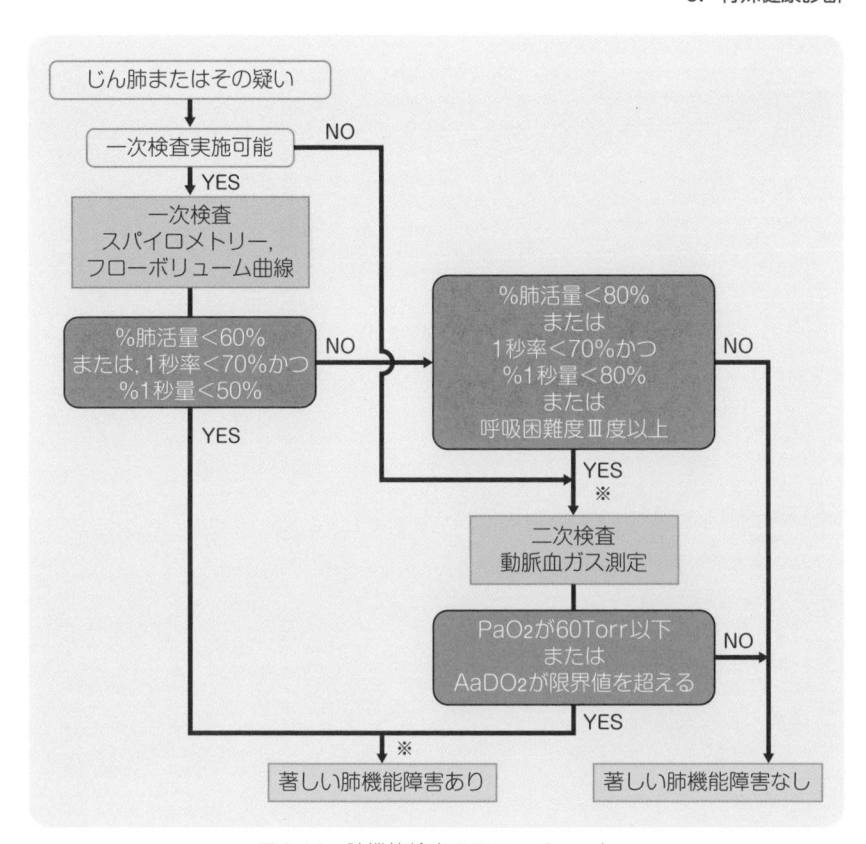

図2-14 肺機能検査のフローチャート

※肺機能検査の結果及び二次検査の実施の判定にあたっては，エックス線写真像，過去の検査結果，他の所見等をふまえて医師の総合的評価による判定を必ず行うこと．

表2-23 じん肺管理区分と胸部X線分類の関係

管理区分	胸部X線分類	著しい呼吸機能障害の有無
管理1	じん肺の所見なし	なし
管理2	第1型	なし
管理3イ	第2型	なし
管理3ロ	第3型，4型A，B	なし
管理4	第1型～4型A，B	あり
	第4型C	なし，またはあり

2章 予防医療・地域保健の現場

表2-24 特定化学物質健康診断項目

	分類	過去に従事した労働者	業務の経歴の調査	既往歴の有無の調査	自他覚症状の有無の検査	血圧の測定	尿蛋白の有無の検査	尿中のウロビリノーゲンの検査	尿沈渣検鏡	赤血球系の血液検査	肝機能検査	皮膚の所見の有無の検査	鼻腔の所見の有無の検査	肺活量の測定	胸部X線直接撮影	その他	保存期間(年)
ベンジジン及びその塩	A	○	○	○	○			○									5
アモサイト	A	○	○	○	○										○		30
クロシドライト	A	○	○	○	○										○		30
ベータ-ナフチルアミン及びその塩	A	○	○	○	○			○									5
ジクロルベンジジン及びその塩	B	○	○	○	○			○									30
アルファ-ナフチルアミン及びその塩	B	○	○	○	○			○									30
オルト-トリジン及びその塩	B	○	○	○	○			○									30
ジアニシジン及びその塩	B	○	○	○	○			○									30
パラ-ジメチルアミノアゾベンゼン	C	○	○	○	○			○									30
マゼンタ	C	○	○	○	○			○									30
ビス(クロロメチル)エーテル	A	○	○	○	○									△			5
塩素化ビフエニル	B	○	○	○	○		○				○						5
ベリリウム及びその塩	B	○	○	○	○						○		○				30
ベンゾトリクロリド	B	○	○	○	○						○		△				30
アクリルアミド	C		○	○	○						○						5
アクリロニトリル	C		○	○	○												5
アルキル水銀化合物	C		○	○	○												5
石綿	C	○	○	○	○										○		30
エチレンイミン	C		○	○	○						○						5
塩化ビニル	C		○	○	○				○						△	肝または脾の腫大の有無	30
塩素	C		○	○	○												5
オーラミン	C		○	○	○		○	○									30
オルト-フタロジニトリル	C		○	○	○												30
カドミウム及びその化合物	C		○	○	○	○										カドミウム黄色環の有無	5
クロム酸及びその塩	C		○	○	○							○	○		△		30
クロロメチルメチルエーテル	C		○	○	○								○				5
五酸化バナジウム	C		○	○	○	○								○			5
コールタール	C		○	○	○						○		△				30
三酸化砒素	C		○	○	○		○				○	○	△				30
シアン化カリウム	C		○	○	○		○									作業条件の調査	5
シアン化水素	C		○	○	○											作業条件の調査	5
シアン化ナトリウム	C		○	○	○		○									作業条件の調査	5
三・三'-ジクロロ-四・四'-ジアミノジフエニルメタン	C	○	○	○	○			○									30
臭化メチル	C		○	○	○						○						5
重クロム酸及びその塩	C		○	○	○							○	○		△		30
水銀及びその無機化合物	C		○	○	○		○									尿潜血の有無	5
トリレンジイソシアネート	C		○	○	○												5
ニッケルカルボニル	C		○	○	○								○				5
ニトログリコール	C		○	○	○	○			○								5
パラ-ニトロクロルベンゼン	C		○	○	○		○										5
弗化水素	C		○	○	○						○						5
ベータ-プロピオラクトン	C		○	○	○								○				30
ベンゼン等	C		○	○	○		○									白血球数の検査	30
ペンタクロルフェノール及びそのナトリウム塩	C		○	○	○										○	尿中の糖の有無	5
マンガン及びその化合物	C		○	○	○											握力の測定	5
沃化メチル	C		○	○	○						○						5
硫化水素	C		○	○	○												5
硫酸ジメチル	C		○	○	○		○	○									5
四-アミノジフェニル及びその塩	A		○	○	○			○									5
四-ニトロジフェニル及びその塩	A		○	○	○			○									5

A：製造禁止物質　B：第1類物質　C：第2類物質
○：該当　△：条件により該当

B. 特定化学物質健康診断（該当法令：特定化学物質等障害予防規則第39条）

【対象】
1. 特定化学物質等を製造もしくは取り扱う業務に常時従事する労働者
2. 過去に常時従事し，その事業場に在職しているもの

【時期】 雇い入れまたは当該業務への配置替えの際，及び定められた期間以内ごとに1回とされている．多くは6ヵ月以内ごとであるが，ベリリウムとニッケルカルボニルの胸部エックス線写真検査は1年以内に1回である．

【項目】 表2-24にまとめた．

【注意事項】 この健診の結果，自他覚症状を訴えるもの，その他異常の疑いのあるものには二次検査を行わなければならない．二次検査は第39条別表第4にある．

表2-25 有機溶剤健康診断

必ず実施すべき項目
1. 業務の経歴の調査
2. 有機溶剤による健康障害の既往歴の調査
・有機溶剤による自覚症状及び他覚症状の既往歴の調査
・有機溶剤による5～8及び10～13にあげる異常所見の既往の有無の調査
・4の既往の検査結果の調査
3. 自他覚症状または他覚症状の有無の検査（下欄1～22の症状）
4. 尿中の有機溶剤の代謝物の量の検査
5. 尿中の蛋白の有無の検査
6. 肝機能検査（AST（GOT），ALT（GPT），γ-GTP）
7. 貧血検査（赤血球数，血色素量）
8. 眼底検査
このうち4及び6～8は指定の有機溶剤に限る．

医師が必要と判断した場合に実施しなければならない項目
9. 作業条件の調査
10. 貧血検査
11. 肝機能検査
12. 腎機能検査（尿中の蛋白の有無の検査を除く）
13. 神経内科学的検査

有機溶剤による自他覚症状とは
1.頭重 2.頭痛 3.めまい 4.悪心 5.嘔吐 6.食欲不振 7.腹痛 8.体重減少 9.心悸亢進 10.不眠 11.不安感 12.焦燥感 13.集中力低下 14.振戦 15.上気道または眼の刺激症状 16.皮膚または粘膜の異常 17.四肢末端部の疼痛 18.知覚異常 19.握力減退 20.膝蓋腱，アキレス腱反射異常 21.視力低下 22.その他

【健康診断の結果についての医師からの意見聴取】　特定化学物質等健康診断が行われた日から3ヵ月以内に行う．

【健康診断結果の記録】　特定化学物質等健康診断個人票は5年間または30年間保存しなければならない．

C. 有機溶剤健康診断 (該当法令：有機溶剤中毒予防規則第29条) (表2-25)

【対象】　屋内作業場またはタンク，船倉，船舶の内部もしくは坑の内部，その他の労働省令で定める場所において第1種，第2種の有機溶剤を取り扱う業務が対象となる．第3種有機溶剤等についてはタンク内にて製造または取り扱う場合に限られる．

【時期】　雇い入れの際，当該業務への配置替えの際，及びその後6ヵ月以内ごとに1回行う．

【項目】　表2-25にまとめた．
1〜4はすべての有機溶剤に，5〜8は表2-26に示した有機溶剤に限る．

【健康診断結果についての医師からの意見聴取】　有機溶剤等健康診断が行われた日から3ヵ月以内に行うこと．

【健康診断結果の記録】
有機溶剤等健康診断個人票は5年間保存しなければならない．

D. 鉛健康診断 (該当法令：鉛中毒予防規則第53条) (表2-26)

【対象】　鉛の精錬，自然換気が不充分な場所におけるはんだ付けなど施行令第22条に定められた鉛業務に常時従事する労働者

【時期】　雇い入れの際，当該業務への配置替えの際，及びその後6ヵ月以内ごとに1回行う．業務内容（作業場所の清掃などに限られる場合）によっては1年以内ごとに1回行う．

【項目】　表2-27にまとめた

【健康診断結果についての医師からの意見聴取】　鉛健康診断が行われた日から3ヵ月以内に行う．

【健康診断結果の記録】　鉛健康診断個人票は5年間保存しなければならない．

【生物学的モニタリング】　鉛健康診断における血中鉛の測定や尿中デルタアミノレブリン酸の測定は生物学的モニタリングと呼ばれている．

3. 特殊健康診断

生物学的モニタリングとは，吸入などにより体内に入った有害物やその代謝物などの血液中や尿中の濃度を測定し，吸入量や人体への影響を検討する方法である．

ここで大事なことは，

1. 採取時期：週始めの朝に採取しても曝露量は少ない．週末の作業

表2-26 有機溶剤健康診断項目

有機溶剤の種類	検査項目				
	貧血	肝機能	眼底	代謝物
エチレングリコールモノエチルエーテル	○			
エチレングリコールモノエチルエーテルアセテート	○			
エチレングリコールモノ-ノルマル-ブチルエーテル	○			
エチレングリコールモノメチルエーテル	○			
オルト-ジクロルベンゼン，クレゾール		○		
クロルベンゼン，クロロホルム，四塩化炭素		○		
1·4-ジオキサン，1·2-ジクロルエタン，1·2-ジクロルエチレン		○		
1·1·2·2-テトラクロルエタン		○		
キシレン				尿中メチル馬尿酸
N·N-ジメチルホルムアミド		○		尿中N-メチルホルムアミド
スチレン				尿中マンデル酸
テトラクロルエチレン，トリクロルエチレン		○		尿中トリクロル酢酸または総三塩化物量
1·1·1-トリクロルエタン				尿中トリクロル酢酸または総三塩化物量
トルエン				尿中馬尿酸
二硫化炭素			○	
ノルマルヘキサン				尿中2·5-ヘキサンジオン

他本文中1～4の必要な有機溶剤

アセトン，イソブチルアルコール，イソプロピルアルコール，イソペンチルアルコール，エチルエーテル，酢酸イソブチル，酢酸イソプロピル，酢酸イソペンチル，酢酸エチル，酢酸ノルマル-ブチル，酢酸ノルマル-プロピル，酢酸ノルマル-ペンチル，酢酸メチル，シクロヘキサノール，シクロヘキサノン，ジクロルメタン，テトラヒドロフラン，2-ブタノール，メタノール，メチルイソブチルケトン，メチルエチルケトン，メチルシクロヘキサノール，1-ブタノール，メチルシクロヘキサノン，メチル-ノルマル-ブチルケトン，ガソリン，コールタールナフサ，石油エーテル，石油ナフサ，石油ベンジン，テレビン油，ミネラルスピリット

表2-27 鉛健康診断

必ず実施すべき項目
1. 業務の経歴の調査
2. 鉛による自覚症状及び他覚症状の既往歴の調査
   血液中の鉛の量及び尿中のデルタアミノレブリン酸の量の既往の検査結果の調査
3. 自覚症状または他覚症状の有無の検査（下欄1〜10の症状）
4. 血液中の鉛の量の検査
5. 尿中デルタアミノレブリン酸の量の検査

医師が必要と判断した場合に実施しなければならない項目
6. 作業条件の調査
7. 貧血検査
8. 赤血球中のプロトポルフィリンの量の検査
9. 神経内科学的検査

自他覚症状とは
1. 食欲不振，便秘，腹部不快感，腹部の疼痛等消化器症状　2. 四肢の伸筋麻痺または知覚異常等の末梢神経症状　3. 関節痛　4. 筋肉痛　5. 蒼白　6. 易疲労感　7. 倦怠感　8. 睡眠障害　9. 焦燥感　10. その他

終了時に採血を行うと，最も血中濃度を反映した数値が得られる．
2. 容器：鉛の入ったガラスでできたスピッツにサンプルを入れていたのでは正確な測定はできない．プラスチック容器で有機溶媒を保存するときにも注意が必要である．
3. 食事により影響するものもある：馬尿酸はトルエンの代謝産物であるが，安息香酸の代謝産物でもある．安息香酸は清涼飲料水に入っていることがあり，飲用後は馬尿酸が高く出る．
4. 保存：揮発性の物質をサンプリングするとき，高温で保存すると揮発してしまう．

E. 四アルキル鉛健康診断 （該当法令：四アルキル鉛中毒予防規則第22条）

【対象】　四アルキル鉛等業務に常時従事する労働者

【時期】　雇い入れの際，当該業務への配置替えの際，及びその後3ヵ月以内ごとに1回行う．

【項目】
1. いらいら，不眠，悪夢，食欲不振，顔面蒼白，倦怠感，盗汗，頭痛，振戦，四肢の腱反射亢進，悪心，嘔吐，腹痛，不安，興奮，記

憶障害その他の神経症状，または精神症状の有無の検査
2. 血圧の測定
3. 血色素量または全血比重
4. 好塩基点赤血球数または尿中のコプロポルフィリンの検査

【健康診断結果についての医師からの意見聴取】 四アルキル鉛健康診断が行われた日から3ヵ月以内に行う．

【健康診断結果の記録】 四アルキル鉛健康診断個人票は5年間保存しなければならない．

F. 電離放射線健康診断（該当法令：電離放射線障害防止規則第56条）（表2-28）

【対象】 放射線業務に常時従事する労働者で管理区域に立ち入るもの

【時期】 雇い入れまたは当該業務への配置替えの際，及びその後6ヵ月以内ごとに1回行う．

【項目】 表2-28にまとめた．

条件により，医師の判断等で省略できる項目がある．

【健康診断結果についての医師からの意見聴取】 電離放射線健康診断が行われた日から3ヵ月以内に行う．

【健康診断結果の記録】 電離放射線健康診断個人票は30年間保存しなければならない．

表2-28 電離放射線健康診断

1. 被ばく歴の有無の調査
2. 白血球数及び白血球百分率の検査
3. 赤血球数，血色素量またはヘマトクリット値の検査
4. 白内障に関する眼の検査
5. 皮膚の検査

G. 高気圧作業健康診断（該当法令：高気圧作業安全衛生規則第38条）（表2-29）

【対象】 高圧室内業務または潜水業務に常時従事する労働者

【時期】 雇い入れの際，当該業務への配置替えの際およびその後6ヵ月以内ごとに1回行う．

表2-29 高気圧業務健康診断

第一次検査
1. 既往歴および高気圧業務歴の調査
2. 関節，腰，もしくは下肢の痛み，耳鳴りなど自覚症状または他覚症状の有無の検査
3. 四肢の運動機能の検査
4. 鼓膜及び聴力の検査
5. 血圧の測定ならびに尿中の糖及び蛋白の有無の検査
6. 肺活量の測定
第二次検査(医師が必要と判断した場合に実施しなければならない項目)
1. 作業条件調査
2. 肺換気機能検査
3. 心電図検査
4. 関節部のエックス線直接撮影による検査

【項目】 表2-29にまとめた．

【健康診断結果についての医師からの意見聴取】 高気圧業務健康診断が行われた日から3ヵ月以内に行う．

【健康診断結果の記録】 高気圧業務健康診断個人票は5年間保存しなければならない．

H．石綿（アスベスト）健康診断（該当法令：石綿障害予防規則第40条）

【対象】 特定石綿等もしくは製造等禁止石綿等を製造，取り扱う業務に常時従事する労働者

【時期】雇い入れの際，当該業務への配置替えの際，及びその後6ヵ月以内ごとに1回行う．

【項目】
1. 業務の経歴の調査
2. 石綿による咳，痰，息切れ，胸痛等の他覚症状または自覚症状の既往歴の有無の検査
3. 咳，痰，息切れ，胸痛等の他覚症状または自覚症状の有無の検査
4. 胸部のエックス線直接撮影による検査

【健康診断結果についての医師からの意見聴取】 石綿健康診断が行われた日から3ヵ月以内に行う．

【結果の通知】 受診者に遅滞なく結果を通知しなければならない．

3. 特殊健康診断

【健康診断結果の記録】 石綿健康診断個人票は40年間保存しなければならない．

Ⅱ．通達による特殊健康診断

通達による特殊健康診断には以下の30項目がある．

1．紫外線・赤外線，2．騒音，3．マンガン化合物，4．黄リン，5．有機リン，6．亜硫酸ガス，7．二硫化炭素，8．ベンゼンのニトロアミド化合物，9．脂肪族の塩化または臭化化合物，10．砒素またはその化合物（三酸化砒素を除く），11．フェニル水銀化合物，12．アルキル水銀化合物，13．クロルナフタリン，14．ヨウ素，15．米杉，ネズコ，リョウブ，ラワンの粉じん等，16．超音波溶着機，17．メチレンジフェニルイソシアネート（MDI），18．フェザーミル等飼肥料製造工程，19．クロルプロマジン等フェノチアジン系薬剤，20．キーパンチャー，21．都市ガス配管工事，22．地下駐車場業務（排気ガス），23．チェーンソー，24．チェーンソー以外の振動工具，25．重量物，26．金銭登録，27．引金付工具，28．肢体不自由児施設，特別養護老人ホーム等腰部に著しい負担のかかる作業，29．VDT作業，30．レーザー機器

ここでは騒音と振動障害について説明する．

A．騒音（該当法令：平成4年基発第546号および騒音障害防止のためのガイドライン）

騒音に長時間曝露されると，蝸牛の聴神経に損傷が起こり，騒音性難聴が発病する．騒音性難聴が発病すると回復は難しく，予防，早期発見が特に大切である．

【対象】 騒音作業に常時従事する労働者

【時期】 雇い入れの際，当該業務への配置替えの際，及びその後6ヵ月以内ごとに1回行う．

【項目】

雇い入れ，配置替え時

1. 既往歴の調査
2. 業務歴の調査
3. 自他覚症状の有無の検査

4. オージオメータによる250, 500, 1,000, 2,000, 4,000, 8,000Hzにおける聴力の検査
5. その他医師が必要と認める検査

【定期健康診断】
1. 既往歴の調査
2. 業務歴の調査
3. 自他覚症状の有無の検査
4. オージオメータによる1,000および4,000Hzにおける選別聴力の検査

【医師が必要と判断した場合に実施しなければならない項目】
1. オージオメータによる250, 500, 1,000, 2,000, 4,000, 8,000Hzにおける聴力の検査
2. その他医師が必要と認める検査

【健康診断結果に基づく事後措置】
・前駆期の症状が認められる者及び軽度の聴力低下が認められる者
　屋内作業場にあっては第2管理区分に区分された場所，また屋内作業場以外の作業場にあっては等価騒音レベルで85dB（A）以上90dB（A）未満の作業場においても防音保護具の使用を励行させるほか，必要な措置を講じなければならない．

・中等度以上の聴力低下が認められ，聴力低下が進行するおそれがある者
　防音保護具使用の励行のほか，騒音作業に従事する時間の短縮等必要な措置を講じる必要がある．

【健康診断結果の記録】　健康診断を実施したときは，結果を5年間保存することが義務づけられている．

B. 振動障害

チェーンソーなどで振動が繰り返し与えられると，末梢循環不全のために手指の冷感や蒼白発作が起こったり，末梢神経障害により手指のしびれや痛みが現れる．

【対象】　チェーンソーや振動工具（さく岩機，チッピングハンマーなど）を取り扱う業務
【時期】　雇い入れの際，配置替えの際，及びその後6ヶ月以内ごとに1回

行う.

【項目】 チェーンソーとそれ以外で変わるが，ここではチェーンソーのみ示す．

1. 職歴調査
2. 自覚症状調査
3. 視診，触診　爪の変形，指の変形など
4. 運動機能検査［握力，維持握力（5回法）］
5. 血圧検査
6. 末梢循環機能検査
7. 末梢神経機能検査（感覚検査）

【健康診断の結果に基づく措置】 健康診断の結果に基づき管理区分を管理A，管理B，管理Cに区分する．その結果により振動への曝露時間を少なくする．業務に従事することを避けるなどの事後措置を行う．

（文責：藤本圭一）

参考文献

1) 河野公一，他：研修医・指導医のための地域保健・医療／予防医療　改訂第2版．金芳堂，2008
2) 石川高明，他：産業医活動マニュアル第3版．医学書院，1999

④ 歯科健康診断

歯科健康診断について

歯科健康診断は特殊健康診断の一つと考えられており，医師による特殊健康診断を補足している．

ここでは労働安全衛生法で歯科健康診断に関係する主なものを記述する．

○対象者について

事業者は，有害な業務で，政令で定めるものに従事する労働者に対し，厚生労働省令で定めるところにより，歯科医師による健康診断を行なわな

ければならない．

　［労働安全衛生法（以下，法）第66条第3項（健康診断）］

○上記の有害業務について

　法第66条第3項の政令で定める有害な業務は，塩酸，硝酸，硫酸，亜硫酸，弗化水素，黄りんその他歯又はその支持組織に有害な物のガス，蒸気又は粉じんを発散する場所における業務とする．

　［労働安全衛生法施行令（以下，令）第22条第3項（健康診断を行うべき有害な業務）］

○歯科医師による健康診断の頻度

　事業者は，令第22条第3項の業務に常時従事する労働者に対し，その雇入れの際，当該業務への配置換えの際及び当該業務についた後6月以内ごとに1回，定期に，歯科医師による健康診断を行なわなければならない．

　［労働安全衛生規則（以下，規則）第48条（歯科医師による健康診断）］

○健康診断の結果についての医師等からの意見聴取〈一部抜粋，要約〉

　事業者は，〈法〉第66条第1項から第4項まで若しくは第5項ただし書又は第66条の2の規定による健康診断の結果（当該健康診断の項目に異常の所見があると診断された労働者に係るものに限る．）に基づき，当該労働者の健康を保持するために必要な措置について，厚生労働省令で定めるところにより，医師又は歯科医師の意見を聴かなければならない．

　［法第66条の4（健康診断の結果についての医師等からの意見聴取）］

○健康診断実施後の措置〈一部抜粋，要約〉

　事業者は，前条の規定による医師又は歯科医師の意見を勘案し，その必要があると認めるときは，当該労働者の実情を考慮して，就業場所の変更，作業の転換，労働時間の短縮，深夜業の回数の減少等の措置を講ずるほか，作業環境測定の実施，施設又は設備の設置又は整備，当該医師又は歯科医師の意見の衛生委員会若しくは安全衛生委員会又は労働時間等設定改善委員会への報告その他の適切な措置を講じなければならない．

　［法第66条の5（健康診断実施後の措置）］

4. 歯科健康診断

○健康診断結果の記録の作成 〈一部抜粋，要約〉

事業者は〈規則〉第48条等〈一部抜粋〉※注1又は法第66条の2の自ら受けた健康診断の結果に基づき，健康診断個人票（様式第5号）を作成して，これを5年間保存しなければならない．

[規則第51条（健康診断結果の記録の作成）]

○健康診断の結果についての医師等からの意見聴取 〈一部抜粋，要約〉

〈規則〉第43条等の健康診断※注1の結果に基づく法第66条の4の規定による医師又は歯科医師からの意見聴取は，次に定めるところにより行わなければならない．

1. 〈規則〉第43条等の健康診断※注1が行われた日（法第66条第5項ただし書の場合にあっては，当該労働者が健康診断の結果を証明する書面を事業者に提出した日）から3月以内に行うこと．
2. 聴取した医師又は歯科医師の意見を健康診断個人票に記載すること．

[規則第51条の2（健康診断の結果についての医師等からの意見聴取）]

※注1…規則第43条，第44条若しくは第45条から第48条までの健康診断若しくは法第66条第4項の規定による指示を受けて行った健康診断（同条第5項ただし書の場合において当該労働者が受けた健康診断を含む．）

○産業医及び産業歯科医の職務等

事業者は，令第22条第3項の業務に常時50人以上の労働者を従事させる事業場については，第1項各号に掲げる事項のうち当該労働者の歯又はその支持組織に関する事項について，適時，歯科医師の意見を聴くようにしなければならない．

[規則第14条第5項（産業医及び産業歯科医の職務等）]

前項の事業場の労働者に対して法66条第3項の健康診断を行なった歯科医師は，当該事業場の事業者又は総括安全衛生管理者に対し，当該労働者の健康障害（歯又はその支持組織に関するものに限る．）を防止するため必要な事項を勧告することができる．

[規則第14条第6項（産業医及び産業歯科医の職務等）]

○健康診断結果報告〈一部抜粋，要約〉

常時50人以上の労働者を使用する事業者は，〈規則〉第44条，第45条又は第48条の健康診断（定期のものに限る.）を行なったときは，遅滞なく，定期健康診断結果報告書（様式第6号）を所轄労働基準監督署長に提出しなければならない.

［規則第52条（健康診断結果報告）］

（文責：河野　令）

参考文献

1) e-Gov（イーガブ）≪総務省≫
　労働安全衛生法（昭和47年6月8日法律第57号，最終改正：平成23年6月24日法律第74号），労働安全衛生法施行令（昭和47年8月19日政令第318号，最終改正：平成24年1月25日政令第13号），労働安全衛生規則（昭和47年9月30日労働省令第32号，最終改正：平成24年3月22日厚生労働省令第32号）
　（http://low.e-gov.go/jp/）
2) 歯科医師のための産業保健入門　第6版　日本歯科医師会監修　2010年　財団法人口腔保健協会

⑤ VDT健診の目的，対象者，実施項目，現状など

1. VDT健診の目的

近年，マイクロエレクトロニクスや情報処理を中心とした技術革新により，IT（情報技術）化が急速に進められており，VDT（visual display terminals）が広く職場に導入されてきたことに伴い，職場環境，作業形態についても大きく変化する状況にある.

VDT作業の現状として，職場でVDT機器を使用する者が急速に増大している．またノート型パソコン，携帯情報端末の普及の多様化等によりVDT機器は多様化しており，VDT作業における問題点も指摘されている．労働省（現 厚生労働省）が平成10年に実施した「技術革新と労働に関する実態調査」によれば，VDT作業を行っている作業者のうち精神的疲労を感じているものが36.3%（男性33.5%，女性39.6%），身体的疲労を感じているものが77.6%（男性73.3%，女性82.6%）にも上っている．

作業者の健康状態を正しく把握し，健康障害の防止を図るため，作業者

5. VDT健診の目的，対象者，実施項目，現状など

表2-30　VDT作業の作業区分

作業区分	作業の種類	作業時間／日	作業の概要
A	単純入力型	4時間以上	資料，伝票，原稿等からデータ，文章等を入力する作業
A	拘束型	4時間以上	コールセンター等における受注，予約，照合等の作業
B	単純入力型	2時間以上〜4時間未満	上記，単純入力型に同じ
B	拘束型	2時間以上〜4時間未満	上記，拘束型に同じ
B	対話型	4時間以上	作業者自身の考えにより，文章の作成，編成，修正等を行う作業
B	対話型	4時間以上	データの検索，照合，追加，修正等を行う作業
B	対話型	4時間以上	電子メールの受信，送信等を行う作業
B	対話型	4時間以上	窓口等で金銭の出納等を行う作業
B	技術型	4時間以上	コンピュータのプログラムの作成，修正等を行う作業
B	技術型	4時間以上	コンピュータにより設計，製図等を行う作業
B	監視型	4時間以上	交通等の監視等の作業
B	その他の型	4時間以上	携帯情報端末，画像診断検査等のディスプレイ装備機器の操作等を行う作業
C	単純入力型	2時間未満	上記，単純入力型に同じ
C	拘束型	2時間未満	上記，拘束型に同じ
C	対話型	4時間未満	上記，対話型に同じ
C	技術型	4時間未満	上記，技術型に同じ
C	監視型	4時間未満	上記，監視型に同じ
C	その他の型	4時間未満	上記，その他の型に同じ

に対して健康管理を行うことを目的としてVDT健康診断を実施している．

2．VDT健診の対象となる作業

　対象となる作業は，事務所（事務所衛生基準規則第1条第1項に規定する事務所をいう）において行われるVDT作業（ディスプレイ，キーボード等により構成されるVDT機器を使用して，データの入力・検索・照合等，文章・画像等の作成・編集・修正等，プログラミング，監視等を行う作業をいう，以下同じ）とし，「VDT作業の作業区分」（表2-30）によりVDT作業を区分し，作業の種類及び作業時間に応じた労働衛生管理を行うこととする．

　なお，事務所以外の場所において行われるVDT作業，在宅ワーカーが自

宅等において行うVDT作業，在宅ワーカーが自宅等において行うVDT作業及びVDT作業に類似する作業についても，できる限り本ガイドラインに準じて労働衛生管理を行うよう指導することが望ましい．

3．VDT健診の実施項目

> 健康管理

　作業区分に応じた，健康診断（配置前，定期）及び健康診断結果に基づく事後措置を行う．
　1）健康診断
　①配置前健康診断
　(イ)作業区分A
　　　新たに作業区分Aに該当することとなった作業者（再配置の者を含む．以下同じ）の配置前の健康状態を把握し，その後の健康管理を適正に進めるため，次の項目について健康診断を行うこと．
　　　a. 業務歴の調査
　　　b. 既往歴の調査
　　　c. 自覚症状の有無の検査
　　　　(a) 眼疲労を主とする視器に関する症状
　　　　(b) 上肢，頸肩腕部及び腰背部を主とする筋骨格系の症状
　　　　(c) ストレスに関する症状
　　　d. 眼科的検査
　　　　(a) 視力検査
　　　　　ⅰ. 5m視力の検査
　　　　　ⅱ. 近見視力の検査
　　　　(b) 屈折検査
　　　　(c) 眼位検査
　　　　(d) 調節機能検査
　　　　　　近点距離の測定により調節機能を測定する．
　　　e. 筋骨格系に関する検査
　　　　(a) 上肢の運動機能，圧痛点等の検査
　　　　(b) その他，医師が必要と認める検査
　(ロ)作業区分B

新たに作業区分Bに該当することとなった作業者についてはa，b，cの調査並びにdの検査を実施し，医師の判断により必要と認められた場合にeの検査を行う．

(ハ) 作業区分C

新たに作業区分Cに該当することとなった作業者については，自覚症状を訴える者に対して，必要なa，b，c，d，eの調査または検査を実施すること．

なお，配置前健康診断を行う前後に一般健康診断（労働安全衛生法第66条第1項に定めるもの）が実施される場合は，一般健康診断と併せて実施して差し支えない．

②定期健康診断

(イ) 作業区分A

作業区分Aの作業者に対して1年以内ごとに1回，定期に，次の項目について健康診断を行うこと．

 a. 業務歴の調査

 b. 既往歴の調査

 c. 自覚症状の有無の検査

  (a) 眼疲労を主とする視器に関する症状

  (b) 上肢，頸肩腕部及び腰背部を主とする筋骨格系の症状

  (c) ストレスに関する症状

 d. 眼科的検査

  (a) 視力検査

   i. 5m視力の検査

   ii. 近見視力の検査

  (b) その他，医師が必要と認める検査

 e. 筋骨格系に関する検査

  (a) 上肢の運動機能，圧痛点等の検査

  (b) その他，医師が必要と認める検査

(ロ) 作業区分B

作業区分Bの作業者に対してa，b，cの調査を実施し，医師の判断により必要と認められた場合にd及びeの検査を行うこととする．

(ハ) 作業区分C

作業区分Cの作業者については，自覚症状を訴える者に対して，必要なa.～e.の調査または検査を実施すること．

なお，一般定期健康診断（労働安全衛生規則第44条に定めるもの）を実施する際に，併せて実施して差し支えない．

③**健康診断結果に基づく事後措置**

配置前または定期の健康診断によって早期に発見した健康阻害要因を詳細に分析し，有所見者に対して次にあげる保健指導等の適切な措置を講じるとともに，予防対策の確率を図る．

(イ) 業務歴の調査，自覚症状，各種検査等から愁訴の主因を明らかにし，必要に応じ保健指導，専門医への受診指導等により健康管理を進めるとともに，作業方法，作業環境等の改善を図る．また，職場内のみならず職場外に要因が認められる場合についても必要な保健指導を行う．

(ロ) VDT作業の視距離に対して視力矯正が不適切な者には，支障なくVDT作業ができるように，必要な保健指導を行う．

(ハ) 作業者の健康のため，VDT作業を続けることが適当でないと判断される者又はVDT作業に従事する時間の短縮を要すると認められる者等については，産業医等の意見を踏まえ，健康保持のための適切な措置を講じる．

2) 健康相談

作業者が気軽に健康について相談し，適切なアドバイスを受けられるようにプライバシー保護への配慮を行いつつ，メンタルヘルス，健康上の不安，慢性疲労，ストレス等による症状，自己管理の方法等についての健康相談の機会を設けるように務める必要がある．またパートタイマー等を含むすべての作業者が相談しやすい環境を整備するなど特別の配慮を行うことが望ましい．

3) 職場体操等

就業の前後または就業中に，体操，ストレッチ，リラクゼーション，軽い運動等を行うことが望ましい．

4. VDT健診の現状

コンピュータ機器を導入している事業所規模別でのVDT健康診断実施率

5. VDT健診の目的，対象者，実施項目，現状など

表2-31 コンピュータ機を導入している事業者規模別におけるVDT健康診断実施の有無(%)

事業者規模(合計人数)	VDT健診を実施している	VDT健診を実施していない
1,000人以上	57.8	42.2
500人～999人	34.9	65.1
300人～499人	28.2	71.8
100人～299人	14.7	85.3
50人～99人	9.1	90.9
30人～49人	7.0	93.0
合計	9.9	90.1

(技術革新と労働に関する実態調査報告：平成10年労働大臣官房政策調査部)

は，1,000人以上規模の事業所が最も高く57.8％となっており，事業者規模が小さくなる程低くなり，30～49人規模では7.0％となっている．全体では，VDT健康診断実施率は9.9％であり，99.1％が実施していない（表2-31）．実施していない理由としては，「通常の定期健診で充分と考えているから」，「常時VDT作業に従事する者がいないから」，「VDT健康診断というものを知らなかった」等であった．

今後，事業主，衛生管理者等や産業医，保健師，看護師といった保健医療スタッフ等，またVDT作業者自身もVDT作業や健康診断についての理解を深め，VDT健康診断の普及に努めることが重要であると考えられる．

(文責：中山　紳)

参考文献

1) VDT作業における労働衛生管理，中央労働災害防止協会，2002
2) VDT作業楽しく，厚生労働省ガイドラインに基づくVDT作業従事者用テキスト 中央労働災害防止協会，2003
3) VDT作業の労働衛生実務，厚生労働省ガイドラインに基づくVDT作業指導者用テキスト（第2版），中央労働災害防止協会，2005

6 事後措置，復職判定

1. 定期健康診断（健康診断）の事後措置

　定期健康診断（健康診断）による疾病の予防，早期発見には，健康診断の実施そのものよりも事後措置が重要である．そのため事業者は，健康診断実施後に労働安全衛生法等に定められた以下の措置（図2-15）を講ずる必要がある．

　労働安全衛生法第66条6及び労働安全衛生規則第51条4は健康診断結果

```
┌─────────────────────────────────────────┐
│      定期健康診断の実施（安衛法66条1）        │
└─────────────────────────────────────────┘
        ↓  遅滞なく結果を通知する（安衛則51条4）    ↘
┌──────────────────┐              ┌──────────────────────────┐
│ 結果を通知          │              │ 個人票の作成・5年間保存      │
│（安衛法66条6）      │              │（安衛法66条3，安衛則51条）   │
└──────────────────┘              │ 50人以上の場合は所轄監督署へ  │
        ↓                          │ の結果報告（安衛則52条）      │
┌──────────────────┐              └──────────────────────────┘
│   異常所見の有無    │
├────────┬─────────┤
│ 所見あり │ 所見なし │
└───┬────┴────┬────┘
    ↓         ↓
┌─────────────┐
│ 保健指導実施   │
│（安衛法66条7）│     3ヵ月以内に医師等の意見聴取（安衛則51条2）
│ 医師，保健師に │
│ よる保健指導   │
│ 実施の努力義務 │
└─────────────┘
        ↓
┌──────────────────────────────────────────────────┐
│ 医師等の意見聴取（安衛法66条4）                         │
│ 労働者の就業上の措置に関しその必要性の有無，講ずべき措置の │
│ 内容にかかる意見を聴取                                 │
│ 意見を聴く医師は産業医，または産業医の選任義務のない事業場 │
│ においては労働者の健康管理を行うのに必要な医学に関する知識 │
│ を有する医師                                          │
└──────────────────────────────────────────────────┘
        ↓
┌──────────────────────────────────────────────────┐
│ 就業上の措置の決定等（安衛法66条5）                     │
│ 医師等の意見を勘案し，必要があると認められるときは，その労 │
│ 働者の実情を考慮して，就業場所の変更，作業転換，労働時間の │
│ 短縮，深夜業の回数減少等の措置を講じる．                 │
│ 就業上の措置の決定にあたっては，医師等から通常勤務，就業制 │
│ 限，要休業の意見を聴くとともに，労働者からも意見を聴取し， │
│ 理解を得たうえで措置を行う．                            │
│ 事後措置にあたっては「定期健康診断結果に基づき事業者が講じ │
│ るべき措置に関する指針」に留意する．                    │
└──────────────────────────────────────────────────┘
```

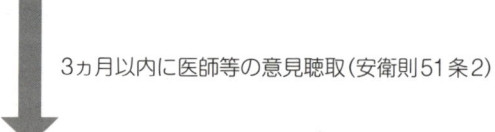

図2-15　定期健康診断実施後の事後措置の流れ
　　　　　安衛法＝労働安全衛生法，安衛則＝労働安全衛生規則

の通知を定めており，事業者は健康診断を受けた労働者に対し，遅滞なく，当該健康診断結果を通知しなければならない．労働安全衛生規則第52条は健康診断結果報告を定めており，常時50人以上の労働者を使用する事業者は，健康診断を行ったときは，遅滞なく，定期健康診断結果報告書を所轄労働基準監督署長に提出しなければならない．労働安全衛生法第66条3及び労働安全衛生規則第51条は健康診断結果の記録を定めており，事業者は健康診断結果に基づき，健康診断個人票を作成して5年間保存しなければならない．

労働安全衛生法第66条4及び労働安全衛生規則第51条2は健康診断結果について医師等の意見聴取を定めており，事業者は，健康診断結果に異常所見があると診断された労働者の健康保持に必要な措置について，医師または歯科医師の意見を聴かなければならない．意見聴取は健康診断が行われた日から3ヵ月以内に行い，聴取した意見を健康診断個人票に記載しなければならない．ただし労働安全衛生法第66条2で定める夜勤労働者の自発的健康診断の結果に基づく意見聴取は，当該健康診断結果を証明する書面が事業者に提出された日から2ヵ月以内に行い，聴取意見を健康診断個人票に記載しなければならない．「健康診断結果に基づき事業者が講ずべき措置に関する指針（改正平成20年1月31日公示）」では意見を聴く医師等について，産業医の選任義務のある事業場においては，産業医が労働者個人ごとの健康状態や作業内容，作業環境についてより詳細に把握しうる立場にあることから，産業医から意見を聴くことが適当としている．なお，産業医の選任義務のない事業場においては，労働者の健康管理等を行うのに必要な医学に関する知識を有する医師等から意見を聴くことが適当であり，こうした医師が労働者の健康管理等に関する相談等に応じる地域産業保健センター事業の活用を図ることが適当であるとしている．

労働安全衛生法第66条7は保健指導等を定めており，事業者は健康診断の結果，特に健康の保持に努める必要があると認める労働者に対し，医師または保健師による保健指導を行うように努め，その円滑実施のために健康保険組合その他の健康増進事業実施者等との連携を図らねばならない．

労働安全衛生法第66条5は健康診断実施後の措置を定めており，事業者は，医師または歯科医師の意見を勘案し，必要があるときは，当該労働者の実情を考慮して，就業場所の変更，作業の転換，労働時間の短縮，深夜

業の回数の減少等の措置を講ずるほか，作業環境測定の実施，施設や設備の設置，整備，当該医師または歯科医師の意見の衛生委員会や安全衛生委員会，労働時間等設定改善委員会への報告，その他の適切な措置を講じなければならないとしている．これら就業上の措置は，労働者の健康保持を目的としており，医師等の意見を理由に解雇することはできない．就業上の措置を講じた後，健康状態の改善がみられた場合は，医師等の意見を聴いた上で，通常勤務に戻す措置を講ずる必要がある．

図2-15に示した内容のうち健康診断の実施や保健指導の面接などを利用して臨床研修を行う場合，指導医は健康診断の実施から事後措置に至る全体の流れを把握できるよう研修医に対して充分な事前説明を行い，研修医はその内容を理解してから臨床研修に臨む必要がある．

2. 職場復帰支援，復職判定

近年は心の健康問題により休業する労働者が増加し，職場復帰支援への関心が高まっている．厚生労働省は事業場向けマニュアルとして「心の健康問題により休業した労働者の職場復帰支援の手引き」を発表している．事業者は休業者が発生した場合，この手引きにある休業開始から職場復帰後のフォローアップまでの5つのステップ（図2-16）を参考に職場復帰支援プログラムを策定する必要がある．職場に職場復帰に関する判定委員会（復職判定委員会等）が設置されている場合，プログラムを組織的に行えるが，会議を迅速に開催し，復職判定に関する責任の所在を明確化するなど工夫が必要である．また，心の健康問題以外の疾患では，判定手続きが異

＜第1ステップ＞病気休業開始及び休業中のケア
1. 労働者からの病気休業診断書の提出
2. 病理監督者によるケア及び事業内産業保健スタッフ等によるケア
3. 病気休業期間中の労働者の安心感の醸成のための対応
4. その他

⬇

＜第2ステップ＞主治医による職場復帰可能の判断
1. 労働者からの職場復帰の意思表示，職場復帰可能の判断が記された診断書の提出
2. 産業医による精査
3. 主治医への情報提供

⬇

6. 事後措置，復職判定

> **＜第3ステップ＞職場復帰可能の可否判断，職場復帰支援プラン作成**
>
> 1．情報の収集と評価
>   a 労働者の職場復帰に対する意思の確認
>   b 産業医等による主治医からの意見収集
>   c 労働者の状態等の評価
>   d 職場環境等の評価
>   e その他
> 2．職場復帰の可否についての判断
> 3．職場復帰支援プランの作成
>   a 職場復帰日
>   b 管理監督者による業務上の配慮
>   c 人事労務管理上の対応
>   d 産業医等による医学的見地から見た意見
>   e フォローアップ
>   f その他

⬇

> **＜第4ステップ＞最終的な職場復帰の決定**
>
> 1．労働者の状態の最終確認
> 2．就業上の措置等に関する意見書の作成
> 3．事業者による最終的な職場復帰の決定
> 4．その他

⬇

> **職場復帰**

⬇

> **＜第5ステップ＞職場復帰後のフォローアップ**
>
> 1．疾患の再燃・再発，新しい問題の発生等の有無の確認
> 2．勤務状況および業務遂行能力の評価
> 3．職場復帰支援プランの実施状況の確認
> 4．治療状況の確認
> 5．職場復帰支援プランの評価と見直し
> 6．職場環境の改善等
> 7．管理監督者，同僚等への評価等

図2-16 職場復帰支援の流れ

なることについても充分に検討しておく必要がある．

　図2-16に示した5つのステップのうち職場復帰支援プラン作成や復職判定，復職後のフォローアップを利用した臨床研修を行う場合，指導医は5つのステップ全体の流れを把握できるよう研修医に対して充分な事前説明を行い，研修医はその内容を理解してから臨床研修に臨む必要がある．

（文責：臼田　寛）

⑦ 職場巡視

1. 職場巡視の法的位置づけ

　労働安全衛生規則（安衛則）第15条第1項で「産業医は少なくとも毎月1回作業場を巡視し，作業方法または衛生状態に有害のおそれがあるときは，ただちに労働者の健康障害を防止するため必要な措置を講じなければならない．」と規定されている．つまり，産業医は職場巡視の中で，作業状態や作業の変化，衛生状態，労働者の健康状態，職場のストレス状況を把握し，リスクを軽減する措置をとらなければならないということである．

　その場で措置をとるということではなく，労働安全衛生法第18条に示されているように，（安全）衛生委員会の中で調査審議し，事業者に意見を述べるという形をとる．同18条では，①労働者の健康障害を防止するための対策，②労働者の健康の保持増進を図るための対策，③労働災害の原因及び再発防止についての意見を求めている．

　さらに法規に規定された内容にとどまらず，広い視点で職場巡視を行うと，さまざまな衛生管理上の問題点・課題を把握することができる．

2. 職場巡視の準備

予備知識

　事業場を巡視する場合には，全体像を理解するための資料が必要となる．資料として，下記a〜cなどを用意してもらうとよい．
- a. 事業場の基本情報：事業場名，事業内容，事業の状況，従業員数（男女比，年齢構成など）．
- b. 組織図，プロセスシート：事業所における命令系統の流れと製造または作業工程のプロセスを知る必要がある．
- c. 配置図：機械・設備ばかりではなく，運転台や操作室，作業者の位置などが必要である．

計画

　衛生管理者の意見等をもとに，広大な職場規模では有害業務，有害事象，長時間労働，精神的ストレス負荷のある職場などを優先的に廻り，危険予

知の少ない職場は年1回以上として職場巡視計画を作る．

3. 巡視方法
　　a. 服装について：職場巡視を行う際の服装は，職場で作業者が着用しているものにあわせることを原則とする．安全帽，安全靴，防災眼鏡，耳栓等についても必要に応じて着用する．
　　b. 携帯するもの：筆記用具，メジャー，デジタルカメラなどを用意する．スモークテスターや小さい巻尺を持っていると意外と役立つ．スモークテスターでは局所排気装置の稼動状況の確認や，エアコン風の流れなどを視認することができる．また，特定の問題点に対する巡視では作業環境の確認のため騒音計，照度計，ガス検知管などを携行することもある．
　　c. 同行者について：通常は衛生管理者や看護職が同行するが，巡視対象職場からは，職場の責任者に加え，必要に応じて作業内容や設備を熟知している作業者に同行してもらうとよい．また，巡視の際には，職場の方々に声がけをして，職場から問題点を出してもらうとよい．

4. 巡視のチェックポイント
　労働衛生の3管理といわれる作業環境管理，作業管理，健康管理を考慮して巡視するとよい．
　1) 外的（定量的）作業環境因子
　　a. 化学的因子：有機溶剤やその他の有機物，鉱物（石綿など），（重）金属などの化学物質のガス，ヒューム，ミスト，粉じんなど．
　　b. 物理的因子：振動，高低温，湿度，電場，磁場，電波，光，非電離放射線，電離放射線，音，気圧など．
　　c. 生物因子：微生物（ウイルス，細菌など），植物（カビなど），動物（害虫など）．
　　d. 喫煙．
　2) 働き方にかかわる因子（作業因子）
　　a. 時間的因子：労働時間・裁量労働制など主として時間的因子．
　　b. 作業因子：身体的労働強度，IT機器・作業姿勢など．

3）職場における周囲との人間関係にかかわる因子（健康にかかわる因子）

快適職場（作業環境，作業方法，作業空間，休憩室，休養室，緑地化，喫煙など）．

5. 改善方法ならびに維持管理方法

PDCAの一連のプロセスを基に，継続的かつ計画的に維持管理をする．PDCAとは，改善策を練る（plan），継続的かつ計画的な取り組みを行い（do），業務の実施が計画に沿っているかどうかを確認する（check），実施が計画に沿っていない部分を調べて処置をする（act）ことである．

1）作業環境の改善策
   a. 有害物質の製造・使用の中止，有害性の少ない物質への代替．
   b. 有害物質に曝露される生産工程，作業工程の改良による有害物発散の防止．
   c. 有害物質を取り扱う設備の密閉化，自動化．
   d. 有害物質に曝露される生産工程の隔離と遠隔操作の採用．
   e. 局所排気装置．
   f. 全体換気装置の設置．
   g. 保護具の着用．

2）作業管理の改善策
   a. 使用機器・道具と作業者の体格・生理機能との適合性．
   b. 作業空間と機器配置への配慮．
   c. 作業環境条件（温度，照明等）の配慮．
   d. 作業姿勢．
   e. 連続作業時間と休憩の作業間隔．

3）快適職場への改善策

労働者は，生活時間の1/3を職場で過ごしている．職場は労働者の生活の場といえる．職場環境が悪いと，生産性の面からの能率の低下をきたす．快適職場については，労働者の意見を反映する場を確保することも大切である（安全衛生委員会などを利用する）．中央労働災害防止協会がハード面，ソフト面からアプローチするための評価票を作成している（http://www.jaish.gr.jp/user/anzen/sho/sho_07.html）．評価票を利用して改善策を練るとよい．

6. 巡視結果の活用及びフィードバック

1. 職場巡視中に行う指導，助言

　不用意に作業者に話しかけることは厳禁だが，保護具の着装不良や作業方法に不具合があればその場で指導しなければいけない．このような場合は，まず巡視対象職場からの同行者に話をして，作業者の問題点を確認する．その上で安全を確認し，作業者が納得のいくように理由を説明した上で，不備を指摘して改善してもらう．

2. 職場巡視後の講評で行う指導，助言

　職場巡視した後には，同行者に加え，巡視に同行しなかった職場の責任者を交えて巡視結果の確認，講評を行う．巡視を行った順に気がついた問題点やよかった点をあげ，これらの点について産業医の理解が正しかったかどうか確認するとともに，作業名，設備名も確認する．

　巡視中及びその後の講評で確認した内容を職場巡視記録に取りまとめる．指導，勧告事項を整理して明示するが，職場に対して期限を決めてこれらの点に対する対策を検討し，提出することを求める．

3. （安全）衛生委員会での取扱い

　職場巡視の結果は巡視対象となった職場だけで利用するのではなく，事業場全体で活用することが望まれる．事業場内ではしばしば同様の作業が行われていたり，同様の作業環境が存在したりする．しかし，ある職場で問題点が見つかり対応が行われたとしても，他の職場では問題の存在にも気付かない場合がある．このような衛生上の問題やその対処方法を共有するために，（安全）衛生委員会を活用することは大きな意味がある．

　理想的には，（安全）衛生委員会のメンバーで一緒に巡視し，巡視後簡単な事後討議を行うことである．そうすれば委員会として共通の認識の上で改善策を立てることができる．

　（安全）衛生委員会では，産業医による巡視結果に加え，職場等による自主的巡視の結果も報告することが望まれる．結果を報告する場合には，単に巡視で見つかった問題点ではなく，職場でどのような対策を講じたかも併せて報告することが必要である．巡視結果報告書に加えて，職場からどのような対策を，誰の責任でいつまでに実施するのかといった改善スケジュール等を提出してもらうとよい．

（文責：丸山会里）

参考文献

1) 安衛法第71条の2「快適な職場環境のための措置」
2) 厚生労働省「事業者が講ずるべき快適な職場環境の形成のための措置に関する指針」
3) 中央労働災害防止協会（編）：労働衛生のしおり．平成23年度
4) 中央労働災害防止協会　http://www.jaish.gr.jp/user/anzen/sho/sho_07.html

⑧ 心の健康づくり計画（メンタルヘルスケア）

1. 働く人の多くがストレスを感じている

　厚生労働省が5年に1回行っている「労働者健康状況調査」によれば，「仕事や職業生活でストレスを感じている」労働者の割合は，50.6％（1982年），55.0％（1987年），57.3％（1992年），62.8％（1997年），61.5％（2002年），58.0％（2007年）と推移しており，今や働く人の約6割はストレスを感じながら仕事をしているといえる．この割合を年代別に見てみると（2007年の調査結果），55.4％（20歳代），62.2％（30歳代），63.1％（40歳代），55.2％（50歳代），37.1％（60歳以上）と推移しており，30歳代・40歳代のいわゆる働き盛り世代のストレスが高く，この傾向は男女ともに共通している（表2-32）．会社としてメンタルヘルスに取り組むことは急務となっている．

表2-32　ライフサイクルと産業ストレス

20代〜30代	新しい職場環境
	職場環境，人間関係，仕事の適正のストレス
30代	周囲からの期待　結婚　子ども
	仕事の忙しさ，量的負担，家庭のトラブル
40代	周囲からのさらなる期待
	高度な内容の仕事，管理業務，上司と部下との間のサンドイッチ現象
50代	能力や立場の差が顕著　定年後の生活
	中心的な役割を求められる労働者とそうでない労働者
	定年後の仕事や老後の問題，自分の健康問題

2. メンタルヘルスケアとは

メンタルヘルスケアとは，全ての働く人が健やかに，いきいきと働けるような気配りと援助をすること，及びその活動が円滑に実践されるような仕組みを作り，実践することである．全ての働く人とは，①健やかにいきいきと働いている健康な人，②勤務はしていても過剰なストレスにある半健康的な人，③ストレス関連疾患にかかっている人であり，その全ての人にその状態にあったケアをすることである．

3. メンタルヘルスケアの実践の意義

メンタルヘルスケアを行うことによって表2-33のような効果が得られる．多くの企業では長期休業者の3～5割がメンタルヘルス不調によるといわれている．仕事のストレスによる経済的損失は全労働コスト損失の10～20％に，医療費総額の10～20％に達するという推定もある．職場のメンタルヘルスケアは職場の生産性及び活力向上にも寄与する．そして社員の労働生活の質を高め，ワークモチベーションを維持することができ，集中力，注意力低下による事故やトラブルを防止することが可能で，ひいてはCSR（corporate social responsibility：企業の社会的責任）を果たすことにつながる．

表2-33　メンタルヘルスケア実践のアウトカム

①働く人とその家族の幸せを確保する
②職場の生産性の低下の防止
③生産性や活力の向上
④リスクマネジメント

4. 労働者の心の健康保持増進のための指針

平成18年3月に厚生労働省から出された「労働者の心の健康保持増進のための指針」（図2-17a）では，事業者に対して事業場ごとの衛生委員会等における調査審議の上「心の健康づくり計画」を策定し，「4つのケア」を推進することとしている（図2-17b）．そのための具体的実施事項として，教育研修・情報提供・職場環境等の把握と改善，メンタルヘルス不調への気づきと対応，職場復帰における支援があげられている．

2章 予防医療・地域保健の現場

①衛生委員会での調査審議と「心の健康づくり計画」の作成

まず，事業者がメンタルヘルスケアを積極的に推進する旨を表明することが重要である．事業者自らが労働者の意見を聴くことで，事業場の実態に即した取り組みを行うことができる．労使で構成される衛生委員会等で

```
 心の健康づくり計画の策定  ⇔  衛生委員会における調査審議
```

セルフケア	ラインによるケア	事業場内産業保健スタッフ等によるケア	事業場外資源によるケア
（労働者による）	（管理監督者による）	（産業医, 衛生管理者等による）	（事業場外の機関, 専門家による）

(1) メンタルヘルスケアの教育研修・情報提供
　　（管理監督者を含む全ての労働者が対応）

(2) 職場環境等の把握と改善（メンタル不調の未然防止）

(3) メンタルヘルスケア不調への気づきと対応
　　（メンタル不調に陥る労働者の早期発見と適切な対応）

(4) 職場復帰における支援

← 個人情報保護への配慮

事業場におけるメンタルヘルス体制例

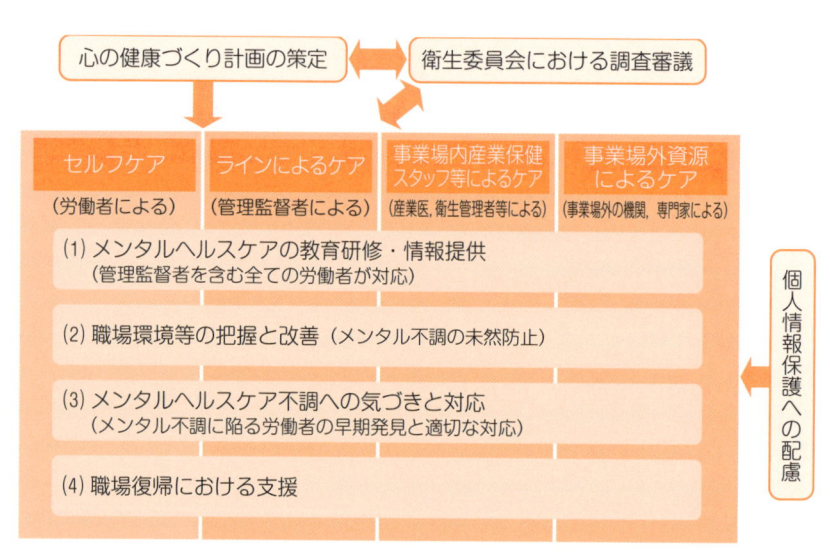

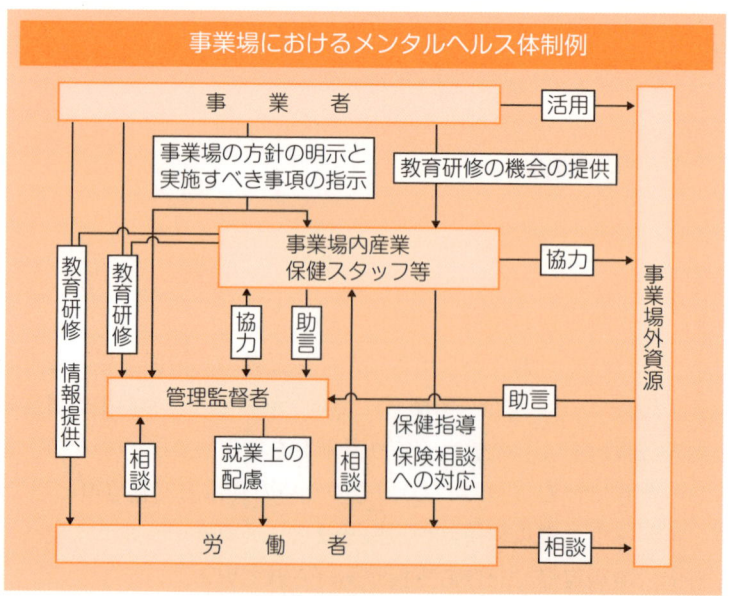

（事業者 → 活用 → 事業場外資源／事業場の方針の明示と実施すべき事項の指示／教育研修の機会の提供／事業場内産業保健スタッフ等 → 協力／教育研修・情報提供／教育研修／協力／助言／管理監督者／就業上の配慮／相談／保健指導・保険相談への対応／助言／相談／労働者 → 相談）

図2-17a　厚生労働省「労働者の心の健康の保持増進に関する指針」

8. 心の健康づくり計画（メンタルヘルスケア）

心の健康づくり計画の策定

↓

4つのケア

セルフケア

事業者は労働者に対して，次に示すセルフケアが行えるように支援することが重要です．また，管理監督者にとってもセルフケアは重要であり，事業者はセルフケアの対象として管理監督者も含めましょう．

- ストレスやメンタルヘルスに対する正しい理解
- ストレスへの気づき
- ストレスへの対処

ラインによるケア

- 職場環境等の把握と改善
- 労働者からの相談対応
- 職場復帰における支援，など

事業場内産業保健スタッフ等によるケア

事業場内産業保健スタッフ等は，セルフケア及びラインによるケアが効果的に実施されるよう，労働者及び管理監督者に対する支援を行うとともに，次に示す心の健康づくり計画の実施にあたり，中心的な役割を担うことになります．

- 具体的なメンタルヘルスケアの実施に関する企画立案
- 個人の健康情報の取扱い
- 事業場外資源とのネットワークの形成やその窓口
- 職場復帰における支援，など

事業場外資源によるケア

- 情報提供や助言を受けるなどサービスの活用
- ネットワークの形成
- 職場復帰における支援，など

図2-17b　厚生労働省「労働者の心の健康の保持増進に関する指針」

審議を行い，取り組みの方向性を決めることが大切である．産業医は衛生委員会での審議を活性化させ，助言や支援を行う．中長期的視点に立った計画を作成することも大切である．

② 「心の健康づくり計画」の改善方法，維持管理方法

PDCAの一連のプロセスを基に，継続的かつ計画的に維持管理を行う．

③ 4つのケア

職場におけるメンタルヘルスケアは，事業場全体で取り組むべきであり，一部の専門職が相談室のようなところで行うのみの活動ではない．指針では「4つのケア」を継続的かつ計画的に推進することを求めている．

a. セルフケア

労働者が自らの心の健康のために行うものであり，管理監督者もセルフケアの対象に含まれる．労働者自身がストレスに気づき，これに対処するための知識，方法を身につけ，それを実施することが重要である．ストレスに気づくためには，労働者がストレス要因に対するストレス反応や心の健康について理解するとともに，自らのストレスや心の健康状態について正しく認識できるようにする必要がある．

b. ラインによるケア

ラインとは労働者と日常的に接する管理監督者のことである．最近では，ラインが遠方に在籍しているため，なかなか細かいケアを行えない場合もあり，ラインによるケアが提供できる体制を整えることが求められている．

「ラインによるケア」のポイントとしては，①部下とのコミュニケーションを良好にする，②日頃の様子に注意し，「本人の通常の行動様式からのズレ」がないか確認する，③過重労働を回避する，④プライバシーに配慮する，⑤職場のサポート（部下・同僚からの相談，話し合いをもとに，職場でできるサポートを検討する．本人の了解を得た上で，産業保健スタッフに相談するようにする）という点があげられる．

c. 事業場内産業保健スタッフによるケア

産業医等は，職場環境等の改善，健康教育・健康相談，その他労働者の健康の保持増進を図るための措置のうち，医学的専門知識を必要とするものを行うという面から，事業場の心の健康づくり計画の策定に助言，指導等を行い，これに基づく対策の実施状況を把握する．また，専門的な立場からセルフケア及びラインによるケアを支援し，教育研修の企画及び実施，情報の収集及び提供，助言及び指導等を行う．就業上の配慮が必要な場合には，事業者に必要な意見を述べることができる．専門的な相談・対応が必要な事例については，事業場外資源との連絡調整に専門的な立場から関

わる．さらに，長時間労働者等に対する面接指導等の実施やメンタルヘルスに関する個人の健康情報の保護についても中心的役割を果たす．

　指針では，一定規模以上の事業場においては心の健康づくり専門スタッフや保健師などを確保し，活用することが望ましいとしている．しかしながら，職場におけるメンタルヘルスケアは事業場全体で取り組むべきであり，一部の専門職が相談室のようなところで行う活動で完結するものではない．会社の人事，労務管理スタッフとの協力，連携も非常に重要となってくる．労働者の心の健康は職場配置，人事異動，職場の組織等の人事労務管理と密接に関係する要因によって大きな影響を受けるからである．すべての健康管理情報を共有するのではなく，産業医は人事労務管理上に必要な情報のみを共有するなどの配慮が当然必要となってくる．

d. 事業場外資源によるケア

　事業場内のスタッフだけでメンタルヘルス対策の全てを実施するのは困難であり，事業場外資源の効果的な活用がメンタルヘルス対策の効果をあげるポイントとなってくる．さまざまな事業場外資源とのネットワークを日頃から形成しておくことが大切である．会社等がEAP（employee assistance program：従業員支援プログラム）と契約するのも選択肢となる．利用する際には，事業場側が活動の主体性をもち，メンタルヘルス対策のどの部分を依頼，委託するのか明確にすることが大切である．公的機関においても相談活動が行われているので，こうした機関の活用も有用である．

- 働く人の悩みホットライン　日本産業カウンセラー協会　月〜土15時〜20時まで 03-6667-7830
- ひとりで悩まずにご相談ください　法務省人権擁護局　http://www.moj.go.jp/JINKEN/index_soudan.html
- いのちの電話　日本いのちの電話連盟　http://www.find-j.jp/zenkoku.html

5. 労働者の個人情報への配慮

　事業場のメンタルヘルスケアでは，健康情報を含めた個人情報の保護への配慮が必要である．労働者への相談対応，職場復帰などにおいて，労働者の個人情報が保護されるルールを作り，労働者にきちんと伝えることが大事である．しかしながら，自殺のリスクが高い，本人の生命・財産の危

険が及ぶ可能性が高い場合には，本人の同意が得られない場合でも家族や関係者に連絡し，受診を促すなどの対応をする必要もある．

（文責：丸山会里）

参考文献
1) 厚生労働省「労働者の心の健康の保持増進に関する指針」
2) 日本産業精神保健学会（編）：産業精神保健マニュアル．中山書店．2007
3) 中災防（編）：労働衛生のしおり　平成23年度
4) 厚生労働省　こころの耳：http://kokoro.mhlw.go.jp/index.html

⑨ 小規模事業所の労働衛生管理

1. 地域産業保健センター・都道府県産業保健推進センター等

職業性疾病の発生を未然に防止し，労働者の健康の保持増進を図る上で産業医及び産業保健関係者の担う役割は非常に重要であり，労働衛生の専門的知見や技術を最大限に活用して，産業保健活動を進めることが望まれる．そのような産業保健活動が円滑に実施されることを目的として設けられた機関である．

A. 地域産業保健センター

労働者50人未満の小規模事業場では産業医の選任義務がなく，さらに経営基盤が弱い等の理由から，労働者の健康を守るための充実した産業保健サービスを個々の労働者に提供することが大企業に比べて困難な状況にある．そこでこのような小規模事業所に対する産業保健サービス支援を目的として全国に設置され，医師会が国から事業を受託し，後述の業務を原則無料で提供している（一部有料有り）．

1) 健康相談窓口の開設
　　医師等が小規模事業場の事業者及び労働者からの健康相談に応じる窓口を開設する．一部のセンターは休日，夜間も利用可となっている．
2) 個別訪問による産業保健指導の実施
　　医師等が事業場を個別に訪問し，健康管理等に関して，指導助言を

行う．また医師が職場巡視を行い改善に関する相談に応じる．
3) 長時間労働者への医師による面接指導

　労働安全衛生法では，脳・心臓疾患の発症を予防するため，時間外労働が長時間に及ぶ疲労の蓄積した労働者に対しては，労働者の申し出等により医師による面接指導の実施が事業者に義務付けられている．医師は面接内容等により労働者の健康の状況を把握し，本人に指導を行うと同時に，その結果をふまえた事後措置を講じる．

4) 産業保健情報の提供

　産業医，保健師，労働衛生コンサルタント，医療機関及び労働衛生機等の名簿を作成し，情報を提供している．

5) その他

　産業保健活動の促進に資する事業の展開をしたり，業務を円滑に推進するための地域産業保健センター運営協議会を設置・運営している．さらに地域産業保健センターの業務を広報するための説明会の開催し，都道府県産業保健推進センターと相互に協力，支援を行っている．

B. 都道府県産業保健推進センター

　専門的な産業保健支援を行うための中核的なセンターで，独立行政法人労働者健康福祉機構によって都道府県ごとに産業保健推進センターまたは産業保健連絡事務所が設置され，以下の事業が提供されている．

1) 各分野の専門家から産業保健関係者に対して，産業保健に関するさまざまな問題についての相談やアドバイス及び産業保健情報の提供
2) 産業医・衛生管理者・人事担当者等を対象に，産業保健実務能力向上のための専門的な研修の開催
3) 事業主を対象にした産業保健活動の具体的な取り組み方の説明会や企業経営の観点から見た産業保健の課題や対策に関するセミナーの開催
4) メンタルヘルス対策支援センター事業：メンタルヘルス不調の予防から職場復帰支援まで，メンタルヘルス対策全般についての相談窓口を国の委託事業として各都道府県産業保健推進センター等内に設置している．また，メンタルヘルスの専門家が個別に事業場を訪問して，メンタルヘルス対策について相談やアドバイスも行う
5) 地域産業保健センターに対する支援

2章　予防医療・地域保健の現場

6）地域産業保健活動に役立つ調査・研究等の実施と，その結果の公表・活用

研修にあたっての留意事項

①それぞれの機関の活動業務，役割分担及び他との連携等を理解する．
②それぞれの機関への相談や，機関からのアドバイス等に関して，産業医は事業場内で産業保健関係者や関連部署とよく協議を重ねる．

Ⅱ．企業外労働衛生機関

　事業場での産業保健活動はそれぞれの事業場の産業医をはじめとする産業保健スタッフ等が行うべきであるが，多くの事業場（特に小規模事業場）では固有の産業保健スタッフや設備に限度があり，充分なる産業保健活動を実施することは困難である．そこで企業外から個々の事業者の求めに応じて，産業医等の行う産業保健活動を支援するために設けられている機関が，企業外労働衛生機関である．

A．労働衛生機関の種類と役割

1）健康診断機関

　健康診断業務を実施する機関であり，施設内で行う健康診断（施設健診）と必要な機材を装備した車両で事業場へ出向く健診（巡回健診）を行っている．健康診断の実施だけではなくその事後措置（保健指導・二次検査）及び労働衛生コンサルタント業務等の支援が可能な機関もある．

2）作業環境測定機関

　作業環境中の有害な因子による健康障害を未然に防ぐため，法律に基づいて作業環境測定を行う機関である．作業環境測定を行う作業場は，粉じんを著しく発散する屋内，暑熱寒冷または多湿の屋内，著しい騒音を発する屋内，坑内，中央管理の空調設備下の事務所，放射線業務，有機溶剤・特定化学物質を製造または取り扱う作業場，鉛業務を行う作業場，酸素欠乏危険場所の該当作業場等となっている．

3）労働者健康保持増進サービス機関

　事業者の委託により，健康保持増進のための指針に従い，労働者の

心身両面の総合的な健康保持増進（トータル・ヘルスプロモーション・プラン：THP）のための業務（健康保持増進措置）を行う機関である．健康測定に関する専門的知識を持つ産業医や健康測定・運動指導・運動実践・心理相談・栄養指導・保健指導等の各専門研修修了者がスタッフとなり，労働者に対して健康測定，運動指導，メンタルヘルスケア，栄養指導及び保健指導等を適切かつ継続的に実践するための施設，設備，運営等に関する基準が課せられている．運動指導だけ行う機関もある．

4) 総合的労働衛生機関

産業保健活動に必要な人材と施設，設備・器材等を総合的に有し，労働衛生に係わるすべての実務的な専門技術と情報を事業所の求めに応じて総合的に提供できる完成された機関である．

a. 健康診断及び保健指導を含めた事後措置
b. 健康測定及び健康指導
c. 作業環境測定
d. 作業環境や作業方法改善のための助言
e. 作業有害性の事前調査
f. 労働衛生教育

などが主な業務である．

B. 労働衛生機関の精度管理

労働衛生機関で施行される種々の検査や測定の精度を高水準に維持するために，労働衛生機関内部と機関外部からの精度管理が実施されている．

> 研修にあたっての留意事項
> ①それぞれの機関の活動と役割及び連携をよく理解する．
> ②外部機関の選定にあたっては，内容と質を充分にチェックするし，当該事業場に適した機関を選んでいることを学習する．

Ⅲ. 安全衛生推進者・衛生推進者

小規模事業場での労働災害の発生率は大規模事業場に比して概して高く，労働災害防止の取り組みも小規模事業場では不充分な状況にある．そのた

めに常時10人以上50人未満の労働者を使用する事業場は安全衛生管理体制の向上を目指し，法律により安全衛生推進者または衛生推進者のいずれかを選任することとなっている．林業，鉱業，建設業，運送業，清掃業，製造業，電気業，ガス業，熱供給業，水道業，通信業，各種商品卸売り業・小売業，家具・建具・じゅう器等卸売り業・小売業，燃料小売業，旅館業，ゴルフ場業，自動車整備業，機械修理業などの業種は安全衛生推進者，その他の業種は衛生推進者がその役割を負っている．資格としては，大学または高等専門学校を卒業した者で，その後一年以上安全衛生の実務（衛生推進者にあたっては衛生の実務）に従事した経験を有する者や，労働基準局長が定めた講習を終了した者等とされている．安全管理者または衛生管理者が安全衛生業務の技術的事項を管理する者であるのに対し，安全衛生推進者または衛生推進者は，安全衛生業務について権限と責任を有する者の指揮を受けて当該業務を担当する者である．

それぞれの業務

- 安全衛生推進者：労働者の危険または健康障害を防止する措置，安全衛生の教育，健康診断の実施・健康の保持増進の措置，労働災害の原因調査・再発防止対策，労働衛生に関する方針の表明，安全衛生に関する計画の作成・実施・評価・改善等に関すること．
- 衛生推進者：上記の業務のうち衛生に係る業務

   50人未満の規模の事業場では衛生委員会等を開催する義務はないが，事業主に対して衛生に関する事項について労働者の意見を聞く機会を設けるべきことが定められている．

研修にあたっての留意事項

①選任が義務付けられている事業場とそれぞれの職務を区別して理解する．
②小規模事業場がおかれている状況を理解し，事業主に労働衛生の重要性を簡潔に説明できる能力を養う．

（文責：弘田俊行）

9. 小規模事業所の労働衛生管理

参考文献

1) 独立行政法人労働者健康福祉機構：地域産業保健センターの支援
   http://www.rofuku.go.jp/sangyouhoken/ tabid/333/Default.aspx
2) 厚生労働省　職場の安全サイト
   http://anzeninfo.mhlw.go.jp/yougo/yougo31 1.html

3 学校保健

　学校保健は，保健教育と保健管理の活動を適切に行うことによって児童生徒等の健康を保持増進し，心身ともに健康な国民の育成を図るという教育目的の達成に寄与することを目指す．

　学校保健のうち，保健管理については主に学校保健安全法によって規定されている．学校保健安全法は，学校保健法（昭和33年公布）の内容が大幅改正され，その題名が改められて，平成21年4月から施行されたものである．今回の法改正は，近年の児童生徒等の健康・安全を取り巻く状況の変化を考慮し，学校保健及び学校安全に関して，地域の実情や児童生徒等の実態を踏まえたものである．

　学校保健に関して，施設・設備や管理運営体制の整備充実その他の必要な措置を講ずることは，学校の設置者の責務である．

　学校医は，学校における保健管理に関する専門的事項に関し，技術及び指導に従事する．学校医には，学校と地域の医療機関との橋渡し役を担うことが求められる．

（文責：井上澄江）

I 学校保健，学校安全，学校環境衛生

① 学校保健の概要

概　要

　学校保健とは，学校における保健教育及び保健管理をいう．保健管理は，学校保健安全法等によって規定されている．保健管理には，健康管理と環

1. 学校保健の概要

境管理とが含まれる．健康管理には健康診断とその事後措置，健康相談，疾病予防，救急処置等が含まれる．

学校の設置者には，学校保健に関して，施設・設備や管理運営体制の整備充実，その他の必要な措置を講ずる責務がある．学校においては，健康診断，環境衛生検査，保健指導等に関する学校保健計画を策定し，実施しなければならない．

学校医は，学校における保健管理に関する専門的事項に関し，技術及び指導に従事する．

研修目標

①学校保健事業に参画できる．
②学校，家庭，職場環境に配慮しながら地域との連携に参画できる．

研修にあたっての留意事項

①学校は，教育を受けるために一般に多くの人が集まる場所である。したがって，学校保健は，個人と集団の両方の観点から疾病の管理と予防，健康教育，安全確保が考慮されなければならない。
②学校医の職務は，一般の臨床活動と比較すれば，目の前にいる人だけでなく，そこから時間的，空間的に広がった対象にまで考慮すべき比重が重くなる．つまり，学校医は目の前の個人の現在の状態だけでなく，その人の未来に起こる危険のある疾病を予防するための教育，現在その人を取り巻く集団の疾病の有無と予防にまで充分に配慮する必要がある．たとえば，学校内で外傷を負った児童，生徒等に接したときには，応急処置を適切に行うことだけでなく，学校に危険な場所があるのではないかという点にも注意を払う必要がある．
③学校医は教職員等医療職以外の人と協力して業務を行うことが多くなるので，それぞれの人の職務と権限の範囲を理解することがスムーズに仕事を進めるコツである．
④健康診断実施時，健康相談時等における対象者のプライバシーには特に配慮しなければならない．対象者と医療職者との会話は，第三者に聞こえないようにするべきである．
⑤健康診断の目的は，データをとることではなく，対象者個人と集団の

健康のためであることはいうまでもない．
⑥健康診断において，早期治療すれば利益が大きい疾患については，特に注意を払って早期発見に努めるべきである．
⑦就学前健康診断では，子ども本人，保護者ともに慣れない健康診断に不安を感じているかもしれない．特に保護者が子どもの健康状態に不安をかかえている場合には，医師の些細な言動にも敏感になっている可能性がある．診察中の言動には，細心の注意を払う必要がある．
⑧体重に関する医師の不用意な言葉をきっかけとして，摂食障害（女子に多い）を発症する危険があるので，特に注意を要する．

解　説

1. はじめに

学校保健の領域構造を図2-18に示す．
学校保健は前述したように，保健教育と保健管理によって構成される．

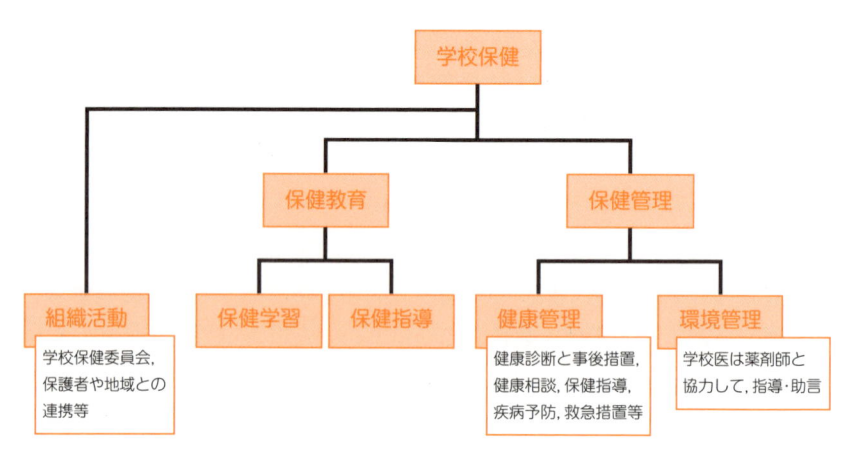

```
                          学校保健
        ┌───────────────────┼───────────────────┐
                        保健教育              保健管理
                   ┌──────┴──────┐       ┌──────┴──────┐
組織活動         保健学習      保健指導    健康管理      環境管理
学校保健委員会,                            健康診断と事後措置, 学校医は薬剤師と
保護者や地域との                           健康相談, 保健指導, 協力して, 指導・助言
連携等                                     疾病予防, 救急措置等
```

図2-18　学校保健の領域構造

　保健指導とは，児童生徒が健康に関する原理原則を理解し，健康な生活を実践するための意思決定ができることを目指して行われる教育である．学校保健における保健指導には，保健教育に含まれるものと，保健管理の中の健康管理に含まれるものとがある．保健教育に含まれる保健指導は，特別活動や学校行事を通じて多数を対象として，養護教諭によって実施さ

れることが多い．一方，健康管理に含まれる保健指導は，個別に行われることが多い．

保健管理は学校保健安全法等によって規定されていて，これらの法令に従って運用されるので，以下，学校保健安全法に沿って解説を行うが，「②学校医の職務」以下に関する事項については，それぞれの項目に譲る．

学校保健安全法は，学校保健法から学校保健安全法に法律名と内容が改正されたのは，メンタルヘルスに関する問題やアレルギー疾患を抱える児童生徒等の増加，児童生徒等が被害者となる事件・事故・災害等の発生等，近年の児童生徒等の健康・安全を取り巻く状況の変化を考慮したものである．すなわち学校保健及び学校安全に関して，地域の実情や児童生徒等の実態を踏まえたものといえる．

学校保健安全法に関する具体的な事項は，政令（内閣が制定）である同法施行令と省令（各省の大臣が制定，学保法の場合は文部科学大臣）である同法施行規則等に規定されている．

この法律における「学校」とは，幼稚園，小学校，中学校，高等学校，中等教育学校，特別支援学校，大学及び高等専門学校をいい，「児童生徒等」とは，学校に在学する幼児，児童，生徒または学生をいう．

学校保健安全法には，罰則規定はないが義務規定は存在する．

2. 学校の管理運営等

学校保健に関して，施設・設備や管理運営体制の整備充実その他の必要な措置を講ずる責務がある．学校の設置者は，国（国立大学法人及び独立行政法人国立高等専門学校機構を含む），地方公共団体（公立大学法人を含む），または学校法人である．

学校においては，児童生徒等及び教職員の健康診断，環境衛生検査，児童生徒等に対する指導等に関する学校保健計画を策定し，実施しなければならない（学校保健安全法5条）と定められており，教職員の健康診断も重要な要素である．

学校には，健康診断，健康相談，保健指導，救急処置その他の保健に関する措置を行うため，保健室を設けることを求めている（学校保健安全法7条）．保健室は，学校保健活動の拠点となる．

3. 健康相談等

学校においては児童生徒等の心身の健康に関する健康相談と保健指導は学校保健安全法上は第8条と第9条に切り分けられているが，明確な線引きは不可能で，相互に関連して展開されているものである．

学校における健康相談の目的は，児童生徒の心身の健康に関する問題について，児童生徒や保護者等に対して，関係者が連携し相談等を通してその解決を図り，学校生活によりよく適応していけるように支援していくことである．具体的には，健康診断の結果，日常の健康観察や保健室での対応，児童生徒・保護者等からの相談希望等から健康相談が必要と判断された児童生徒に対し，心身の健康問題の背景（問題の本質）にあるものを的確にとらえ，相談等を通して支援することである．メンタルヘルスに関する課題は，スクールカウンセラーとの連携が重要である．

保健指導とは，健康相談または養護教諭や担任教諭による児童生徒等の日常的な観察等による心身の状況の把握により，必要と認められる児童生徒等に対する指導や保護者に対する助言を積極的に行うものである．

学校においては，救急処置，健康相談または保健指導を行うに当たっては，必要に応じ，地域の医療機関その他の関係機関との連携を図るよう努めなければならない．

（文責：井上澄江）

参考文献

1) 日本学校保健会：学校保健の課題とその対応．2012
2) 文部科学省：教職員のための子どもの健康相談及び保健指導の手引．2011
3) 衞藤隆等（編）：学校保健マニュアル．南山堂，2010
4) 衞藤隆等（編）：学校医・学校保健ハンドブック．文光堂，2006

② 学校医の職務

1. 学校医の職務

概要と準則

学校医の原点は児童，生徒，学生の肉体的，精神的健康を守り，健全な

2．学校医の職務

発育をサポートすることである．近年社会的，経済的に急激な変化で彼らの食生活をはじめ生活環境は多様な影響を受けている．学校医の職務は学校保健安全法により学校医，学校歯科医及び学校薬剤師は学校の保健管理の専門的事項とされ，学校医の職務執行の準則として定められている（表2-34）．

表2-34　学校医の職務執行の準則（学校保健安全法施行規則第22条）

一．学校保健計画及び学校安全計画の立案に参加する．
二．学校の環境衛生の維持及び改善に関し，学校薬剤師と協力し，必要な指導と助言を行う．
三．児童，生徒等の健康相談に従事する．
四．児童，生徒等の健康診断の結果，事後措置として疾病の予防処置及び保健指導を行う．
五．児童，生徒，学生，幼児の健康診断に従事する．
六．健康診断の結果に基づき，疾病の予防処置に従事及び処置に関し必要な指導と助言を行う．
七．学校における感染症の予防について指導と助言を行い，並びに感染症及び食中毒の予防処置に従事する．
八．校長の求めにより，救急処置に従事する．
九．市町村教育委員会または学校の設置者の求めにより，就学児健康診断または職員の健康診断に従事する．
十．前各号にあげるもののほか，必要に応じ学校における保健管理に関する専門的事項に関する指導に従事する．
2．学校医は，前項の職務に従事したときは，その状況の概要を学校医執務記録簿に記入して校長に提出するものとする．

2．学校医の職務の歴史

学校医の職務の歴史を知ることで，日々変遷する政治，経済，社会のなかで学校医の役割が変化してきたことや，将来の学校医の姿も見えてくる．明治5年（1872年），欧米の制度を模範として近代学校制度が始まった．当時学校の衛生状態は極めて劣悪で，学校の生徒を介して伝染病が拡大したため，入学の条件として種痘，天然痘の既往歴を重視していた．明治23年（1890年），伝染病流行時の学校閉鎖が規定され，明治27年（1894年）には初めて東京，神戸に学校嘱託医がおかれ，明治31年（1898年）学校伝染病予防法及び消毒法が制定された．まさに学校医，学校保健の幕開けである．大正時代に入りトラコーマ対策も含め眼科，耳鼻科，歯科が学校保健に参

画した．昭和7年（1932年）には学校給食が開始され，養護学校も設置された．昭和12，13年（1937，1938年）と保健所法の制定，厚生省の設立が続くが，これは当時蔓延していた結核予防に力点を置いたものである．結核については第二次大戦後，昭和21年（1946年）になって10歳以上にツベルクリン反応，BCG接種が開始された．そして昭和29年（1954年）の学校給食法制定，昭和33年（1957年）の学校保健法，昭和34年（1958年）の学校安全法のもとに，学校の安全・管理が監督下に置かれ，学校保健に関する法体系が確立された．

このように時代とともに児童，生徒等の通う学校の疾病構造の変化に対応した保健衛生関係の法律に守られるようになってきた．今後も疾病構造の変化，環境衛生，予防医学，再生医療，環境の激変に学校医は呼応して行く必要がある．東日本大地震，原発事故による児童，生徒等の保健衛生，健康管理も例外ではない．

3. 学校医の職務の変化

学校医の職務執行の準則を読めば学校医の職務は児童，生徒等の保健管理に限定されているが，医学を含めて環境，社会，経済等の急速な変化によって，児童，生徒，あるいは校内に限定された職務だけでは，彼らを取り巻く保健，健康管理に対応しきれなくなっている．人口の多い都会，地方の人口の少ない市町村，海岸線に近い地域，山間部等，学校の地域特性により児童，生徒，学生の健康管理の方法も異なってくる．都会においては交通機関の利用，地方にあっては道路状況で，児童，生徒の学外での事故等にもおのずから違いが出てくる．山間部，海岸線の近郊では川，池等での事故，海難事故への配慮も必要となってくる．環境変化による熱中症，アレルギー性疾患，外傷，食中毒，インフルエンザ等にも配慮すべきである．家庭を含めた，学校内外での児童，生徒等の生活状況も学校の養護教諭と共に把握することが大切で，教職員との連絡も不可欠である．

地震，津波，水害等の災害時における児童，生徒，学生の避難誘導についても，地域の自治体との密接な連携を取りながら，学校医として関わっていかなければならない．学校医は一校のみではなく地域での各学校間の連絡，校長，養護教諭，教職員との緊密な連絡網を設置し，災害，感染症等の発生，予防について迅速な対応をとることが望まれる．HIV感染症も

増加しており，低年齢化も念頭にいれて予防に力を入れるべきである．ヒトパピローマウイルスの感染により発症する子宮頸がんの予防にはワクチンが有効であり，女子生徒への無償接種の動きもある．グローバル化により疾病はもとより，動植物などが海外から持ち込まれる動植物も多くなっている．また学校の修学旅行，家族旅行で海外に行く機会が増加しているため，海外から持ち込まれる疾患，例えば，消化器疾患，肝疾患，呼吸器疾患等に関して，学校医は学校側になんらかの情報提供を行うが必要があろう．自立支援学校についても障害を持った児童，生徒の家庭，学校，通学での状況を可能な限り，養護教諭とともに把握し，密接な連絡を行うことが健康管理につながっていく．平成16年発達障害者支援法が制定され，学習障害，注意欠陥多動性障害，アスペルガー症候群，高機能自閉症を含む広汎性発達障害など軽度発達障害に対する学校教育の場における支援が義務付けられた．このような，軽度発達障害の子どもは，平成14年の文部科学省の全国調査によれば，小学校，中学校の通常の学級の児童生徒のうち40人学級に2～3人の率で存在し，学習，生活で特別な教育的支援を必要としている．さらに平成18年学校教育法が改正され，これらの子どもの自立と社会参加に向け，各人の教育的ニーズを把握，その力を引き出し生活，学習を改善するため，適切な教育，指導と必要な支援を行うこととなった．そして平成19年度から，全国の小学校・中学校で新しく特別支援教育が開始された．

4．医師会の役割

　地域の医師会は児童，生徒等の学校内外での疾病を含む環境の変化に適切，迅速に対応しようと試みている．このような活動をサポートするために，日本医師会は学校保健を地域医療の重要項目としてとらえ，学校保健委員会を設立し，学校医の役割の変化，問題点を検討し，積極的に講習会を開催している．日本学校保健会と連携して学校保健講習会，全国学校保健研究大会，全国学校保健・学校医大会等の開催に協力し，学校医の研鑽に協力している．府県の医師会では学校保健の発展向上のため，学校医部会を立ち上げ，学校，行政等の協力を得て学校保健に関する種々の問題を討議する中で，多くの研究実績をあげている．学校医マニュアルの冊子を発刊し，学校医の手引書として利用されている．さらに学校医を対象とし

た研修会の開催を続けている．

5. 学校医各科の連携

学校医は歴史的に見ても小児科・内科系の医師が主体となってきた．しかしながら，現在のように医療が発達し専門化が進んでくると，学校医にも広範囲な医療の知識が要求されるようになった．一人の医師の能力には限界があり，小児科，内科以外にも耳鼻咽喉科，眼科，皮膚科，整形外科，婦人科の医師，歯科医，薬剤師の協力も必須となってきた．病状の多様化，複雑化する社会構造を見据えて，今後ますます各科の協力が不可欠となる．

6. 教職員の健康管理

学校全体あるいは児童，生徒，学生等の健康管理は勿論であるが，教職員の健康管理についても学校医が産業医として把握しなければならない．師弟，その家族ともに健全な学校生活ができるよう努力することが望まれる．

（文責：丸山俊郎）

参考文献

1) 小林章雄，赤松康弘：NEW予防医学・公衆衛生学 改定3版　学校保健と思春期の健康．南江堂，p.123，2012
2) 衛藤　隆：新簡明 衛生公衆衛生 改定6版　学校保健．南山堂，p.189，2010
3) 井上澄江，飯田紀彦：研修医・指導医のための地域保健・医療／予防医療 改定2版．金芳堂，p.277-279 表p.277，2008
4) 中谷正春，村田省吾：学校保健とその歴史，高島凱夫：学校医とその職務，学校医マニュアル，大阪府医師会，p.1-5，2010

③ 健康診断（就学時，定期，臨時）

学校保健安全法では第3節で健康診断について定めている．これを受け，同法の規定を実施するために学校保健施行規則第2章が定められている．学校保健を実践する医師はこれらを熟知しておかねばならない．また，行政のホームページから多くの情報が得られるが，ほとんどは文部科学省のホームページに記載されている．

3. 健康診断（就学時，定期，臨時）

　学校の健康診断においては，①就学時健診，②児童，生徒，学生と幼児の定期・臨時健診，③教職員の定期・臨時健診が行われる．そして，学校においては児童生徒等の健康診断の結果に基づき，疾病の予防処置を行い，又は治療を指示し，並びに運動及び作業を軽減する等適切な措置をとらなければならない（学保法14条）．

　この第14条に定められている疾病の予防措置の具体的内容を表2-35に示した．学校はこれらの措置を健康診断後21日以内に結果を通知するとともに行わねばならない．

　学校医の職務執行の準則（☞p.321 表2-34）には健康相談，保健指導，健康診断，疾病の予防が含まれていることから，学校医はこれらに関わることになる．そして，学校医がこれらの職務に従事した時は，その状況の概要を学校医執務記録簿に記入して，校長へ提出しなければならない（☞p.321 表2-34 二項）．これらの業務は他の学校保健スタッフと共同して行うことになるが，保険主事，養護教諭，学校薬剤師と相談しながら行っていくのがよい．特に実際には養護教諭が健康相談等を行う場合が多く，連携を取ることが重要である．養護教諭は3種類あり，看護師，保健師である者もおり，学校医が基本的に非常勤であり，業務時間が限られていることを考えると養護教諭との関係は重要である．

　健康診断の内容であるが，年齢とともに健診項目が変化するので学校健診を行う際には留意したい．また，健康診断内容の改定も比較的多いので，注意すべきである．医師は健診医として問診・診察のみを担当する場合も多い．通常の労働安全衛生法上の健診と項目が違うので，学校健診の診察を行う場合には必ず健診項目を確認し，その診察方法を確認すべきである．

表2-35　疾病の予防措置（学校保健安全法施行規則9条，学校保健安全法14条）

一	疾病の予防処置を行うこと．
二	必要な医療を受けるよう指示すること．
三	必要な検査，予防接種等を受けるよう指示すること．
四	療養のため必要な期間学校において学習しないよう指導すること．
五	特別支援学級への編入について指導及び助言を行うこと．
六	学習又は運動・作業の軽減，停止，変更等を行うこと．
七	修学旅行，対外運動競技等への参加を制限すること．
八	机又は腰掛の調整，座席の変更及び学級の編制の適正を図ること．
九	その他発育，健康状態等に応じて適当な保健指導を行うこと．

たとえば側彎の健診等は特殊であり、整形外科医以外はなじみのないものであろうからあらかじめ確認しておく方がよい．

職員の健康診断に対しては治療を指示し、及び勤務を軽減する等適切な措置をとらなければならないと定められている．健診の内容は労働安全衛生法第66条によるものとおおむね等しい．学校が常時50人以上の労働者を使用する場合には、別途産業医を選任しなければならない．産業衛生に関しては第2章 産業保健（p.249）を参照する．

なお、児童生徒等の健康診断表は5年間保存しなければならない．

（文責：清水宏泰）

④ 学校感染症

1. 出席停止と臨時休業

学校においては特に予防すべき感染症が3種類に分類されており、感染症法による以外に、学校保健安全法による出席停止や臨時休業などの伝染病予防の規定がある．校長は、感染症にかかっている、あるいはかかっている疑いがある、又はかかるおそれのある児童生徒等があるときは、政令で定めるところにより、出席を停止させることができる（出席停止：学校保健安全法第19条）．ここで出席停止を行うのはあくまで校長であることに注意する．また、設置者は感染症の予防上の必要があるときは臨時に、学校の全部又は一部の休業を行うことができる（臨時休業：同法第20条）．これらの場合、学校医の職務執行の準則（☞学校医について p.321：表2-34 22条）において、「学校における感染症の予防に関し必要な指導及び助言を行い、並びに学校における感染症及び食中毒の予防処置に従事する」ことがあげられているので、学校医は適切な指導および助言を行える知識を持つよう研鑽すべきである．

2. 学校感染症の分類

学校保健安全法施行規則18条において学校において予防すべき感染症の種類が、出席停止の期間の基準は同19条により定められ、まとめると表2-36

4. 学校感染症

表2-36 学校感染症の分類

学校では感染症を3種類に分類して予防			
	分類の考え方	病気の種類	出席停止期間の基準
第1種	感染症法の1類感染症および2類感染症（結核を除く）	エボラ出血熱 クリミア・コンゴ出血熱 重症急性呼吸器症候群（病原体がSARSコロナウイルスであるものに限る） 痘そう 南米出血熱 ペスト マールブルグ病 ラッサ熱 急性灰白髄炎 ジフテリア 鳥インフルエンザ（H5N1） 新型インフルエンザ等感染症，指定感染症および新感染症	治癒するまで
第2種	飛沫感染し，児童生徒の罹患が多く，学校において流行を広げる可能性が高いもの	麻疹	解熱後3日経過するまで
		インフルエンザ（鳥インフルエンザ（H5N1）および新型インフルエンザ等感染症を除く）	発症した後5日を経過し，解熱後2日（幼児にあっては，3日）経過するまで
		咽頭結膜熱	主要症状消退後2日経過するまで
		髄膜炎菌性髄膜炎	病状により学校医その他の医師において感染のおそれがないと認めるまで
		水痘	すべての発疹が痂皮化するまで
		百日咳	特有の咳が消失するまでまたは5日間の適正な抗菌性物質製剤による治療が終了するまで
		風疹	発疹が消失するまで
		流行性耳下腺炎	耳下腺，顎下腺または舌下腺の腫脹が発現した後5日を経過し，かつ，全身状態が良好になるまで
		結核	症状により学校医その他の医師が伝染の恐れがないと認めるまで
第3種	学校において流行を広げる可能性があるもの	コレラ 細菌性赤痢 腸管出血性大腸菌感染症 腸チフス パラチフス 流行性角結膜炎 急性出血性結膜炎 その他の伝染病	

資料　学校保健安全法施行規則等
注　　新型インフルエンザ等感染症，指定感染症および新感染症は，第1種とみなす。

（図説国民衛生の動向　厚生労働統計協会より）

のようになる．これらの疾患の診断は小児科医によってなされ，診断書が発行されることがほとんどであり，学校はそれをもとに判断することになる．

3. 予防接種について

学校での感染症の蔓延を防ぐためには，予防接種が有効である．予防接種の目的には，①個人の感染罹患を防ぐ，②集団を感染症の流行から守る，という二つの目的がある（予防接種法第1条）．学校医は予防接種の実施に関与する場合もあり，知識を持ち合わせておくべきである．国立感染症研究所のホームページでは最新の予防接種の情報を入手できる．近年の改正では麻疹の排除のため，平成20〜24年の5年間で，定期の予防接種に中学1年生と高校3年生に相当する年齢の者の麻疹ワクチンの予防接種を予定し

【概要】

問診による情報の把握　　　　　　　　　　　　　　対象：全学年
　①本人の結核罹患歴
　②本人の予防投薬歴
　③家族等の結核罹患歴
　④高まん延国での居住歴
　⑤自覚症状，健康状態(特に，2週間以上の長引く咳や痰)
　⑥BCG接種歴

↓

学校医による診察
　上記①〜⑥の問診結果及び学校医の診察の結果，必要と認められた者

↓

教育委員会への報告
　教育委員会は必要に応じて，地域の保健所や結核の専門家等の助言を受ける

↓

精密検査

↓

事後措置

図2-19　小・中学校の児童生徒に対する定期健康診断における結核検診の流れ
（学校における結核対策マニュアル，文部科学省平成24年3月版より）

4. 学校感染症

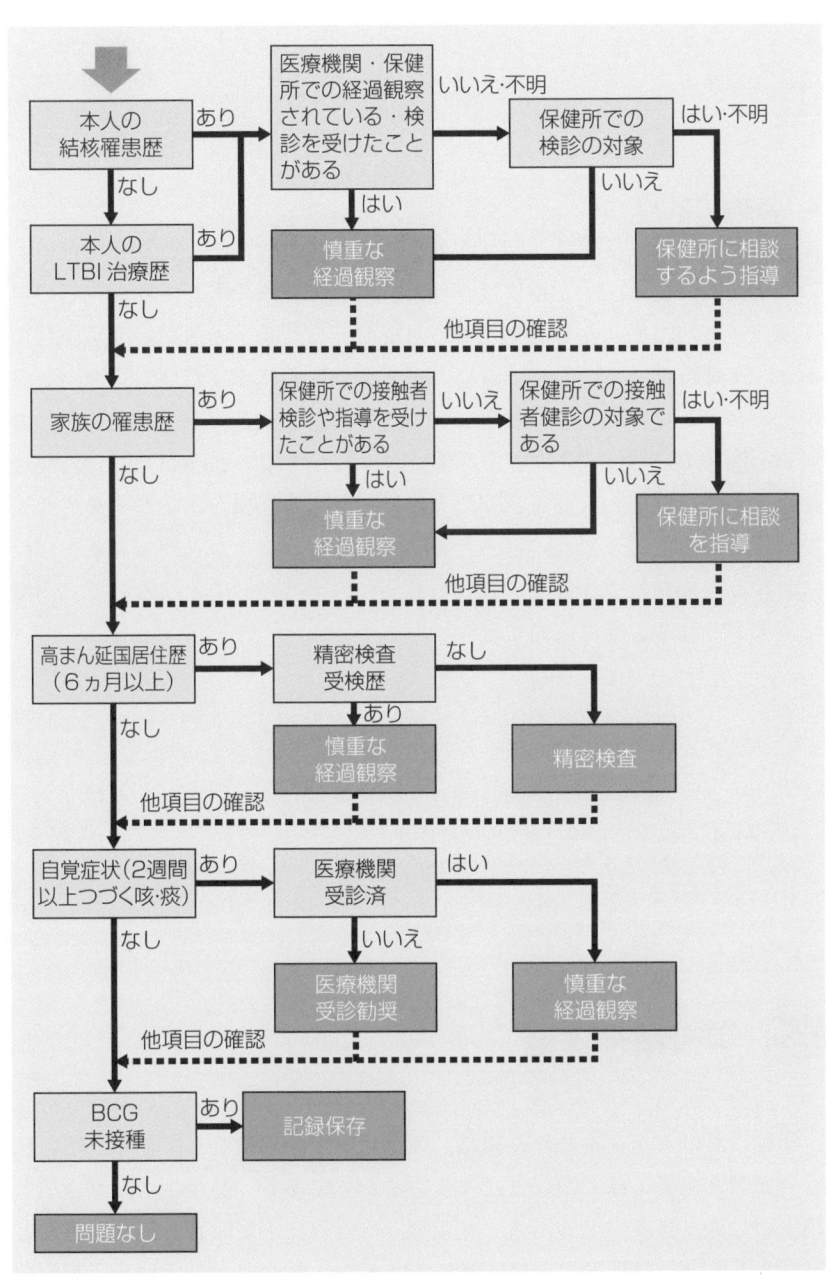

図2-20 結核検診フローチャート

LTBI：潜在的結核感染症
（学校における結核対策マニュアル，文部科学省平成24年3月版より）

ている．予防接種に関しては通達の改定が頻繁になされるので常に新しい情報を得るよう注意する．国立感染症研究所のホームページの情報が有用である．

4. 結核について

集団で生活する学校は，結核が蔓延しやすい環境である．結核対策において重要なことは，①児童生徒への感染防止，②感染者および発病者の早期発見・早期治療，③患者発生時の対応の三方向からの対策の充実強化である．文部科学省ホームページにおいて学校における「結核対策マニュアル」をダウンロードすることができるので熟読すべきである．結核健診の流れを図2-19, 図2-20に示す．学校医は児童生徒の保険調査や日常健康観察などで得た個人の健康状態を充分に把握する必要があるが，そのためには学校の担当者と事前の打ち合わせを充分行うことが必要である．学校における結核対策は保健所，教育委員会との連携が必要となるので，円滑に連携がとれるように協力する．

（文責：清水宏泰）

参考文献
1) 国民衛生の動向　厚生労働統計協会
2) 文部科学省HP：http://www.mext.go.jp/
3) 国立感染症研究所ホームページ：http://www.nih.go.jp/niid/ja/
4) 学校における結核対策マニュアル：文部科学省ホームページ

⑤ 学校精神保健

学校におけるメンタルヘルスは，最近状況が深刻になっている．それは社会問題と表裏一体の関係となっているからである．登校拒否，保健室登校，いじめ，自殺，発達障害，非定型うつ，社交不安障害，摂食障害など列挙するとほぼ精神科の全般に渡るといえる．平成24年に大津市で表面化したいじめと自殺はその一端にすぎない．学校でのメンタルヘルスの状況を解説するには，近年の精神医療動向，青少年の心理問題，家族問題，発

達障害など全てを網羅することとなり，ここでは紙面が足りず割愛したい．「こころの科学」や「精神科治療学」などを参考にしてほしい．

　ここでは学校におけるメンタルヘルスの位置づけを中心に述べる．学校におけるメンタルヘルスの役割には大きく2つの基本構造が求められる．1つは，メンタルヘルス対処，すなわち医療視点からの生活・教育指導であり，もう1つが，メンタルヘルス教育である．これまでは学内で表出した多くの問題解決に翻弄され，ほとんど前者に戦力が注がれているのが現状であろう．後者についてはまだ始まったばかりといえる．

　1つ目のメンタルヘルス対処には，小・中・高校，大学・専門学校など，保健室から相談室，保健管理センターまで学校の規模によってハード面が異なり，人員面でも保健師からカウンセラー，学校医，精神科医などが1人ないしは多数配置されるなどさまざまである．しかし，求められる基本構造は共通している．それは治療機関ではなく，相談室でありコーディネーターがいる（メンタルヘルスセンターとする）ことである．身体疾患においても，外傷，発熱，腹痛など一過性の症状対処であり，疾病治療ではない．メンタル対処でも基本構造は同じである．しかし，メンタル対処は身体的症状対処のように横断的なものでなく，経時的に対応することが中心になるため，クライアント（来談者）を抱え込みやすくなる．それによって，心の内面を打ち明けることからクライアントとセラピストの間にできる信頼性によって閉鎖的なものに陥りやすい．特に，相談の進行の中で精神症状が出現している場合は，閉鎖的な状況でいつまでも引きずることなく，速やかに専門医療機関との連携を考える必要である．

　メンタルヘルスのもう1つの基本は，学生などに対するメンタル面での健康教育，すなわち1次予防を意図したメンタルヘルス教育である．個々の学生などに表出した問題の解決も重要であるが，問題が起きないような学校の環境づくりが重要であることはいうまでもない．学生のアイデンティティの意識化，学校や家庭，地域とのコミュニケーション交流，自己・他者についてのある程度の問題点を受け入れられる学校としての受容性の向上など，取り組むべき課題は多い．これにメンタル面での健康教育が極めて大きな位置づけとなる．

　このようなメンタルヘルスの役割における基本構造は次のようにまとめられる．

2章　予防医療・地域保健の現場

1. メンタルヘルス対処

1) 学内にできるだけ多くの相談窓口・アンテナを設ける

　相談窓口はメンタルヘルスセンターに限局されていてはならない．授業，クラブ活動，友人，家庭などさまざまな所にアンテナを配置し，その情報をメンタルヘルスセンターに集約しなければならない．その情報についても，本人からの直接相談・メール相談，友人，家族，教員からの間接的な相談などさまざまな形での入手ができるような体制づくりが必要である．また，メンタルヘルスセンターにおいても相談窓口のハードルを下げ，なんでも相談窓口のように困ったことに対する一時的・便宜的対応窓口の設定とすることが有効である．

2) 本人の状況について明確に把握し，対処レベルを決定する

　得られた情報から，本人のおかれた状況を見極め，対処方針を決めなければならない．その際，対処レベルをしっかり把握する必要がある．対処レベルとは，医療介入の必要性の有無，一過性であるか経時的対処が必要であるか，本人のみの対応か教員・家族を含めた対応かなどを明確にすることである．特に，医療介入の必要性がある場合は，速やかに専門医療機関への紹介が必要である．

3) 本人と家族，教員との多者面談を適時，メンタルヘルスセンターのコーディネーターを介して懇切に施行する

　多者面談によって本人の置かれた状況についての情報共有，信頼性の回復，取り組むべき課題の再認，閉鎖的な状況からの解放，方向性の見直しなど，面談を有効に活かすことができる．

4) 早期発見し対処する

　入学前に施行される健康診断などから，入学前における状況を把握しておくことが望ましい．

　特に，最近増加している発達障害については，入学前になされていたサポートを具体的に把握し，入学後のサポートにつなげる必要がある．これには本人と家族，教員との多者面談も必須となり，場合によっては前の学校の担当者を交えた面談も望まれる．

5) 専門医療機関（精神科，心療内科など）との連携体制を常にとっておく

　外部の医療機関で外来治療の継続を受けている場合は，治療方針や服薬内容について周知する必要がある．さらに，自傷行為，大量服薬，解離症

状，パニック発作，行動化など緊急対処の必要性に備え，主治医との連携が望ましい．

6) メンタルヘルス対処による最終目標を明確にする

　基本的には本人と達成目標を明確にすべきであり，達成によるステップアップにつなげることができる．これは在学期間が限定されているため極めて重要であり，最終目標が明確にされず遷延化に至るケースがこれまで目立っている．最終目標は，抱えた問題の解決に限定する必要はなく，本人の持つ長所を自己発見するといったポジティブ指向の指導も望ましい．

7) 他機関と連携する

　学校では最終的に卒業，進学，就職などのステップアップがあり，メンタルヘルス対処では並行してステップアップに向けた学内・学外での協力体制が必要である．特に，発達障害などではこれまで行っていたサポートの提供を，次の学校や就職先などに引き継ぐことも求められる．これには，メンタルヘルスセンターが単独で行えるものではなく，他機関との連携が必須となる．

2. メンタルヘルス教育

　最近では，疾患意識への高まりから，異常を感じた時は気軽に病院に行く傾向となっている．この背景には医療情報網の充足や，病気に関する知識の向上，病院受診の敷居の低下などがある．こうした中で問題になっているのは，病気になっていなくても日常生活に「元気さ」の見られない学生がむしろ目立つことである．これは健康意識の貧困化の現れといえる．こうした健康意識の貧困化の影響は，実社会に如実に現れている．新卒後に就職しても，仕事に適応できず脱落していく人や，フリーターが激増しているからである．彼らに共通してみられるのは，毎日の生活を見通しのないまま過ごしていることである．目標を持たない人生観では活力は衰退し，健康意識は生まれない．これからのメンタルヘルス教育に求められるのはこうした健康意識の向上化であり，元気の漲る学校環境にしていくことである．

　健康意識を向上させるには，病気にならないように心がけるといった視点からでは学生の関心は生じにくい．学生の関心を高めるにはどうしたらいいのか？これは視点を変えることである．病気にならないように心がけ

るよりむしろ，毎日の生活を楽しく元気を出して過ごすよう心がけることである．元気を出すとは，自らの活性化であり，それには自分だけでなく家族や仲間との円満な関係作り，クラブ活動・趣味・ボランティアといった学業以外の活動，そして日常生活での生き甲斐や心のゆとりなど多面性を求めることである．こうした多面性アンテナを持つことで目標設定が容易になり，日々の生活に充実感と達成感が生じる．そこに自らの自信と次への目標への動機付けとなり，アイデンティティの確立といった根本的問題の解決にも期待が持てるのである．

(文責：須賀英道)

⑥ 学校安全・学校環境衛生

1. 学校安全

解説

- 児童・生徒・学生・教職員等が充実した学習活動等を行うには，安全で安心な学校環境が必要である．そのために「学校保健安全法（平成20年）」第3章（第26条から第30条）に学校安全に関する事項が規定されている．まず，学校の設置者は危険防止と，発生した危害に適切に対処する責務を負うとしている．そして，施設・設備の安全点検，学校生活の安全指導，職員の研修，その他安全に関する事項について計画を策定し，実施しなければならない．

- 校長は安全確保に支障がある場合は遅滞なく改善を図るか学校設置者に改善を申し出なければならないし，危険等発生時の学校職員がとるべき措置の具体的内容及び手順を定めた対処要領を作成しなければならない．また，児童生徒等の安全確保のため，保護者，警察署，警察関連機関，地域安全関連機関・関連団体，地域住民と連携を図ることとされている．

- 平成24年4月27日になって，中央教育審議会は学校保健安全法第3条第2項に基づき，「学校安全の推進に関する計画」を発表し，学校安全の推進に関する国の施策の基本的方向と具体的な方策を明らかにした．

平成24年度からおおむね5年間にわたり，この計画に基づいて学校安全が推進される．この計画では「安全教育」と「安全管理」が学校安全を推進する二大要因となる概念図が示されている．学校安全を取り巻く社会的状況の変化に鑑み，学校安全を推進するための国の積極的な関与，避難訓練の在り方，情報社会への対応，原子力災害への対応など，新たな視点に立った提言が多く盛り込まれている．これらの指標として，インターナショナルセーフスクール（ISS）認証の取得のほか，学校安全設備の整備として自動体外式除細動器（AED），防犯監視・通報システム等の設置，スクールガード・リーダーの配置等があげられている．

研修にあたっての留意事項

学校安全の維持推進には学校内のみならず，PTAや地域住民，地域社会，社会教育関係団体，警察署，消防署，これらの関連機関，保健所，地方自治体，防犯・防災関連研究機関などと連携して安全を確保しなければならない点が重要である．

2. 安全教育

解説

- 「学校安全の推進に関する計画」の柱である安全教育は安全学習と安全指導に分けることができる．
- 安全学習項目には「交通安全」「災害安全（防災）」「事件・事故災害安全（防犯）」等があり，これらのうち近年は「防災」と「防犯」に重点が置かれている．特に東日本大震災の教訓を踏まえた安全教育が望まれている．また，近年，携帯電話やパソコンを利用して，違法・有害サイトを通じた犯罪等に巻き込まれたり，携帯電話等を使ったいじめや入試・試験での不正行為が発生する等の問題が生じている．学校，保護者，企業，地域社会が一体となって児童生徒等の情報モラルを育成する安全教育の必要性が指摘されている．このような取り組みを通じて，社会全体の安全文化を構築する人材を育てることが期待されている．

　一方安全指導は，学習指導要領に基づき，児童生徒等の発達の段階

を考慮して，学校の教育活動全体を通じて適切に行うこととされている．このため，指導時間の確保とより有効な教育手法の導入が重要とされている．

> 研修にあたっての留意事項

①小中学校の発達期の児童生徒は身体・精神発達にばらつきが大きく，安全を理解認識する能力も個人によって大きく異なる点に注意する．
②交通安全教室，集団登下校，地震・火災等の大規模災害を想定して行われる避難訓練等の特別活動に積極的に参加し，安全指導について学ぶよう留意する．

3. 安全管理

> 解 説

- 「学校安全の推進に関する計画」のもう一つの柱，学校安全管理には交通安全，修学旅行等に関する安全，化学薬品の安全，水泳・プール・登山・体育活動・野外活動における安全が含まれる．学校保健安全法第27条により，開設者は安全管理計画を策定し，実施しなければならない．
- 平成13年には文部科学省防災業務計画，平成21年には文部科学省交通安全業務計画が作成されている．今日的な話題としては学校設置者は近隣の原子力関連施設の設置状況等に応じて，原子力災害時に児童生徒等の被ばくを最小限にとどめるための準備を行っておかねばならない．

> 研修にあたっての留意事項

①化学薬品等の安全管理には「毒物及び劇物取締法」等の化学物質・薬物等取扱い関連法や条例に沿った取扱いを行わねばならない．
②災害発生時，学校が避難場所として指定されている場合は，地域防災計画の一部として避難所開設や救助計画を共同策定し，訓練する必要がある．
③安全管理対象項目は多岐にわたる．これらのうち後述の学校環境衛生に関わるものでは，学校環境衛生検査と同様の注意が必要である．

4. 学校環境衛生

> 解　説

- 学校保健安全法で文部科学大臣は，学校環境衛生に係る事項について，望ましい基準（学校環境衛生基準）を定めるとされ，学校設置者は，学校環境衛生基準に照らして学校の適切な環境維持に努めることになっている．そして校長は，学校環境衛生に関し不適性事項がある場合には遅滞なく改善に必要な措置を講じ，又は学校設置者に申し出なければならないと定められている．
- 環境衛生検査は，児童，生徒等及び職員の健康診断，児童，生徒等に対する指導その他保健に関する事項と並んで，学校が保健計画を策定し，実施すべきものである．その項目としては換気，採光，照明及び保温，清潔保持等環境衛生の維持と改善などが含まれる．
- 学校環境衛生基準を維持するためには定期検査と，日常点検が重要である．感染症，食中毒の発生時や風水害等により環境汚染時に行う臨時環境衛生検査（臨時検査）も必要となる場合がある．

　　平成21年に「学校衛生基準」が改訂され，①教室等の環境，②飲料水等の水質及び施設・設備，③学校の清潔，ねずみ，衛生害虫等及び教室等の備品，④水泳プール，⑤日常における環境衛生，⑥雑則，に係る基準値や検査方法が設定されている．

> 研修にあたっての留意事項

① 学校環境衛生の日常検査や定期検査は保健主事，養護教員，学校薬剤師，学校保健技師等が協力しながら行っていることに注目する．
② 学校薬剤師を置いていない大学では，保健所等に相談して信頼できる検査機関に依頼するなど，適切な検査を実施しなければならないことに留意する．
③ 定期検査を外部の検査機関に依頼する場合は，検査計画の作成，検体採取，結果の評価等については学校関係者が中心となって行わねばならない．
④ 環境衛生検査の対象となる校舎一棟当たりの延べ面積が 8,000 m^2 以上であれば，「建築物環境衛生管理基準」に従わねばならない．
⑤ 学校給食施設・設備の衛生管理については，学校給食法「学校給食衛

生管理基準」(平成21年文科省告示第64号) に基づき，学校薬剤師等の協力を得て定期検査を行わなねばならない．

(文責：岡田仁克)

第3章
地域医療研修の評価方式

3章 地域医療研修の評価方式

▶ 地域医療研修の評価方式

評価の目的

研修の評価は「臨床研修の到達目標」(厚生労働省より提示)に準拠した地域医療・地域保健に対する理解や実践・経験など必修項目の達成状況を確認することを目的とする．同時に研修施設の指導体制及び指導方法の向上を目的として，研修医から施設の担当指導医へのフィードバックも行う．

表3-1 研修内容一覧

年　　月

研 修 医 名（　　　　　　　）
研修コース（　　　　　　　）

研修施設　前半（　　　　　）　　研修施設　後半（　　　　　）

日	曜日	研修項目	日	曜日	研修項目

地域医療研修の評価方式

> 評価の流れ

　各研修期間において，まずオリエンテーションの場で研修医による到達目標の発表とその確認を行う．研修の最後には，地域医療・地域保健研修のプログラム責任者及び研修担当教員を前に，研修医が総括プレゼンテーションを行う．その際に研修内容一覧（表3-1），及び研修医評価表（表3-2）の提出を義務付け，最終的にプログラム責任者が総合評価を行う．

1. 到達目標の確認

　研修施設決定後，プログラム責任者及び研修担当教員により研修前のオリエンテーションを行う．研修医はオリエンテーションの場で研修予定各施設における到達目標の設定を行い発表する．

2. 日々の研修内容の報告：研修内容一覧（表3-1）

　研修医は研修期間中，各施設で経験した内容を研修日ごとに簡潔に記録する．
　例：外来参加，救急対応，訪問診療，断酒会参加など．

3. 施設の担当指導医による研修医への評価：研修医評価表（表3-2）

　施設の担当指導医は，研修終了前に当該評価表「研修医評価表」に沿い，担当した研修医の日常的な診療行為や研修態度の観察を通じて，研修医の①基本的臨床能力，②問題解決能力，③コミュニケーション能力，④研修態度，⑤その他について評価する．
　上記において，担当指導医は研修医を共同で指導した研修協力医がいた場合は評価を依頼し，それらの評価・結果を取りまとめる．研修期間中に複数の施設において研修を行い，各々に担当指導医がいる場合は，担当指導医ごとに当該評価表（同）による評価を依頼する．

4. 施設の担任指導医への評価：指導医評価表（表3-3）

　研修施設の指導体制及び指導方法の向上を目的として研修医から施設の担当指導医へのフィードバックも同時に行う．プログラム責任者や研修担当教員は研修医による施設の指導医への評価を通じて地域医療・地域保健研修プログラムの改善を行う．

3章　地域医療研修の評価方式

表3-2　研修医評価表

研修診療科： _____	指導医氏名： _____	
研修医氏名： _____	記 載 日： 　年　月　日	印
研 修 期 間： _____	※卒後臨床研修センターへご提出下さい	

1. 基本的臨床能力

医学知識	優	良	可	不可		（研修対象外）
病歴聴取	優	良	可	不可		（研修対象外）
身体診察	優	良	可	不可		（研修対象外）
基本的手技	優	良	可	不可		（研修対象外）
診療録記載	優	良	可	不可		（研修対象外）
症例提示能力	優	良	可	不可		（研修対象外）
総合評価：	5	4	3	2	1	（5点満点）

2. 問題解決能力

臨床判断力	優	良	可	不可		（研修対象外）
状況対応能力	優	良	可	不可		（研修対象外）
自学姿勢	優	良	可	不可		（研修対象外）
総合評価：	5	4	3	2	1	（5点満点）

3. コミュニケーション能力

患者・家族	優	良	可	不可		（研修対象外）
指導医など	優	良	可	不可		（研修対象外）
看護師など	優	良	可	不可		（研修対象外）
同僚・後輩	優	良	可	不可		（研修対象外）
総合評価：	5	4	3	2	1	（5点満点）

4. 研修態度

積極性	優	良	可	不可		（研修対象外）
責任感	優	良	可	不可		（研修対象外）
協調性	優	良	可	不可		（研修対象外）
時間厳守	優	良	可	不可		（研修対象外）
総合評価：	5	4	3	2	1	（5点満点）

5. その他コメント：

評価点数合計：　　　／20点

受付印

地域医療研修の評価方式

表3-3 指導医(指導チーム)評価表

研修診療科： _____	研修医氏名： _____	印
指導医氏名： _____		
シニアレジデント： _____	記載日： 年 月 日	
研修期間： _____	※卒後臨床研修センターへご提出下さい	

A＝満足
B＝どちらかというと満足
C＝どちらかというと不満足
D＝不満足
A～Dのいずれかに丸を付けて下さい

1. 基本的臨床能力について指導してもらえた．	A	B	C	D

有益であった項目に○をつけてください．（有益であった全ての項目に○）
医学知識　　病歴聴取　　身体診察　　基本的手技　　診療録記載　　症例呈示
臨床的判断　状況対応　　その他（　　　　　　　　　　　　　　　　　　）

2. 診察態度・姿勢の点で良い手本になった．	A	B	C	D
3. 患者・家族や医療スタッフに対するコミュニケーションの良い手本になった．	A	B	C	D
4. 臨床研修での教えるべき内容が明確であった．	A	B	C	D
5. 指導医(指導チーム)とよくコミュニケーションがとれた．	A	B	C	D
6. 研修中の動機づけや身体的・精神的健康管理に配慮がみられた．	A	B	C	D
7. その他コメント：				

受付印

5. 総括プレゼンテーション（表3-1）

研修の最終日に，地域医療・地域保健研修のプログラム責任者及び研修担当教員を前に，研修医が総括プレゼンテーションを行う．

内 容

1) 地域医療・地域保健の視点で，研修期間に学んだ内容を図・表，写真などを用いながら下記要領でまとめる．
2) プレゼンテーション（約7分）＋質疑応答（約3分）/1人．

3) 下線は必ず入れるべき項目.
- 施設, 科の概要や特徴
- <u>到達目標</u>
- 主な研修内容
（入院, 外来, 手術, 健診, 訪問診療, 患者会参加など）
- <u>経験した具体的内容, 症例のまとめ</u>
- 印象に残った経験や受け持った症例を掘り下げる
- <u>考察</u>
- まとめ
- 参考文献

研修した施設全ての経験をまとめる.

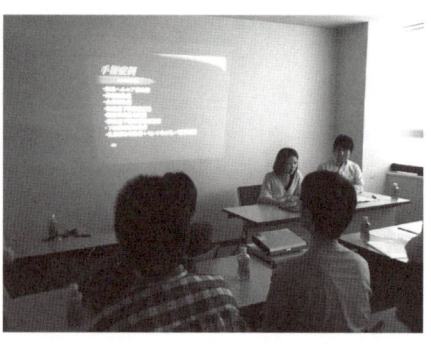

図3-1　総括プレゼンテーションの様子

評価方法

総括プレゼンテーションでは, オリエンテーションの場で行った研修医による到達目標の達成状況を, プレゼンテーションの内容や質疑応答を通じて確認する. 総括プレゼンテーションの内容と共に, 提出された研修内容一覧（表3-1）, 及び研修医評価表（表3-2）を基に, 最終的にプログラム責任者が総合評価を行う.

（文責：辻　洋志, 髙橋由香）

索　引

外国語索引

A
A型肝炎ワクチン ……………… 243
A群β溶血性連鎖球菌迅速診断
　キット …………………………… 28

B
BPSD ……………………………… 58
B型肝炎母子感染防止対策
　…………………………………… 203

C
common disease ………………… 18
COPD ……………………………… 55

D
death education ………………… 17
DSM-Ⅳ …………………………… 166

H
HDS-R …………………………… 174
Health for All 2000 ……………… 5
HIV感染症 ……………………… 111

I
ICD-10 …………………………… 166
IHR ……………………………… 240

M
MMPI …………………………… 174
MMRV …………………………… 212
MMSE …………………………… 174

P
PET検査 ………………………… 117
POMR ……………………… 40, 82
PSW ……………………………… 172

T
THP ……………………………… 313
tPA ………………………………… 57

V
VDT ……………………………… 290
VDT健診 ………………………… 290
VDT作業の作業区分 …………… 291
VPD ………………… 207, 208, 240

W
WAIS …………………………… 174
WHO ……………………… 5, 207
WHO方式がん疼痛治療法
　…………………………………… 139

Y
YG性格検査 …………………… 174

日本語索引

あ
アスベスト健康診断 …………… 284
アデノウイルス迅速診断キット
　…………………………………… 29
アルコール ……………………… 39
アルコール依存症 ……………… 170
アルツハイマー型認知症 ……… 170
安全衛生委員会 ………………… 257
安全衛生管理体制の確立 ……… 259
安全衛生計画の策定 …………… 259
安全衛生推進者 ………………… 313
安全管理 ………… 25, 45, 106, 336
安全教育 ………………………… 335

い
1歳6ヵ月児健診 ………………… 203
医師会の役割 …………………… 323
意識障害 ………………………… 110
医師法 …………………………… 132
異食行動 ………………………… 58
石綿健康診断 …………………… 284
医心方 …………………………… 134
一次予防 …………………… 6, 237
一般健康診断 …………………… 268
溢流性尿失禁 …………………… 61
医のプロフェッショナリズム
　…………………………………… 31
医の倫理 ………………………… 133
医方明 …………………………… 134
医薬品副作用被害救済制度
　…………………………………… 134
医療 ……………………………… 31
医療援護 ………………………… 203
医療監視 ………………………… 192
医療監視業務 …………………… 192
医療記録 ………………… 39, 124
医療スタッフ …………………… 24
医療提供体制 …………………… 97
医療的ケア ……………………… 218
医療の社会性 …………… 121, 161
医療法 …………………………… 132
医療保険制度 …………………… 97
医療面接 ……………… 17, 25, 130
医療問題 ………………………… 33
胃瘻 ……………………………… 63

飲酒量 …………………………… 39
インフォームド・コンセント
　…………………………………… 128
インフルエンザ迅速診断キット
　…………………………………… 29

う
運動 ……………………………… 38

え
エイズ …………………………… 188
衛生推進者 ……………………… 313
栄養 ……………………………… 49
栄養士 …………………… 80, 150
エゴグラム ……………………… 174
炎症マーカー …………………… 114

お
応招義務 ………………………… 129
往診 ……………………………… 41
嘔吐 ……………………………… 109
黄熱 ……………………………… 241
黄熱ワクチン …………………… 241
悪心 ……………………………… 109
オタワ宣言 ……………………… 5

345

索　引

■ か ■

海外派遣労働者の健康診断 …… 272
介護給付サービス …… 227
介護計画書 …… 213
介護サービス計画 …… 216
介護支援専門員 …… 78, 147, 149
介護認定審査主治医意見書 …… 89
介護福祉士 …… 79, 146, 150, 217
介護保険サービス …… 213
介護保険施設 …… 215
介護保険制度 …… 213
介護予防 …… 222
介護予防ケアマネジメント事業 …… 232
介護予防サービス …… 216, 222
介護予防支援業務 …… 76
介護予防小規模多機能型居宅介護 …… 227
介護予防認知症対応型共同生活介護 …… 228
介護予防認知症対応型通所介護 …… 227
介護予防普及啓発事業 …… 235
介護療養型医療施設 …… 225
介護療養病床 …… 225
介護老人福祉施設 …… 75, 145, 223
介護老人保健施設 …… 74, 145, 213, 224
疥癬 …… 62
外来患者一覧のまとめ …… 19
外来診療 …… 17, 19
かかりつけ医 …… 35, 43
学習者のニーズ調査 …… 18
喀痰培養検査 …… 116
過重労働対策 …… 261
家族 …… 73
家族の悲嘆過程 …… 53
家族へのケア …… 51
価値観 …… 3
学校 …… 319

学校安全 …… 316, 334
学校医 …… 13, 317, 325
学校医各科の連携 …… 324
学校医執務記録簿 …… 325
学校医の職務 …… 317, 320
学校環境衛生 …… 316, 334, 337
学校環境衛生基準 …… 337
学校感染症 …… 326
学校感染症の分類 …… 326
学校給食衛生管理基準 …… 337
学校精神保健 …… 330
学校保健 …… 316
学校保健安全法 …… 13, 319, 324, 334
学校保健スタッフ …… 325
家庭医 …… 5
カルテ …… 39
カルテ記載 …… 133
がん …… 137
環境衛生 …… 192, 196
環境衛生監視 …… 196
環境衛生監視員 …… 196
環境管理 …… 316
環境調整 …… 168
看護師 …… 78, 146, 149
患者医師関係 …… 23, 43, 103, 104, 128, 161
患者中心型モデル …… 104
患者把握 …… 34
感染症 …… 188
感染症対策 …… 188
がん対策基本法 …… 244
管理栄養士 …… 80, 150, 175
管理監督者 …… 308
緩和ケア …… 2, 47, 137, 139
緩和ケアの必要性 …… 47

■ き ■

基幹型臨床研修病院 …… 8
気管支喘息 …… 55
企業外労働衛生機関 …… 312
寄生虫検査 …… 112
偽痛風 …… 59
機能分化 …… 142

気分障害 …… 169
基本的診察法 …… 26, 123
救急動画伝送 …… 69
給食従業員の検便 …… 272
急性期病棟等退院調整加算 …… 135
急性腹痛 …… 60
強化型在宅療養支援診療所 …… 43
狂犬病 …… 243
凝固・線溶検査 …… 112
教職員の健康管理 …… 324
行政担当者 …… 80, 151
胸痛 …… 108
業務別特殊健康診断 …… 268
胸腰椎圧迫骨折 …… 60
虚血性心疾患 …… 56
居宅介護 …… 216
居宅介護サービス …… 217
居宅介護支援事業所 …… 147
居宅サービス …… 216
居宅事業管理指導 …… 219
居宅要介護者 …… 228
禁煙 …… 38
緊急を要する症状 …… 26

■ く ■

クリティカルパス …… 155
グループホーム …… 221, 229

■ け ■

ケアプラン …… 213
ケアマネジャー …… 78, 147
経管栄養カテーテル交換 …… 63
経験すべき症状 …… 26
経口剤 …… 56
経皮的ペースメーカー …… 56
下血 …… 109
血液検査 …… 111
血液培養検査 …… 116
結核 …… 188, 330
結核対策マニュアル …… 330
血球算定 …… 111
結晶誘発性関節炎 …… 59
血便 …… 109

346

索 引

検疫所予防接種センター … 240
減塩 … 37
幻覚 … 58
健康管理 … 267, 316
健康寿命 … 34
健康診断 … 268, 317, 324
健康診断機関 … 312
健康増進事業 … 205
健康増進法 … 205, 244
健康づくり推進 … 207
健康被害 … 212
健康問題 … 24
言語聴覚士 … 219
研修医 … 3
研修医評価表 … 341
研修の評価 … 340
健診の実施施設 … 244
建築物環境衛生管理基準 … 337
健忘 … 58
減量 … 37
権利擁護事業 … 233

■ こ ■

高気圧作業健康診断 … 283
鉱業法 … 249
工場法 … 249
高知県地域医療臨床研修システム … 70
公的医療保険 … 132
行動変容 … 35
行動目標 … 43
後発医薬品 … 133
公費負担医療 … 133
高齢者医療確保法 … 244
呼吸機能検査 … 115
呼吸困難 … 107
国際保健規則 … 240
告知 … 48
心の健康づくり計画 … 304
言葉遣い … 103
五明 … 134

■ さ ■

3歳児健診 … 203
3段階除痛ラダー … 139

在宅医療 … 12, 41
在宅医療チーム … 44
在宅酸素療法 … 55
在宅死 … 48
在宅ターミナルケア … 47
在宅療養支援診療所 … 11, 42
作業環境管理 … 264
作業環境測定 … 261
作業環境測定機関 … 312
作業管理 … 266
作業療法 … 168
作業療法士 … 79, 150, 174, 219
作業療法室 … 176
坐骨骨折 … 60
坐骨神経痛 … 60
産科有床診療所 … 11
産業医 … 249
産業医活動 … 15
産業医の業務 … 252, 253
産業医の具体的業務 … 257
産業医の職務 … 255
産業保健 … 249
産業保健における3管理 … 6
産業保健の課題 … 256
産業保健の5管理 … 250
三次予防 … 6, 238
酸素 … 113
酸素投与 … 55

■ し ■

ジェネリック医薬品 … 133
歯科医師 … 80
歯科衛生士 … 80, 151
歯科健康診断 … 287
歯科治療室 … 176
子宮留膿腫 … 61
事後措置 … 296
脂質 … 37, 113
施設サービス … 223
死体検案書 … 51, 85
市町村行政 … 148
市町村保健センター … 74, 197
膝関節偽痛風 … 59
疾病管理 … 119, 122

疾病教育 … 168
指定介護予防支援 … 234
指定介護老人福祉施設 … 223
指導医評価表 … 341
児童生徒等 … 319
褥瘡 … 62
死の四重奏 … 34
死の瞬間 … 51
死の見通し … 51
自発的健康診断 … 273
死への準備教育 … 17
死亡診断書 … 85
死亡診断書記載の注意点 … 87
死亡診断書の意義 … 85
社会福祉士 … 78, 150, 231
社会福祉施設 … 213
社会復帰 … 171
就学前健診 … 13
週間フィードバック … 19
従業員支援プログラム … 309
住宅改修費支援 … 222
終末期医療 … 2, 47, 137
終末期医療の必要性 … 47
主治医 … 35
主治医意見書 … 152
主治医意見書記載の注意点 … 89
主治医意見書の意義 … 89
出席停止 … 326
主任介護支援専門員 … 231
主任ケアマネジャー … 231
守秘義務 … 129
巡視のチェックポイント … 301
小規模多機能型居宅介護 … 228
小児慢性特定疾患 … 204
小児慢性特定疾患治療研究事業 … 188
小児予防接種スケジュール … 210
上部消化管内視鏡検査 … 117
情報共有 … 72, 142
情報提供 … 49
ショートステイ … 220, 227

347

索引

食塩摂取量 ... 37
嘱託産業医 ... 253
食中毒 ... 194
職場巡視 ... 260, 300
職場巡視の法的位置づけ ... 300
職場復帰支援 ... 298
食品衛生 ... 192, 193
食品衛生監視 ... 194
食品衛生監視員 ... 193
ショック ... 109
処方箋 ... 84
処方箋記載の注意点 ... 84
書類の記載 ... 152
自立支援医療 ... 204
診察 ... 46
診察用具 ... 45
新障害者プラン ... 159
診診連携 ... 12
心臓超音波検査 ... 118
身体所見 ... 45
身体診察法 ... 107, 162
身体診療 ... 17
身体の介護 ... 217
診断書 ... 152
診断ネットワーク ... 69
心電図検査 ... 114
振動障害 ... 286
シンドロームX ... 34
じん肺 ... 273
じん肺健康診断 ... 273
深部静脈血栓症 ... 56
心不全 ... 56
心理教育 ... 168
心理検査 ... 173
診療計画 ... 41, 126
診療所 ... 8, 9, 73, 143
診療情報提供書 ... 85
診療情報提供書記載の注意点 ... 85
診療所研修 ... 8
診療所の役割 ... 10
診療放射線技師 ... 79
診療報酬 ... 11, 133

診療録 ... 39, 81, 154
診療録記載の目的 ... 81
診療録の法的根拠 ... 40, 81

■ す ■

スクリーニング検査 ... 115
健やか親子21 ... 204
ストレス ... 304

■ せ ■

生化学検査 ... 113
性格検査 ... 174
生活習慣病管理の目標 ... 34
生活の援助 ... 217
性感染症 ... 188
精神医療 ... 3
精神衛生法 ... 184
精神科医師 ... 173
精神科医療 ... 158
精神科ソーシャルワーカー ... 172
精神科デイケア ... 176
精神科病院 ... 158, 163, 172
精神科病床 ... 159
精神科訪問看護 ... 176
精神障がい者グループホーム ... 177
精神者基本法 ... 159
精神症状のとらえ方 ... 166
精神保健 ... 3, 184
精神保健・医療 ... 162
精神保健及び精神障害者福祉に関する法律 ... 184
成人保健事業 ... 207
精神保健福祉士 ... 172
精神保健福祉事業 ... 200
精神保健福祉センター ... 236
精神保健福祉法 ... 184, 200
精神保健福祉法改正 ... 159
精神療法 ... 167
生物由来製品感染等被害救済制度 ... 134
世界保健機関 ... 207
接種間隔 ... 211
接種スケジュール ... 209

専属産業医 ... 253, 254
先天性代謝異常等検査 ... 202

■ そ ■

騒音 ... 285
総括プレゼンテーション ... 343
総合相談・支援事業 ... 232
総合的労働衛生機関 ... 313

■ た ■

退院支援 ... 135
退院調整 ... 135
退院調整加算1 ... 135
退院調整加算2 ... 135
退院日 ... 49
退院療養計画書 ... 135
大腿骨頸部骨折 ... 59
大腸内視鏡検査 ... 118
多価混合ワクチン ... 212
多職種連携 ... 77
短期入所生活介護 ... 220
短期入所療養介護 ... 221
蛋白 ... 113

■ ち ■

地域DOTS ... 191
地域医療 ... 2, 162
地域医療・地域保健 ... 4
地域医療研修 ... 2
地域医療支援病院 ... 94, 101, 127
地域医療支援病院運営委員会 ... 96
地域介護予防活動支援事業 ... 235
地域完結型医療 ... 142
地域産業保健センター ... 310
地域支援体制 ... 171
地域包括医療・ケア ... 14
地域包括ケア ... 231
地域包括ケアシステム ... 142, 231
地域包括支援センター ... 76, 147
地域包括支援センターの職員配置基準 ... 230

索　引

地域保健 ………………… 3, 180	糖尿病 ……………………… 56	認知症 ……………………… 58
地域保健医療計画 ……………… 4	糖尿病食 …………………… 37	認知症対応型共同生活介護
地域保健法 ……………… 197	動脈血ガス分析 ………… 115	……………………… 221, 229
地域密着型介護老人福祉施設入	特殊健康診断 …………… 273	認知症対応型通所介護 … 228
居者生活介護 ………… 230	ドクターカー ……………… 68	■の■
地域密着型サービス …… 226	ドクターヘリ ……………… 68	脳血管障害 ………………… 57
地域密着型特定施設入居者生活	特定化学物質健康診断 … 279	脳脊髄液検査 …………… 115
介護 …………………… 229	特定業務従業者の健康診断	能動-受動型モデル …… 104
地域連携パス …………… 155	……………………………… 272	ノーマライゼーション … 159
チーム医療 …… 24, 44, 104, 129,	特定施設入所者生活介護 … 221	■は■
161	特定疾患治療研究事業 … 186	パーキンソン病 …………… 57
恥骨骨折 …………………… 60	特定疾患治療研究事業対象疾患	肺炎 ………………………… 54
窒素化合物 ……………… 113	……………………………… 186	徘徊 ………………………… 58
知能検査 ………………… 174	特定福祉用具販売 ……… 222	破傷風 …………………… 243
超音波検査 ……………… 118	特別養護老人ホーム …… 223	長谷川式簡易知能評価スケール
調剤薬局 ………………… 144	吐血 ……………………… 109	……………………………… 174
腸閉塞 ……………………… 60	都道府県産業保健推進センター	■ひ■
鎮痛薬使用の5原則 …… 139	……………………… 310, 311	被害妄想 …………………… 58
■つ■	トラベラーズワクチン … 243	日々の活動記録 …………… 19
椎間板ヘルニア …………… 60	■な■	ヒポクラテスの誓い …… 133
通所介護 …………… 75, 146, 219	内視鏡検査 ……………… 117	病院 ………………… 73, 143
通所サービス …………… 146	鉛健康診断 ……………… 280	病院外施設 ……………… 177
通所リハビリテーション	生ワクチン ……………… 209	病診連携 …………………… 12
………………………… 75, 146, 220	難病 ……………………… 185	病理組織検査 …………… 116
通達による特殊健康診断 … 285	■に■	■ふ■
■て■	24時間連絡体制 …………… 42	フェイススケール ………… 49
定期健康診断 …… 13, 270, 296	ニコチン依存症 …………… 38	負荷心電図 ……………… 114
定期予防接種 ………… 13, 208	二次予防 ……………… 6, 238	不活化ワクチン ………… 209
デイケア …………… 146, 220	日本の予防接種制度 …… 208	福祉用具貸与 …………… 221
デイケアセンター ………… 75	入院医療 ………………… 127	復職判定 …………… 296, 298
デイサービス …… 146, 219, 227	入院診療計画 …………… 131	腹痛 ……………………… 108
デイサービスセンター …… 75	乳幼児健康診査 ………… 202	腹部超音波検査 ………… 118
低出生体重児 …………… 203	入浴介助 ………………… 218	不潔行為 …………………… 58
適正エネルギー …………… 36	尿検査 …………………… 112	プライマリ・ケア ………… 5
電解質 …………………… 113	尿試験紙検査 ……………… 29	糞便検査 ………………… 112
電子カルテ ……………… 154	尿培養検査 ……………… 116	■へ■
電子レセプト …………… 155	尿閉 ………………………… 61	米国国立科学アカデミー … 11
電離放射線健康診断 …… 283	任意事業 ………………… 234	へき地 ……………………… 64
■と■	任意予防接種 ………… 13, 209	へき地医療拠点病院 ……… 74
動悸 ……………………… 108	妊産婦健康診査 ………… 202	へき地診療所 ……………… 8
統合失調症 ……………… 168	妊娠高血圧症候群 ……… 203	へき地保健医療計画 ……… 66
糖質 ……………………… 113	妊娠反応 …………………… 29	ヘルスケアシステム ……… 5
疼痛コントロール ………… 50	認知機能検査 …………… 174	ヘルスプロモーション …… 5

索引

変形性膝関節症 …………… 59
変形性腰椎症 ……………… 60
便潜血検査 ………………… 112
便培養検査 ………………… 116
便秘 ………………………… 60

■ ほ ■

包括的・継続的ケアマネジメント支援事業 ……………… 234
包括的がん医療 …………… 137
包括的支援事業 …………… 76
放射線検査 ………………… 117
訪問介護 …………………… 217
訪問介護員 ………………… 217
訪問介護事業所 …………… 146
訪問看護 …………………… 218
訪問看護指示書 ……… 88, 146
訪問看護指示書記載の注意点
……………………………… 89
訪問看護ステーション … 76, 146
訪問サービス ……………… 217
訪問診療 …………………… 41
訪問入浴介護 ……………… 218
訪問リハビリテーション … 219
補液 ………………………… 49
ポータブル除細動器 ……… 56
ホームヘルパー ……… 79, 146, 150, 217
ホームヘルパーステーション
……………………………… 76
ホームヘルプ ……………… 227
保険医 ……………………… 131
保健管理 …………………… 316
保健教育 …………………… 316
保健師 ………… 78, 146, 149, 231
保健指導 …………………… 203
保健所 ………………… 74, 180
保健所の業務 ……………… 183
保健所の特徴 ……………… 180
保健所の役割 ……………… 180
保健薬局 …………………… 144
母子保健事業 ……………… 201

母子保健手帳 ……………… 203
ホルター心電図 …………… 115

■ ま ■

慢性期病棟等退院調整加算
……………………………… 135
慢性硬膜下血腫 …………… 58
慢性呼吸不全 ……………… 55
慢性疾患管理 ……………… 31

■ み ■

身だしなみ ………………… 103
民生委員 ……………… 80, 151

■ む ■

無医地区の定義 …………… 65
無床診療所 ………………… 9, 73

■ め ■

めまい ……………………… 61
免疫検査 …………………… 114
メンタルヘルス …………… 330
メンタルヘルス教育 ……… 333
メンタルヘルスケア ……… 304
メンタルヘルス対策 ……… 261
メンタルヘルス対策支援センター事業 …………………… 311
メンタルヘルス対処 ……… 332

■ も ■

問題指向型記載方式 ……… 82
問題指向型診療記録 ……… 40
問題対応能力 ……… 24, 45, 105

■ や ■

夜間対応型訪問介護 ……… 229
薬剤管理 …………………… 31
薬剤師 ………………… 79, 144
薬事法 ……………………… 132
薬物治療 …………………… 30
薬物療法 …………………… 168
雇い入れ時健康診断 ……… 270

■ ゆ ■

有機溶剤健康診断 ………… 280
有床診療所 ………………… 9
輸液 ………………………… 118

■ よ ■

4つのケア ………………… 308
養育医療 …………………… 203
要介護認定 ………………… 213
養護教諭 …………………… 325
腰痛 ………………………… 60
腰部脊柱管狭窄症 ………… 60
予防医療 …………………… 3, 6
予防給付サービス ………… 227
予防接種 ……………… 13, 328
予防接種事業 ……………… 207
予防接種の目的 …………… 208
寄り添う医療 ……………… 47
四アルキル鉛健康診断 …… 282

■ り ■

理学療法士 ……… 79, 150, 219
離島 ………………………… 65
離島診療所 ………………… 8
療養指導 …………… 30, 119, 122
臨時休業 …………………… 326
臨終場面 …………………… 51
臨終前の症状 ……………… 51
臨床検査 …………………… 28
臨床検査技師 ……………… 79
臨床研修制度 ……………… 2
臨床研修の到達目標 ……… 128
臨床心理士 ………………… 173

■ れ ■

レセプト ……………… 133, 155

■ ろ ■

老人性腟炎 ………………… 61
老人福祉法 ………………… 223
労働安全衛生法 …………… 268
労働衛生管理業務 ………… 262
労働衛生管理体制 ………… 250
労働衛生の3管理 ………… 262
労働基準法 ………………… 249
労働災害 …………………… 260
労働者健康保持増進サービス機関 ……………………… 312
肋骨骨折 …………………… 60

研修医・指導医のための地域医療・地域保健

2013年2月15日　第1版第1刷発行

編　集	河野公一	KOUNO, Koichi
	福井次矢	FUKUI, Tsuguya
	倉本　秋	KURAMOTO, Shu
	米田　博	YONEDA, Hiroshi

発行者　市井輝和
発行所　株式会社金芳堂
　　　　〒606-8425　京都市左京区鹿ヶ谷西寺ノ前町34番地
　　　　振替　01030-1-15605
　　　　電話　075-751-1111(代)
　　　　http://www.kinpodo-pub.co.jp/

印　刷　株式会社　サンエムカラー
製　本　株式会社　兼文堂

© 河野公一，2013
落丁・乱丁本は直接小社へお送りください．お取替え致します．

Printed in Japan
ISBN 978-4-7653-1551-7

JCOPY <(社)出版者著作権管理機構 委託出版物>
本書の無断複写は著作権法上での例外を除き禁じられています．複写される場合は，そのつど事前に，(社)出版社著作権管理機構(電話 03-3513-6969，FAX 03-3513-6979，e-mail: info@jcopy.or.jp)の許諾を得てください．

●本書のコピー，スキャン，デジタル化等の無断複製は著作権法上での例外を除き禁じられています．本書を代行業者等の第三者に依頼してスキャンやデジタル化することは，たとえ個人や家庭内の利用でも著作権法違反です．

医療従事者のための
これだけは知っておきたい61の法律

●編集代表　河野公一　大阪医科大学衛生学・公衆衛生学　教授

B5判・396頁　定価4,620円（本体4,400円＋税5%）　ISNB978-4-7653-1512-8

近年、社会制度の変革や経済状況の変化、国際化に伴う科学と技術の急速な進歩、国民のニーズの高まりなどにより、医学・医療、保健・福祉の分野は多様化、専門化しつつあり、これらに対応したきめ細かい高度な技術提供への社会的需要も増加している。そのため現在、きわめて多種の専門的職種に属する人々が、相互に協力しあって総合的、継続的な、医療、保健・福祉サービスを実践しており、それに応じてこれらの分野で学び、働く人々の数も増加の一途をたどっている。このような変遷に対して、国は様々な法の整備を行うことにより、医療、保健・福祉についてその役割を果たすための対応をしてきた。本書では当該職種と関わりの深い医療や保健・福祉、環境に関する法律について、一冊にまとめられ通覧できるようにしてあり、学生にとっては日頃学習の場で、また試験準備のためにも、さらに従事者にとっては手元において日常業務の参考にするにも極めて有効な書となっている。

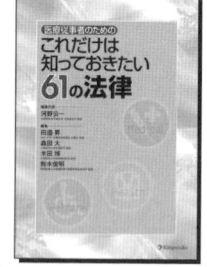

動物由来感染症マニュアル

●編集代表　河野公一　大阪医科大学衛生学・公衆衛生学　教授

A5判・270頁　定価3,990円（本体3,800円＋税5%）　ISNB978-4-7653-1397-1

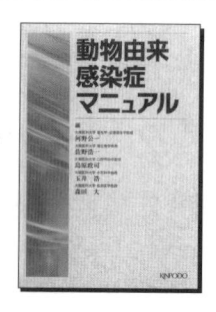

動物由来感染症について、医療関係者が宿主動物（ベクター）や感染にいたる接触環境について正しい知識を持ち、健康状態の変化や異常の発生を早い時期に発見し、必要に応じて、医師などの医療の専門職と連携できる体制作りは特に重要である。常から、感染症に対する正確な知識を持ち、疑問の生じないようにしておくとともに、注意すべき観察のポイントや症状の特徴について熟知しておく必要がある。本書は、比較的よくみられる動物由来感染症について、医師、看護師、保健師、介護士および医学生など、関係者向けに、①分かりやすい解説を行い、②医療専門職の判断や指示、処置に対する適切な情報を得るための観察のポイント、③宿主（ベクター）や感染にいたる接触環境、さらに④感染症予防を視野に入れた対策方法の留意点について、箇条書きで提示してまとめた。

金芳堂 刊